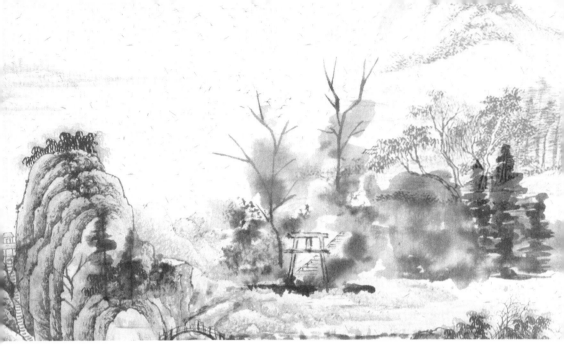

全国名老中医药专家学术传承系列

跟名中医
杨霓芝教授做临床

主　审　杨霓芝

主　编　王文凤　王立新

副主编　赵代鑫　张　蕾　谈　平　林　峰　罗粤铭

编　委　（以姓氏笔画为序）

马红岩　王文凤　王立新　左　琪　卢家言　白艳洁

李虎才　李晓朋　杨倩春　吴东明　吴强烨　何小萍

张　蕾　陈通文　林　峰　罗粤铭　金玉燕　赵代鑫

胡天祥　段小军　谈　平　蔡　寸

人民卫生出版社

图书在版编目（CIP）数据

跟名中医杨霓芝教授做临床 / 王文凤，王立新主编
. —北京：人民卫生出版社，2018
（全国名老中医药专家学术传承系列）
ISBN 978-7-117-27778-5

Ⅰ. ①跟…　Ⅱ. ①王…②王…　Ⅲ. ①肾病（中医）–
中医临床 – 经验 – 中国 – 现代　Ⅳ. ①R256.5

中国版本图书馆 CIP 数据核字（2018）第 257911 号

人卫智网	www.ipmph.com	医学教育、学术、考试、健康，
		购书智慧智能综合服务平台
人卫官网	www.pmph.com	人卫官方资讯发布平台

跟名中医杨霓芝教授做临床

主　　编：王文凤　王立新
出版发行：人民卫生出版社（中继线 010-59780011）
地　　址：北京市朝阳区潘家园南里 19 号
邮　　编：100021
E - mail：pmph @ pmph.com
购书热线：010-59787592　010-59787584　010-65264830
印　　刷：北京画中画印刷有限公司
经　　销：新华书店
开　　本：710×1000　1/16　　印张：16.5　　插页：8
字　　数：287 千字
版　　次：2018 年 12 月第 1 版　2018 年 12 月第 1 版第 2 次印刷
标准书号：ISBN 978-7-117-27778-5
定　　价：65.00 元

打击盗版举报电话：**010-59787491　E-mail：WQ @ pmph.com**
（凡属印装质量问题请与本社市场营销中心联系退换）

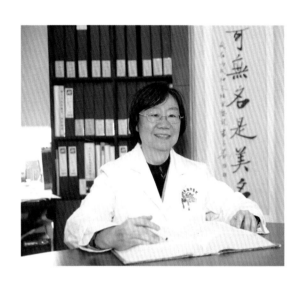

　　杨霓芝,广州中医药大学教授、主任医师、博士生导师、博士后合作教授,广东省名中医,第五批全国老中医药专家学术经验继承指导老师,国家中医药管理局-杨霓芝全国名老中医药专家传承工作室导师,国家中医肾病临床研究基地、广东省中医院肾病科学术带头人。

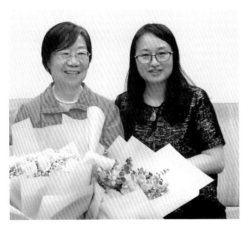

图 1 杨霓芝教授和弟子王文凤主编合影

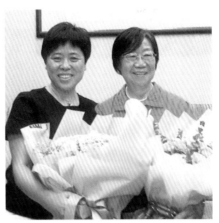

图 2 杨霓芝教授和弟子王立新主编合影

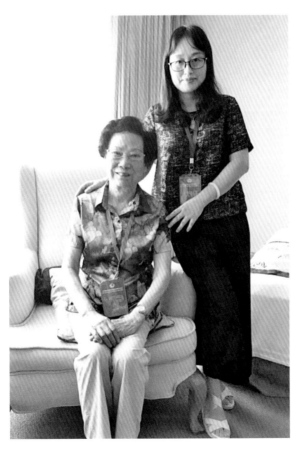

图 3 国医大师邹燕勤教授为本书作序后与主编王文凤合影

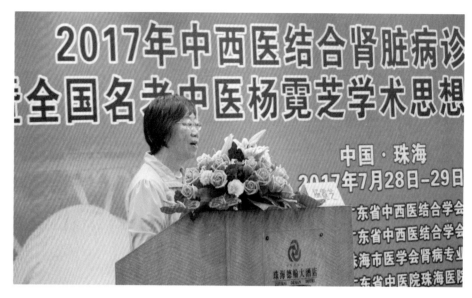

图4　杨霓芝教授在学术会议上作报告

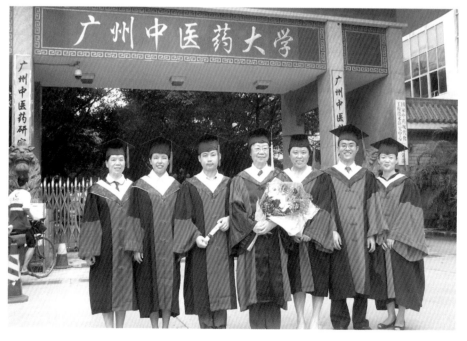

图5　杨霓芝教授和王立新、赵代鑫、段小军等博士合影

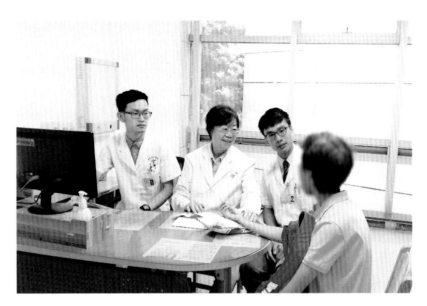

图 6 专科门诊

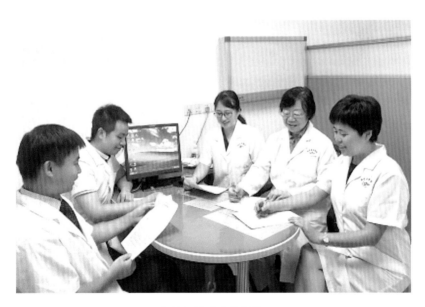

图 7 诊疗方案讨论

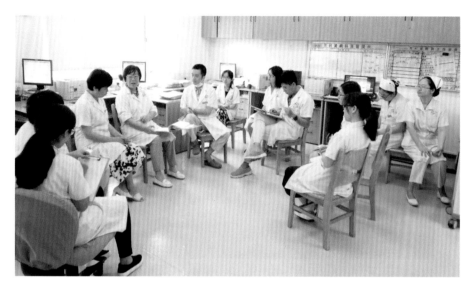

图 8　临床病例讨论

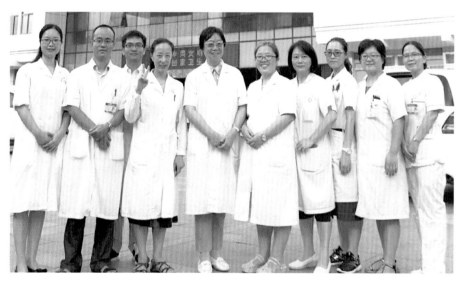

图 9　杨霓芝教授到海南省中医院指导工作与肾科谈平主任、段小军博士等合影

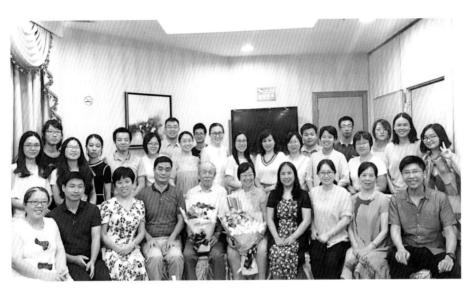

图 10　杨霓芝教授、王良焱教授伉俪和部分弟子、编委

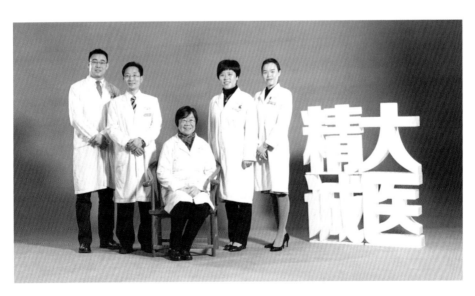

图 11　参加《大医精诚》拍摄

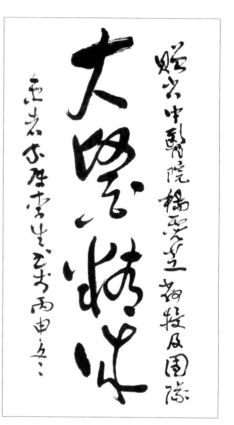

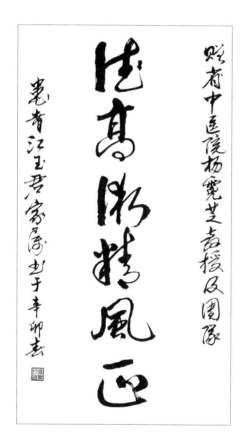

图 12　患者的心声

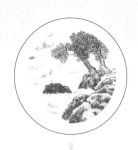

主编王文凤简介

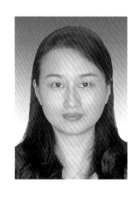

第五批全国老中医药专家学术经验继承人,杨霓芝教授师承弟子,临床医学硕士,硕士生导师,广东省中医院珠海医院肾内科主任医师,中国肾脏病大数据应用创新联盟常务理事、广东省中西医结合学会免疫性肾病专业委员会副主任委员、广东省中西医结合学会肾病专业委员会常务委员、广东省中西医结合学会血液净化专业委员会常务委员、广东省生物医学工程学会血液净化专业委员会常务委员、广东省科技厅自然基金科研项目评审专家、江西省科技厅自然基金科研项目评审专家,河北省科技奖励评审库专家库成员等。

擅长肾系疾病的诊治,长期从事肾内科及血液净化、中医药传承的临床和研究工作,擅长中西医结合诊治各种肾内科常见病、多发病、疑难病,精通肾脏及肾囊肿穿刺术及各种透析技术。主持完成省部级课题 2 项,厅局级课题 2 项,曾获得全国医药卫生优秀成果二等奖、全国优秀论文奖、珠海市优秀论文一等奖等。在《上海中医药大学学报》《中国中西医结合肾病杂志》《新中医》等国内学术刊物上发表学术论文 30 余篇。策划编写家庭药膳丛书样稿,主编《不孕不育药膳》。参与编写《内科辨病专方治疗学》《泌尿科专病中医临床诊治》《中西医结合肾脏病新进展》等专著。培养硕士研究生 4 名,国家优秀硕士研究生 1 名。

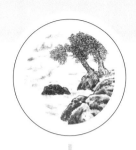

主编王立新简介

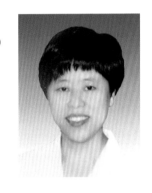

医学博士、主任医师、博士生导师。广东省中医院芳村医院(广州市慈善医院)肾病科、血透室主任。广东省中西医结合学会免疫性肾病专业委员会主任委员,广东省中医药学会肾病专业委员会副主任委员,中华中医药学会肾病分会委员,广东省健康科普专家。博士师从杨霓芝教授,后师从全国名老中医李寿山主任医师及国医大师张大宁教授。主要从事中医及中西医结合防治慢性肾脏病的研究,主攻病种为免疫性肾病(狼疮性肾炎及 IgA 肾病)。

从事内科医疗、教学和科研工作近 30 年,积极发挥中医特色与优势,以中医药为主治疗内科常见病、多发病等,以中西医结合手段治疗肾内科疑难急危重症。主持及参与国家及省部级课题多项,获得中华中医药学会等各级奖项 3 项,参与国家发明专利 5 项,主编及参编《泌尿科专病中医临床诊治》等著作 3 部,发表论文 30 余篇。培养博士研究生 2 名,硕士研究生 30 余名,2008 年代表广州中医药大学荣获"国家卫生部组织本科教学水平评估工作课堂教学优秀教师"。

擅长中西医结合诊治各种肾内科常见病、多发病、疑难病,尤其擅长狼疮性肾炎、IgA 肾病、肾病综合征等免疫性肾病的中西医结合诊治,积累了丰富的临证经验。

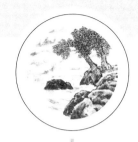

序

　　岭南之地，人杰地灵，自古有百越之美称，其居民素爱中医，加之其独特的气候特征和饮食文化习俗是中医药传承与发展良好的土壤。在岭南中医肾病名家杨霓芝教授的硕博研究生、师承弟子及部分进修医师之力作《跟名中医杨霓芝教授做临床》成稿之际，承蒙杨教授偏爱，将书稿与我先睹为快，心中感慨万千。观是书首先系统阐述杨教授学术之源流，概述杨教授治肾病之治法、方药等，并且突出杨教授临证施治肾病时以"益气活血"为经，以脏腑、寒热、虚实等为纬，统将不同病理或临床诊断之常见肾病罗列，条理清晰，泾渭分明，使读者可清晰明了地了解、学习。杨教授1995年提出"益气活血"治肾病之思想，经20余年之发展，羽翼渐丰，体系更明，内容更充。察书中所列杨教授治疗肾病之方，多为平时常见之方，但经杨教授之妙法能手加减化裁，皆可成为临床挽救沉疴之良方。此即古语云："君子性非异也，善假于物也"之旨。杨教授以常见方为主，灵活加减，使得平常之方发挥特别之作用，与中医学以简驭繁之思想相合。杨教授治肾病，以中医为主，西医学手段为辅，并且能够清晰把握肾病不同类型及不同分期之辨证、遣方用药、调护等，其用心之处如此，是诸多晚辈学习之楷模。

　　杨教授之学术思想渊源于《黄帝内经》《难经》等中医经典及《医林改错》《景岳全书》等后世医家著作，汲取现代肾病名家之所长,在传承经典理论的基础上综合各大医家的学术思想,身体力行,40 余年如一日耕耘在中医临床,提出"气血之要,古今脉承;气虚血瘀,肾病之由"的学术思想,具有很高学术和实用价值。相信该书的整理出版,是中医肾病界内的一剂良方,也是众多中医学子、从业者的良好指导、进步的阶梯。有幸先睹全书之精彩,并以所读之感作序,实在欣慰,乐之为序。

郭燕勤 于南京

2018 年 6 月 29 日

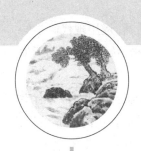

前　言

　　岭南中医肾病名家杨霓芝是广州中医药大学教授、主任医师、博士生导师、博士后合作教授，第五批全国老中医药专家学术经验继承工作指导老师，广东省名中医，国家中医药管理局"杨霓芝全国名老中医药专家传承工作室"导师，国家中医临床研究基地、广东省中医院全国中医肾病重点专科学术带头人，国家中医临床研究基地重点病种慢性肾脏病研究专家组组长，从事中医临床医疗、教学及传承、科研工作40余年，临床经验丰富，尤以中医药防治慢性肾脏病造诣颇深，在学术上主张以益气活血法治疗慢性肾脏病，在治疗上采用益气活血法防治慢性肾小球肾炎、益气活血利水法治疗难治性肾病综合征，以及益气活血蠲毒法为主的中医综合措施延缓慢性肾衰竭，应用中药配合血液透析、腹膜透析治疗终末期肾病等取得明显疗效。杨霓芝教授思路清晰，博采众长，始终坚持以中医药为主，中西医相结合的治疗策略，体现了鲜明的学术特色，她的学术思想和宝贵经验亟待继承和发扬。

　　杨霓芝教授的学术思想渊源于《黄帝内经》《难经》及《医林改错》等。受现代肾病大家学术思想的影响，杨霓芝教授传承经典理论，综合各大医家的学术思想，结合慢性肾脏病的主要证候，认为气虚血瘀证贯穿慢性肾脏病始终，在长期的临床实践中，提出"气血之要，古今脉承；气虚血瘀，肾病之由"的肾脏病治疗思想。杨霓芝教授博采众长，继承创新，中西汇通，病证互参，开拓进取，与时俱进。在临床实践中,主张中西医相关学科的融会贯通,运用现代医学的观念审视疾病,以中医的手段和方法诊治疾病,以临床为根,传承为本,创新为魂,不拘于古,放眼在今,达到继承不泥古,创新不离宗。

为了回馈社会,更好地继承和发扬杨教授学术思想和临床经验,吾等有幸跟随杨霓芝教授出诊、查房、临床工作数载的一众弟子,对杨教授的临证经验、学术主张进行收集整理,编辑成册。本书通过整理杨霓芝教授的学术主张、学术思想和特色,系统分析杨教授的临床特色、常见病诊治等途径,深度挖掘其学术思想、学术成就。本书出版,乃是肾病患者福音,中医肾病临床医师、学生们的一大幸事。本书还得到国医大师邹燕勤教授的肯定与支持,并予作序,以兹鼓励。我们寄望,通过本书的出版,为发扬和传承全国名中医药专家杨霓芝学术思想和临床经验做出贡献!为祖国中医药事业的继承与发展添砖加瓦!

限于水平,整理过程中难免错漏、不妥之处,敬请提出宝贵意见!

编者

2018 年 7 月

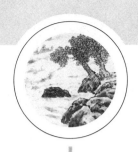

目 录

目
录

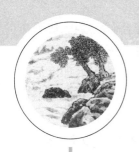

第一章
名中医杨霓芝教授简介

　　杨霓芝，广州中医药大学内科教授、主任医师、博士生导师、博士后合作教授；第五批全国老中医学术经验继承工作指导老师；广东省名中医；国家中医肾病临床研究基地、广东省中医院全国中医肾病重点专科学术带头人；国家中医药管理局"杨霓芝全国名老中医药专家传承工作室"导师；先后兼任中华中医药学会肾病分会副主任委员、广东省中西医结合肾病专业委员会主任委员、广东省中医肾病专业委员会副主任委员；广东省中医药学会理事、终身理事；广东省中西医结合学会理事、终身理事；《中国中西医结合肾脏病杂志》编委。1998 年以来曾先后任国家科学技术奖评审专家，国家自然基金项目评审专家，教育部学位与研究生教育发展中心评审专家，广东省自然基金项目、广东省重点科技攻关项目、广东省高级职称评审委员会、中国中西医结合学会科学技术奖、广东省广州市科学技术奖等评审专家。

　　杨霓芝教授 20 世纪 70 年代毕业于广州中医药大学医疗系，毕业后留校，分配至广州中医药大学第二临床医学院、广东省中医院内科从事医疗教学科研工作。四十多年来，学习刻苦、工作认真负责，全身心奉献于工作。临床经验丰富，尤以肾内科造诣颇深，是广东省中医院肾内科的奠基人。在医院领导指导下，带领全科医务人员开展肾脏病科诊治工作，发挥中医特色与优势，以中医药为主防治肾内科常见、多发病，以中西医结合手段抢救

1

治疗肾内科疑难急危重症;开展新技术、新疗法,如中药配合血液透析、腹膜透析等;临床疗效明显,诊治水平、好转率治愈率显著提高,使肾病科综合诊治实力不断提高并上台阶;吸引国内外众多患者,包括美国、法国、泰国、印度尼西亚以及中国香港、中国澳门等地的患者,均慕名而来,满意而归。目前广东省中医院肾病重点专科拥有 5 个肾病科室、1 个肾病研究室、3 个血液透析科、5 个肾病专科门诊。肾内科诊疗水平、学术实力不断增强,科研水平不断提高,现已成为国家中医肾病临床研究基地,正联合全国中医肾病相关重点专科开展中医肾病相关临床研究工作。

杨霓芝教授主持全国中医肾病重点专科工作,突出中医特色与优势,使肾病科中西医诊治水平及临床疗效不断提高。该肾病重点专科"十五"期间获国家优秀中医重点专科(全国中医肾病专科唯一一个),牵头全国 30 家中医肾病重点专科进行重点病种慢性肾衰诊疗方案的制订及临床路径等研究工作,获国家中医药管理局领导及同行好评,为广东省中医院成为国家中医临床研究基地创造必备条件。2008 年广东省中医院被遴选为国家中医临床研究基地(重点研究病种——中医药防治慢性肾脏病);承担国家行业专项项目及指导开展中医药防治慢性肾脏病的临床研究工作。

杨霓芝教授在学术上主张以中医益气活血法防治慢性肾脏病。根据中医学理论、慢性肾脏病常见证候以及长期的临床经验,杨教授认为慢性肾脏病患者主要病机为"气虚血瘀",并于 1995 年提出以中医"益气活血法"为主防治慢性肾脏病。主张以益气活血法防治慢性肾小球肾炎、益气活血利水法治疗难治性肾病综合征,以及益气活血蠲毒为主的中医综合措施延缓慢性肾衰竭。并以中药配合血液透析、腹膜透析治疗终末期肾病等,取得明显疗效。研制益气活血中药院内制剂"三芪口服液"(原"通脉口服液"),用于中医临床防治慢性肾脏病,取得显著临床疗效。目前正在进行中药新药开发研究。

主持国家自然基金 2 项(《基于系统生物学技术探讨益气活血法防治慢性肾纤维化的物质基础》《通脉口服液配伍规律及作用机制研究》)、"十一五"国家行业专项"慢性肾炎蛋白尿和慢性肾脏病 4 期中医优化方案推广研究" 1 项、省部级等课题 11 项。主持的国家自然基金项目《通脉口服液配伍规律及作用机制研究》提示防治慢性肾炎的通脉口服液有效部位确切、疗效肯定,为中药复方新药开发及中药现代化打下良好基础,并获国家发明专利;主持的广东省重点科技攻关项目《中药透析液对维持性血液透析患者的影响》取得明显疗效并获国家发明专利;主持的广东省重点攻关项目《中医综合措施延缓慢性肾衰竭的系列研究》《通脉口服液防治慢性肾炎临床和实验研究》等均通过省级鉴定,成果水平达国内领先。

　　获广东省科技进步奖、广州市科技进步奖、中华中医药学会科技奖、"康莱特杯"全国中医药优秀学术著作奖等奖项6项(其中省部级2、3等奖4项,均为第一完成人);获国家发明专利4项;获广东省中医院杰出贡献奖荣誉称号;主编《泌尿科专病中医临床诊治》等3部、副主编《现代中医肾脏病学》等著作6部;发表论文60多篇;培养博士后3名、博士13名、硕士研究生14名、全国师承弟子2名、省级师承弟子2名、广州中医药大学师承弟子10名、院内青年医师30多名。

　　多次到基层单位指导开展肾病防治工作;多次主持、主办、协办全国及广东省中医、中西医结合学术年会和肾脏病新进展学习班。先后应邀参加国际肾脏病会议、国际中西医结合肾脏病会议、中日女科学家研讨会等。2014—2018年先后获"岭南名医""羊城好医生"等荣誉称号。

(王立新　李虎才)

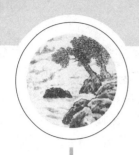

第二章
名中医杨霓芝教授学术主张

第一节　学术渊源

名中医杨霓芝教授学术思想渊源于《黄帝内经》《难经》及《医林改错》等。受现代肾病医家学术思想的影响,杨霓芝教授传承了经典理论,综合各大医家的学术思想,结合慢性肾脏病的主要证候——气虚血瘀证贯穿慢性肾脏病始终的特点,在长期的临床实践中,提出"气血之要,古今脉承;气虚血瘀,肾病之由"的肾脏病治疗思想。杨霓芝教授博采众长,继承创新,中西汇通,病证互参,开拓进取,与时俱进,成为岭南中医肾病内科的代表人物。

一、肾系疾病病机溯源

肾系疾病在中医学中归属于"水肿""肾风""风水""水肿"等病证范畴。肾脏病发展到最后可表现为"关格""癃闭""溺毒"等,病情危重,随时有性命危险。

"肾风""风水"病名首见于《黄帝内经》,如《素问·奇病论》云:"有病痝然如有水状,切其脉大紧,身无痛者,形不瘦,不能食……病生在肾,名为肾风"。《素问·水热穴论》云:"勇而劳甚则肾汗出,肾汗出逢于风……传为胕肿,本之于肾,名曰风水。"肾脏病的患者病位在肾,常累及其他多个脏器,患者常出现浮肿、尿中泡沫、腰酸腰痛、尿血等临床表现。肾脏病的发病常由于患者正气不足、邪气入侵所致,病程绵长,多以虚为主,常因为劳累和复感外邪导致病情加重或者复发。

"关格"一词,最早见于《黄帝内经》,《灵枢·脉度》:"阴气太盛,则阳气不能荣也,故曰关。阳气太盛,则阴气弗能荣也,故曰格。阴阳俱盛,不得相荣,故曰关格。关格者,不得尽期而死也。"明代李中梓在《病机沙篆·关格》中言:"关者阴盛之极,故闭关而溲不得通也。格则阳盛之极,故格拒而食不得入也",是阴阳相互离绝的危象。从古代医家的论述可以明确知道关格的危重性,根据临床症状相当于慢性肾衰的少尿期,及尿毒症期及各种原因引起的尿潴留。

"癃闭"之名,首见于《黄帝内经》,《灵枢·本输》:"三焦者……并太阳之正,入络膀胱,约下焦……实则闭癃,虚则遗溺。"程国彭在《医学心悟·小便不通》中指出:"癃闭则小便短涩而难通。"《证治准绳·小便不通》也有导尿治疗癃闭的记载。

"溺毒"系指因脾肾衰败,二便失司,湿浊毒邪不得由尿液排出,滞留于体内而产生的一种病症,与西医学的慢性肾功能不全尿毒症期相当。近代医家何廉臣在《重订广温热论》中说"溺毒……头痛而晕,视力朦胧,耳鸣耳聋,恶心呕吐,呼吸带有溺臭"。其中,头晕、恶心呕吐等症状表现便是对慢性肾功能不全尿毒症期的详细描述。

肾系疾病以"水肿"病多发,《黄帝内经》中有多处关于水肿病的论述。如《灵枢·水胀》曰:"水始起也,目窠上微肿,如新卧起之状,其颈脉动,时咳,阴股间寒,足胫肿,腹乃大,其水已成矣。以手按其腹,随手而起,如裹水之状,此其候也。"《素问·至真要大论》曰:"诸湿肿满,皆属于脾。"《景岳全书·肿胀》曰:"凡水肿等证,乃肺、脾、肾相干之病,盖水为至阴,故其本在肾;水化在气,故其标在肺;水惟畏土,故其制在脾。"此为水肿病病机虚证之总目。《黄帝内经·素问》曰:"肾者,胃之关也,关门不利,故聚水而从其类也","诸湿肿满,皆属于脾",《灵枢·五癃津液别》"阴阳气道不通,四海闭塞,三焦不泻,津液不化……水溢则为水肿"。肺主宣发肃降和通调水道;脾主运化水湿和水谷精微;肾主水,为调节人体水液代谢的重要脏器;三焦主通调水道。这些都明确提出本病的发生与脏腑功能失调有关,并且阐述了本病的病位在肺、脾、肾三脏,还与三焦、膀胱等有关。在《黄帝内经》的基础上,古代各医家提出自己的观点,逐渐完善了水肿的病因病机。华佗提出多因素致病的观点,如《中藏经》"人中百病难疗者,莫过于水也……有因咳嗽而发者,有因劳而生者,有因凝滞而起者,有因虚乏而成者,有因五脏而出者,有因六腑而来者"。汉代张仲景提出"血不利则为水"的瘀血致病理论。元代朱震亨将水肿分为阳水和阴水两类。明代李梴《医学入门》"阳水多外因,涉水冒雨,或兼风寒暑气而见阳证。阴水多内因,饮水及茶酒过多,或饥饱劳役房欲而见阴证","或疮痍所致"皆阐发了水肿的外因,大都与外感风、寒、暑、湿等六淫之邪及疮毒等有关,内因则是饥饿、过劳。经过历代医家的探索,目前公认的导致本病的病理因素有风邪、水湿、湿热、疫毒、瘀血等。

邹燕勤教授认为慢性肾病与中医的水肿、水气、肿胀、腰痛、尿血、虚劳等诸病证候相似,其病因多为外感六淫、病毒、劳倦等。由于此病起病隐潜,病程迁延,临床多呈本虚标实、正虚邪恋之态。其病位主要在肾,正虚以肾虚为主,因肾为先天之本,藏精。

虽然肾系疾病的病因病机较复杂,证型多样,但总属本虚标实、虚实夹杂证。本虚表现为肺、脾、肾三脏亏虚为主,湿热、瘀血、水湿、风邪等实邪是导致本病发生或病情加重的重要因素。历代医家对本病的研究不断深入,并提出各自观点,使该病的病因病机日趋完善。肾虚为慢性肾脏病发生发展的基础,湿热为其进展之基,瘀血为病变进展之果。杨教授亦尊崇此病机之源,认为慢性肾脏病的发病均源于肺、脾、肾三脏之虚,致津液不循常道,久之发病。而尤其肺气虚,则易致感外邪,致虚虚之患,从而导致肾脏病缠绵不愈。

二、气虚致瘀证病机溯源

中医理论认为气、血是组成人体的重要物质。气血具有温煦、濡润、滋养机体的作用,人体赖以维持生机。气能生血,气能行血,血能养气,血能载气,气血相互资生。《黄帝内经》之"正气存内,邪不可干,邪之所凑,其气必虚"为气虚发病的总纲。王清任曰:"治病之要诀,在明白气血。无论外感和内伤,所伤者无非气血。"朱震亨曰:"气血和,百病不生,一有怫郁,诸病生焉。"气血失调贯穿在多种疾病病理变化的发生和发展过程中。

《素问·调经论》曰:"人之所有者,血与气耳",指出了人之根本乃气血。《景岳全书·血证》又说:"人有阴阳,即为血气。阳主气,故气全则神旺;阴主血,故血盛则形强。人生所赖,唯斯而已。"气与血是相互滋养、相互维系,气是血液生成和运行的动力,血液是气运行的载体和基础,血为气之府,气为血之帅,但是气和血是不对等的关系。气与血之间,气为主导,气旺则血液充盈,气虚则血液生成少。

《素问·调经论》指出:"血气不和,百病乃变化而生",其中不和就包括了血瘀的内容。《仁斋直指方》说:"气为血帅,气行则血行,气止则血止。"在病理上的气血关系,朱震亨说:"气升则升,气降则降,气凝则凝,气滞则滞"。《血证论·阴阳水火气血论》说:"运血者,即是气",认为气血的病变是导致疾病的产生源头。清代王清任《医林改错》云:"元气既虚,必然不能达于血管,血管无气,必停留而瘀",王清任提出了气虚则血液运行不畅而致瘀血生成而为病的学术观点。

人身气血互相关联,气与血相互依存。《难经本义》云:"气中有血,血中有气,气与血不可须臾相离,乃阴阳互根,自然之理也";《医学真传》指出:"人之一身,皆气血之所循行,气非血不和,血非气不运。"由此说明,血液的运行通畅有赖于气的运行,血液运行不畅会影响气的运行。《张氏医通》亦谓之:"气与血两相维附,气不得血,则耗而无统;血不得气,则凝而不流"。气虚可致血瘀,血瘀日久,络脉不通,血亏气耗,也可致气的病损,明晰了气虚与血瘀的辨证关系;元气、宗气、营卫之气、脏腑之气为人体生命诸气,诸气健旺,心气主血脉、肺气朝百脉、脾气主统摄、肝气主疏泄、肾气行滋养温煦而能正常循行于血脉之中,明确了气虚血瘀与脏腑病证的相关性。气的功能与血瘀存在必然联系,有因气虚失运,郁滞血瘀,久瘀致虚;有因气虚失权,卫外不固,失摄致瘀;有因气虚乏源,血脉空虚,血虚致瘀;有因气虚失煦,温阳失用,寒凝血瘀。由此进一步可以看出气运行通畅则血液可运行通畅,气不通则瘀血形成,血液的运行通畅与气的运行通畅关系密切;同时,气的运行是以血液为载体,血液足方不致气耗散亏损。故治疗中既要注重补气,同时也要注重活血化瘀。治疗上立足于气虚血瘀,同时兼顾湿热、湿浊、气滞、浊毒等兼杂之症,力求做到机体气血阴阳的平衡。

由此,近代各大医家纷纷提出气虚致病的理论,如张琪教授认为,脾肾虚损是本病的病机关键。湿、热、瘀是本病的主要病理因素,以湿热者多见。本病日久,迁延不愈,"久病入络"则出现瘀血阻滞。邹燕勤教授认为脾肾关系密切,脾之生化、运化赖肾之元阳所鼓舞。肾主水,以封藏为贵,又赖脾之生化阴精以涵育,临床辨证以脾肾两虚为常见,脾肾气虚则气化无权,转输失职,水液潴留,发为水肿。蛋白质乃水谷之精微,由脾所化生,为肾所封藏。若脾肾气虚,则肾之开阖失司、封藏失职,脾运不健,不能升清,则谷气下流,精微下泄,出现蛋白尿。此外,脾肾气虚,封藏失职,固摄无权,血溢脉外,亦会出现血尿。

张大宁教授认为人体中的蛋白质属中医所说的精微。精微的丢失与脾肾两脏关系密切。肾为封藏之本,脾主统摄升清。肾失藏精或脾失升清、摄精,是导致蛋白尿的关键。综观各种肾病,脾肾虚损通常贯穿始终。因此脾肾功能失调是产生蛋白尿的基本病机,但风邪、湿热(毒)邪、瘀血等因素在蛋白尿的发生及病情加重的过程中有重要影响。故蛋白尿的形成机制常是气血阴阳的虚损、脏腑功能的失调、病邪的干扰交织在一起,表现为正虚邪实、虚实夹杂的证候。

吕仁和教授认为慢性肾脏病以肾气亏虚为先决条件。因为先天或者后天因素导致肾气不足,邪气乘虚而入,导致肾脏疾病的产生,并提出了"肾络癥

第二章 名中医杨霓芝教授学术主张

瘕"的中医病理假说。在病因病机方面,吕老认为慢性肾脏病属本虚标实证。本虚主要为肾虚,早期以肾气虚为主,后期出现肾阳虚、肾气阴虚或肾阴阳两虚;标实分外邪侵袭和内生邪实两种,外邪主要为风邪,内生邪实有气滞、血瘀、痰湿、浊毒、热毒等。慢性肾衰是在各种原因导致肾气亏虚的基础上,邪气羁留不去,久病入络,造成气滞、血瘀、痰湿、热毒、浊毒等聚集于肾络,形成肾络癥瘕,癥瘕随着疾病的进展不断增大,进一步损伤肾脏,使肾气更虚,日久气血阴阳亏损,影响肾脏的功能。

三、血瘀致病的病机溯源

《黄帝内经》载有"血凝泣""恶血""留血"等"血瘀证",并提出"疏其血气,令其调达",可以视作"活血化瘀"理论的渊源。汉代张仲景在《黄帝内经》血瘀理论基础上,提出了"瘀血""蓄血""干血证"等病名,并根据不同的病证,制定出具体的治疗方剂,如因"血寒积结"所致血瘀,用温经汤散寒温经活血;血热瘀结下焦,轻者用桃仁承气汤通下瘀热,重者以抵当汤破血逐瘀,或用抵当丸以缓消;肺痈、肠痈因热之所过,血为之凝滞,蓄结痈脓所为,用泻热散结祛瘀法治之;产后气滞血瘀,用枳实芍药散行气散滞,宣通气血;气虚血瘀形成的"血痹",用黄芪桂枝五物汤益气通阳行痹;血瘀日久可形成多种病症,如"疟母",用鳖甲煎丸化瘀消癥,"干血劳"用桂枝茯苓丸、大黄䗪虫丸化瘀消积。

隋唐时期的《诸病源候论》《千金方》《外台秘要》等都有对血瘀理论的记载。如隋代巢元方认为"月经否涩不通"或"产后余血未尽"是瘀血证。唐代孙思邈以泽兰丸治疗产后"恶血未尽",用桃仁煎治疗"妇人产后百疾",蒲黄汤治"产后余疾有积血不去"等。其治水肿,注意行气利水法配伍活血散结药,使水行血行,并根据痰瘀互结的病理特点创立了治疗肺痈的苇茎汤,扩大了瘀血证的临床治疗范围。王焘在《外台秘要》中论述"白虎风"是血气凝涩所致,并记载了用川芎、丹参、牛膝、五加皮等治水气肢肿。

宋金元时期,血瘀理论得到进一步发展。陈言认为,血"得寒凝泣,故瘀"。跌仆损伤可"致伤五脏,损裂出血,停留中脘",说明内出血亦可为瘀。他还认为"发汗不彻""吐衄不尽"可致"瘀蓄在内",出现"面黄、唇白,大便黑,甚则狂闷","皆瘀血所致",说明瘀血是重要的致病因素。《普济方》更强调慢性病久治不愈者应对注意血瘀证。该书在"诸血门"中称:"人之一身,不离乎气血,凡病经多日,治疗不愈,须当为之调血……用川芎、蓬术、桃仁、灵脂、生地黄、北大黄为妥。"杨士瀛认为:"盖气为血帅也,气行则血行,气滞则血滞,气温则血温,气寒则血寒,气有一息不运,则血有一息不行。"刘完素在"六气皆从火化"的基础上,阐明了热邪、燥邪致瘀的特点,认为"热甚消烁"则血液稠浊,或"燥而污浊",治疗上用凉膈散清热解毒、凉血活血,使血止而不留瘀。"燥之为病,血液衰少,而又气血不能流畅",故治诸燥病时,除用"退风散热"之品外,还应配伍"活血养液,润燥通气之凉药"。张从正认为,攻邪法可使"陈莝去而肠胃洁,癥瘕尽而营卫昌",特别是下法与活血化瘀法有密切的关系,而破经则是直接的通经行血、活血化瘀法。李杲在《脾胃论》中指出了"补土以调和气血"的观点。"胃者,水谷气血之海","胃气者,谷气也,营气也","胃虚,则五脏、六腑、十二经、十五络,四肢皆不得营运之气,而百病生焉"。他认为"阴火上潜"是由于"元气不足,营气不濡于经络脏腑之故",故常把活血化瘀法与补气、行气、升阳等法融于一体,如补中益气汤中用当归身调和血脉,调胃汤、助阳和血补气汤、升阳汤等也伍以活血药桃仁、红花、苏木,也用乳香、没药。他在《医学发明》中提出:"血者,皆肝之所主,恶血必归于肝,不问何经之伤,必留胁下",并创制了复元活血汤,对外伤瘀血证的治疗做出了重大贡献。朱震亨认为,"人所以籍以为生者血与气也","气血冲和,万病不生,一有怫郁,诸病生焉,故人身诸病多生于郁",指出多种因素均可致气血瘀滞,如"或因忧郁,或因厚味,或因无汗,或因补剂,气腾血津,清化为浊,老痰宿饮胶固杂糅,脉道阻涩,不能自行",或"热血得寒,污浊凝涩","血受湿热,久必凝浊"。因"气为血之配,气热则热,气寒则寒,气滞则滞,气浊则浊,往往见有块者,气之凝也。"同时他认为,积聚、肿块是多种病理产物相结形成的产物。"块乃有形之物也,痰与食积死血而成","停痰瘀血,互相纠缠,日积月深郁结成聚",体现了痰瘀相关的观点。朱震亨云"诸病多因痰而生",而在治痰时,重视调理气血,如黄连化痰丸中用桃仁,治热痰方及湿痰方中均有香附,均体现了其对血瘀理论的重视。

　　明清时期出现了血瘀理论专著《医林改错》和《血证论》,使血瘀理论得到进一步充实和完善。张介宾认为,多种原因皆可导致动血,使血"壅郁于经络则发为痈疽脓血,或瘀结于肠则为血块血症"。他指出,"血虚而滞者,宜补之活之","血有寒滞不化及火不归原者宜温之","血有畜而结者,宜破之逐之",并且提出了对血瘀辨证论治的观点。叶桂认为,温热毒邪可煎血为瘀,或灼伤血络而血溢,瘀热不去,离经之血反附其瘀,造成多处留瘀,广泛出血,故指出:"入血就恐耗血动血,直须凉血散血"。瘀热上扰可表现于舌,如"热入营血,其人素有瘀伤宿血在胸膈中,挟热而搏,其舌色必紫而暗,扪之湿,当加入散血之品"。"散血之品"即指用活血化瘀药散其瘀热。叶桂认为,"络乃聚血之所","初为气结在经,久则血伤入络","病久入络","久病血瘀"。对于久病入络的瘀积重症多用虫类药通络。王清任认为,"元气既虚,必不能达于血管,血管无气，必停留而瘀"。补气消瘀法是他的重要心得，如重用黄芪加化瘀药，不用破气药。补气消瘀诸方中，除急救回阳汤无黄芪外，其他各方均以黄芪为主药，用量24~240g。补阳还五汤为治半身不遂及痿证名方，临床疗效可观。他还指出了寒热之邪，温热毒邪致瘀的特点，如"血受寒则凝结成块，血受热则煎熬成块"，"血受烧炼，其血必凝"，可选用少腹逐瘀汤温经散寒，活血化瘀；解毒活血汤、通经逐瘀汤清热解毒，凉血化瘀。王清任还善用活血化瘀法治疗疑难病证。如用癫狂梦醒汤理气化痰，逐瘀通经治疗癫狂，因癫狂"乃气血凝滞脑气，与脏气不接"。他根据血瘀不同部位制定针对性方剂，选用引经药，直达病所。他还提出"无论何病，交节病作，乃是瘀血"，对预防某些疾病，按时用药都有指导意义。王清任的《医林改错》是一部活血化瘀专著，对血瘀理论的发展和活血化瘀法的应用有重大贡献。

　　唐宗海认为，"离经之血，虽清血鲜血，亦是瘀血"，说明离经之血即为瘀血，因其"不能加于好血，而反阻新血之化机，故凡血证，总以祛瘀为要"。"瘀血祛则新血生，新血生而瘀血自祛"，揭示了祛瘀与生新的辨证关系。他指出，"干血"是血瘀脏腑经络之间，"被火煎熬"而成，或"久则变为干血"。治疗时，"瘀血可以气行之，干血与气相隔，故用啖血诸虫以蚀之"。唐宗海提出的"水病累血，血病累气"即是"血水互患"的观点。他还认为，血瘀可发于人体许多部位，涉及内、外、妇、五官等多科，并提出了"时复"的见解。"时复"是指"血家"在某一季节得病至次年相应季节复发，即"值其时而乃病，故曰时复"。时复的内在因素为瘀血，外在条件是气候变化，"故凡复发者，其中多伏瘀血，以及遇节气，遇阴雨即蒸热而发动者，均是瘀血为病"。"时复"和王清任的"交节病"认识是一致的。此外，孙一奎、王肯堂、张璐等医家根据血瘀时间的长短、程度轻重提出了"陈血""死血""污血""败血""老血"等认识，使血瘀理论及证治在明清时期得到了进一步充实和完善。

　　通过长期的中医肾病临床实践，张大宁教授发现不同病种的老年病、慢性病患者具有共性，即均存在着不同程度的肾虚和血瘀的表现，且这些肾虚与血瘀的病证相互之间存在着某些特定的关系。"肾虚"与"血瘀"几千年来一直作为独立的病因病机指导着中医临床，始终未能将"肾虚"与"血瘀"完整、有机地统一起来。张教授认为临床上出现的肾虚与血瘀不是孤立存在的，肾虚必兼血瘀。肾虚是本，血瘀是标；肾虚为因，血瘀为果。反过来血瘀又构成新的致病因素，从多方面加重肾虚的程度，形成恶性循环，而产生各类疾病。因此肾虚血瘀是各类老年病、慢性病和人体衰老的共同病理基础。1978年张教授率先提出了"肾虚血瘀"的概念，并将其广泛地在临床应用中加以充实完善，形成了对临床极富指导意义的"肾虚血瘀论"。

杨霓芝教授在长期临床实践中,认识到气虚血瘀是本病发生发展的重要因素。慢性肾脏疾病病程绵长,"久病入络","久病多瘀",而久病亦多虚,其中以肺、脾、肾三脏亏虚为主。故而提出益气活血法治疗慢性肾脏病。益气活血法是将益气法和活血化瘀两大治疗法则相结合。在治疗过程中,必须重点抓住"虚""瘀"二字,本虚乃肺、脾、肾三脏之气虚,因虚致瘀,因瘀而正愈虚。有些慢性肾脏病患者久经治疗效不理想,而瘀血外在表现不十分明显,但改用活血化瘀治疗后,体征与尿常规化验及肾功能却能有明显改善。所以杨教授在临床上,不管有无"瘀"的外候,都采用活血化瘀法。活血化瘀的应用贯穿于慢性肾脏病治疗的始终。临床观察随访表明,中、早期坚持适量的应用活血化瘀的患者,复发极少,缓解期明显延长。恰如西医学认为免疫反应是引起肾小球疾病的关键,由免疫反应介导的凝血启动是病变持续发展和肾功能进行性减退的重要因素。益气活血类方药可有效地调整机体的免疫功能,改善血液流变学,从而延缓慢性肾脏疾病的病程。故治疗中既要注重补气,同时也要注重活血化瘀。治疗上立足于气虚血瘀,同时兼顾湿热、湿浊、气滞、浊毒等兼杂之症,力求做到机体气血阴阳的平衡。

杨霓芝教授认为慢性肾脏病病程长,迁延难愈。中医辨证属本虚标实、虚实夹杂,而"气虚血瘀"是其主要病机,在疾病演变过程中可夹杂湿热、水湿、湿浊、浊毒等症,但"虚"和"瘀"始终贯穿疾病的全过程。抓住主要病机,进行辨证施治,可达到"纲举目张",收到"事半功倍"的目的。

(王文凤 卢家言 邓翠霞)

参考文献

[1] 李华伟,周恩超,易岚.邹燕勤补脾益肾学术思想探微[J].中医药导报,2011,17(9):9-11.

[2] 孙元莹,郭茂松,姜德友.张琪治疗肾病综合征经验介绍[J].辽宁中医杂志,2006,33(8):920-922.

[3] 赵怡蕊,陈磊,侯燕琳,等.张大宁教授应用"升清降浊"法治疗肾脏病的"理"与"效"[J].世界中医药,2013,8(9):1006-1009.

[4] 李雪.吕仁和教授从虚论治慢性肾脏病小药方撷英[D].北京:北京中医药大学,2014.

[5] 张勉之,沈伟梁,张宗礼,等.张大宁教授学术思想探讨[J].天津中医药,2003,20(6):6-9.

[6] 张蕾,杨霓芝.杨霓芝运用益气活血法治疗慢性肾脏疑难病个案分析[J].中医药临床

杂志,2009,21(6):497-498.

[7] 王文凤,杨霓芝.杨霓芝教授运用益气活血法治疗慢性肾脏病经验探析[J].国际医药卫生导报,2015,21(11):1589-1591.

第二节 中西汇通

一、衷中参西、中西医结合

在中医学几千年的历史长河中,涌现出众多的中医名家和学术流派。杨霓芝教授勤求古训,博采众方,又融汇新知,继承创新,在中医肾科领域卓有建树。吸取西医学精华,开拓创新,与时俱进,主张中西汇通,病证互参。

16世纪到19世纪末,西方医学传入中国,既冲击了中医传统辨证论治的地位,也启发了中医辨病思维。汇通各派医家由此而创造性地探索出衷中参西的病证结合论治模式。汇通派代表张锡纯认为:"夫医学以活人为宗旨,原不宜有中西之界限存于胸中。在中医不妨取西医之所长,以补中医之所短。"其《医学衷中参西录》对后世医学的发展意义深远。张锡纯致力沟通中西医学,推崇西医断病,中药治病,即西医辨病、中医辨证施治的医学模式。他认为:"欲求医学登峰造极,诚非沟通中西医不可。"基于沟通中西医的主导思想,主张师古而不泥古,参西而不背中,以衷中参西为宗旨,汇通中西医学。此外,张锡纯重视基础理论,对藏象学说和解剖生理的互证尤为重视。

中西医结合是将传统的中医中药知识和方法与西医西药的知识和方法结合起来,在提高临床疗效的基础上,阐明机制进而获得新的医学认识的一种途径。中西医结合是中华人民共和国建立后政府长期实行的方针。中西医结合是中、西医学的交叉领域,也是中国医疗卫生事业的一项工作方针。中西医结合发轫于临床实践,以后逐渐演进为有明确发展目标和独特方法论的学术体系。20世纪50年代以后,中西医结合工作不仅在临床医疗和预防保健等方面广泛开展,而且涌现出一批优秀的研究成果。《中医药创新发展规划纲要》中指出:"中西医药学的优势互补及相互融合,为创建有中国特色的新医药学奠定基础。"这为创建中国特色的中西医结合肾脏病学指明了方向。

在临床实践中,杨霓芝教授主张以中医为主,中西医相关学科的融会贯通,以中医的手段和方法诊治疾病,结合运用西医学的观念,以临床为根,传承为本,把疾病的病理生理变化辨识与中医整体辨证相结合,运用现代检测技术,在传统中医宏观辨证的基础上,对肾科疾病各症状内在的生理、病理变化进行研究,从而对整个病情更为全面的了解,增强诊断治疗的深度和广度,不断总结出客观的、准确的、可重复的、量化的临床疗效。

从医40载,杨霓芝教授通过反复的摸索与探讨,终于在慢性肾脏病的中西医结合治疗上找准了结合点和中医切入点,取长补短,提高疗效。主张中西医双重诊断、提倡中西医有机结合,弥补了单纯中医辨证和西医辨病之不足,提倡辨证必须先识病,在识病的基础上运用辨证论治的方法确立疾病的证型,分清病性的虚实,以指导临床治疗,为中药发挥疗效赢得时间,两者相辅相成,相得益彰。比如血尿的诊断和治疗,首先利用现代医学先进手段排除假性血尿、确定真性血尿,其次判断肾小球性与非肾小球性血尿,最后审定血尿的病因,并需要排除结石、泌尿系统的恶性肿瘤等,并采用西医的诊断标准和病情分级标准,诊断就会十分明确,再依据病情辨证治疗。两种诊断方法相结合方可避免误诊。治疗上,主张中医整体调理,西医局部特异治疗,两者相互配合,达到提高临床疗效、减轻副作用、减少复发,延长缓解期的目的。

杨霓芝教授及其研究团队通过近40年的中西医结合治疗肾脏病研究结果表明:中西医结合治疗肾脏病,源于中医,而高于中医;源于西医,而高于西医。正确处理肾脏疾病西医辨病和中医辨证的关系,注意西药运用过程中,特别是激素对中医证候的影响,辨病组方,辨证施治,以临床疗效为前提,从实验角度深入探讨中药作用环节及其与西药协同作用的机制,是其用中西医结合方法治疗肾脏病取得成功的重要经验。

二、辨病与辨证互参

"病证结合"模式论治思想源起《黄帝内经》,《黄帝内经》不但开创了辨病论治的理论先河,还为辨证论治奠定了理论基础,并由此萌发出病证结合论治的思想。关于辨病论治,首先,《黄帝内经》重视疾病的鉴别诊断与疾病个性特征的探讨,书中多处提及"病名"一词,强调了明确疾病诊断的重要性。如《素问·疏五过论》"诊之而疑,不知病名……亦治之一过也"。《素问·方盛衰论》"逆从以得,复知病名",启示学者从五诊、十度,综合多方面因素来确诊疾病,才能做到"诊可十全,不失人情"。如《素问·疟论》《素问·痹论》《温病条辨·疹论》《素问·咳论》中"寒热病""水肿""热病"等对病变产生的原因、致病因素作用于人体后所引起的病理变化、病变部位、特点、临床表现、鉴别诊断、治疗及预后等均进行了较为详尽的阐述。《灵枢·水胀》中把水肿与肤胀、臌胀、肠覃、石瘕做了鉴别诊断,因为这几种病都有腹胀的症状,而其病因、病机不同,所以病名不同,提示后人应当重视疾病的鉴别诊断。其次,《黄帝内经》以辨病论治为主要治疗形式,如以鸡矢醴治臌胀,生铁落饮治怒狂,泽泻饮治酒风等,均根据病名而采取治疗用药,初具专病专方的特点。书中载的十三方,是在明确病因病机和药性功用的基础上的一病一方的治疗格局,可以说是经验用药基础上的辨病论治。

关于辨证论治,《黄帝内经》虽未明确提出辨证论治的诊疗原则,但书中多处早有蕴含。如《素问·至真要大论》谓"谨守病机,各司其属",其实质即在临证中当周密地进行辨证论治之意。"病机十九条"明确提出了相同的临床表现可以有不同的病因病机,如"诸暴强直,皆属于风","诸痉项强,皆属于湿","诸热瞀瘛,皆属于火",临床表现虽同为抽搐痉挛,却由风、湿、热等不同病因导致。反之,不同的临床表现可有相同的病机,如"诸转反戾,水液浑浊,皆属于热","诸胀腹大,皆属于热","诸呕吐酸,暴注下迫,皆属于热",吐泻、腹胀、转筋等不同临床表现,在证候性质上同属于热。由此可见,《黄帝内经》中蕴含着同病异治、异病同治的思想。

在辨病与辨证理论的基础上,《黄帝内经》还萌发了病证结合论治思想。如《素问·病能论》:"有病颈痈者,或石治之,或针治之,而皆已。其真安在?岐伯曰:此同名异等者也。夫痈气之息者,宜以针开除去之;夫气盛血聚者,宜石而泻之。此所谓同病异治也。"对于颈痈之气滞证用针灸行气祛邪,气滞血瘀证用砭石破血逐瘀,并谓之同病异治,这是辨病分证论治的肇始。但总体而言,《黄帝内经》以辨病论治为主,寓辨证于辨病之中,形成了辨病辨证论治的雏形。如《素问·痹论》首先辨病说"风寒湿三气杂至,合而为痹",并因其病机为气血闭塞不通,而命名为痹。这是对痹证病因病机的认识。又说"其风气胜者为行痹,寒气胜者为痛痹,湿气胜者为着痹。"据风、寒、湿的偏重而分行痹、痛痹、着痹,并对痹证各种症状的产生,认为有寒故痛,阴气多故寒,阳气多故热,湿甚故多汗。这是寓病因辨证于辨病的雏形。此外,根据其病位所在脏腑的不同,分为五脏、六腑痹证。这是寓脏腑辨证于辨病的雏形。如《素问·痿论》说"五脏因肺热叶焦,发为痿躄。"首先认识到痿证的病因病机为五脏气热,并认识到由于五脏病变不同,其表现有足、脉、筋、肉、骨等痿之不同。以五脏功能活动系统的层次结构作为分证依据,这也是寓脏腑辨证于辨病的雏形。又如《素问·刺疟》根据疟疾的症状表现,辨为足太阳之疟、足少阳之疟、足阳明之疟、足太阴之疟、足少阴之疟与足厥阴之疟,并针刺相关经络的腧穴进行治疗。再如《素问·厥论》根据厥证的不同症状,辨病邪、病位所在经脉而作经脉分证。这些是寓经络辨证于辨病的雏形。

东汉张仲景继承开创了病、证、症三位一体的论治模式,最大特点是按病用药,专病、专方、专药。其《伤寒杂病论》奠定了中医学辨证论治的理论体系,并且继承和发展了《黄帝内经》寓辨证于辨病的思想,将病、证和症看作一个有机联系的整体,通过"依症辨病、据病辨证和随症加减"的基本方法,为后世临床医学的丰富和发展打下了良好的基础。

宋、金、元、明清时期,辨证论治得以迅速发展,并成为疾病诊治的核心,形成了以辨证论治为核心模式。明清时期,辨证论治进入鼎盛时期。如明代孙一奎《赤水玄珠·凡例》指出"是书专以明证为主,盖医难以认证,不难于用药,凡证不拘大小轻重,俱有寒热虚实表里气血八个字,苟能于此八个字认得真切,岂必无古方可循?"张介宾《景岳全书·传忠录》"阴阳篇"曰:"凡诊病施治,必须先审阴阳,乃为医道之纲领。""六变辨"进一步指出"六变者,表里寒热虚实也。是即医中之关键,明此六者,万病皆指诸掌矣。"清代江涵暾《笔花医镜·表里虚实寒热辨》认为"凡人之病,不外乎阴阳,而阴阳之分,总不离乎表里、虚实、寒热六字尽之。夫里为阴,表为阳,虚为阴,实为阳,寒为阴,热为阳,良医之救人,不过辨此阴阳而已,庸医之杀人,不过错认此阴阳而已。"程国彭《医学心悟·医门八法》也说"论病之情,则以寒热虚实表里阴阳八字统之。而论治病之方,则又以汗和下消吐清温补八法尽之。"他们所强调的,正是辨证论治的精神。

杨霓芝教授认为,病与证是西医和中医运用不同的理论体系,从不同的角度对于人类疾病的认识和概括,因此,两者之间必然有着内在的本质联系。病有种别,证在不同病种中表现差异性,使证的临床表现、病理变化、动态演变规律及诊断与治疗因病种而异;病有型别,病在不同个体或不同时间地点或不同发展阶段而表现出不同证型。病证的这种互因互变,对疾病的把握也随之而变。"方因法立,法随证变",中医辨证讲究天人合一,三因制宜。不同时间、不同地点、不同的人,即使有相同或近似的症状,都有可能病因有所不同。

杨霓芝教授在肾脏病治疗方面虽以中医治疗为主,吸收西医学精华,且取长补短,以使患者获得最大收益。其中西医结合治疗主要体现在两方面:

(一) 辨证与辨病治疗相结合

中医擅长"辨证治疗",西医擅长"辨病治疗",两种治疗方法各有特色。辨证治疗从患者的具体证候特点去确定疾病的属性、部位。从而确定疾病的治疗。辨证治疗具有很大的优越性,但也有其局限之处。

杨霓芝教授认为辨病治疗本也是中医固有的一种治疗方法。这种方法起源于《黄帝内经》,创立于《伤寒杂病论》。清代徐大椿明确指出:"欲治病者,必先识病之名。能识病名,而后求其病之所由生;知其所由生,又当辨其生之因各不同而病状所由异。然后考其治之之法。一病必有主方,一方必有主药",充分说明辨病治疗的重要性。杨霓芝教授在临床上注重辨证与辨病的密切结合,提倡辨证必须先识病,在识病的基础上运用辨证论治的方法确立疾病的证型,分清病性的虚实,以指导临床治疗。

比如一些患者在慢性肾衰早期无明显的临床症状,这个时期如不及时进行实验室检查,包括双肾 ECT 等检查,仅仅根据中医辨证还很难诊断。或在非特异性症状的导向下作出错误或不太准确的"辨证",这就可能耽误病情。如果采用西医的诊断标准和病情分级标准,诊断就会十分明确。例如临床上以胃肠道症状为主要表现的慢性肾衰。如果不进行肾功能检查,很可能会误诊为单纯的"胃脘痛"而贻误病情。杨霓芝教授主张按西医的检查方法,首先确定为"慢性肾衰",然后再按中医的辨证方法确定为不同的证型。两种诊断方法相结合方可避免误诊,取得更好的疗效。现代医学研究证实,大黄含有大黄素、大黄蒽醌类等物质,能有效降低尿毒素,因此大黄被广泛地应用于慢性肾衰的治疗。但是如果不加辨证地滥用大黄,尤其是对于慢性肾衰中医辨证属于"脾肾阳虚"者,则可能犯虚虚之戒。因此在辨证的基础上使用大黄,既可以降低尿毒素,又可以防止"虚虚"之弊。

(二)中医辨证用药与现代中药药理相结合

中医辨证用药是中医的灵魂。而在现代医学模式的发展中,其优势可以为我所用。利用某些中药的有效成分可以针对肾病的特定方面进行治疗,如蛋白尿、高血脂、感染等,分述如下:

1. 减少尿蛋白 西医学认为,肾上腺皮质激素、免疫抑制剂、血管紧张素转换酶抑制剂以及非甾体抗炎药对减少尿蛋白有一定疗效。按现代药理归纳如下:

(1)激素样作用的中药:附子、肉桂、冬虫夏草、地黄、何首乌、杜仲、补骨脂、菟丝子、淫羊藿、肉苁蓉、枸杞子、仙茅、鹿茸、巴戟天、紫河车、秦艽等。

(2)免疫抑制作用的中药:熟地、天冬、天花粉、北沙参、五味子、泽泻、黄芩、柴胡、夏枯草、山豆根、牡丹皮、红花、穿心莲、蝉蜕等。

(3)血管紧张素转换酶抑制作用的中药:柴胡、赤芍、牛膝、土鳖、水蛭。

(4)非甾体类消炎作用的中药:秦艽、防己、豨莶草、细辛、羌活、桂枝、防风、柴胡、丹参、牡丹皮、芍药、益母草、毛冬青、三七、桃仁、红花、牛膝、秦皮、夏枯草、香附、黄芪、党参、当归、麦冬、女贞子等。

2. 防治感染 临床上及时发现并有效控制感染对于控制肾脏病进展很有必要。肾脏病合并感染的好发部位通常为泌尿道和呼吸道。泌尿道感染以大肠杆菌最为常见。对大肠杆菌有抑制作用的中药除大黄、黄连、黄芩、金银花、夏枯草等苦寒清热药外，还有非寒凉的厚朴、丁香以及有补益作用的当归、山萸肉、金樱子等，临床均可酌情选用。对于呼吸道感染，则可选用黄芩、鱼腥草、射干、百部、秦皮以及厚朴、丁香、黄芪、天冬等。

3. 降低血脂 高脂血症是肾病综合征的并发症之一，是加重肾脏病进展的危险因素。由于低蛋白血症，肝脏合成低密度及极低密度脂蛋白增加，故而导致高脂血症。慢性肾脏病亦常合并高脂血症。中药何首乌、泽泻、山楂、丹参、大蒜、女贞子、玉竹、决明子、虎杖、杜仲、夜交藤、桃仁、枸杞子、黄精、淫羊藿、葛根、槐花、银杏叶等，具有降脂效果，可在辨证的基础上加用。

4. 减少药物副作用 以肾病综合征为例，中西医结合治疗疗效可观。杨霓芝教授非常重视在应用激素治疗肾病综合征时，根据激素应用的不同阶段选用不同的治疗方法：通过对激素治疗不同阶段进行分期辨证，随着激素剂量的变化"首剂量—减量—维持量—停用"，机体相应出现"阴虚—气阴两虚—阳虚—阴阳两虚"的病理改变，即初期大剂量激素治疗阶段滋阴降火，清热解毒；激素减量阶段益气养阴；激素维持治疗阶段用温肾助阳，去浊分清；而激素停止阶段为防止复发，阴阳并补为主，从而明显地提高了激素疗效并减轻或避免了其副作用的产生，减少了激素的依赖和病情的复发。由此可见，中西医结合治疗在提高疗效、预防复发和减少副作用方面效果显著。

5. 抗凝血、防血栓 杨霓芝教授在长期临床实践中，认识到气虚血瘀是肾脏病发生发展的重要因素，倡导"益气活血法"作为指导治疗肾脏病的重要方法。正如王清任在《医林改错·论抽风不是风》中云："元气既虚，必不能达于血管，血管无气，必停留而瘀。"气虚无力推动血液运行，血不行则为瘀；血瘀阻碍气机，日久必致气虚。原发性肾病综合征病程绵长，"久病入络"，"久病多瘀"。此为中医辨证用药。西医学认为本病由于肝内合成纤维蛋白原及第Ⅴ、Ⅶ、Ⅷ、Ⅹ凝血因子增加，加之低蛋白、高脂血症也致血液浓缩，血液黏稠度增加，故本病凝血及血栓形成倾向较为严重。中药如川芎、当归、赤芍、红花、益母草、丹参、毛冬青、水蛭、地龙等，均具抗凝血、抗血栓形成作用。此为现代中药药理。中医辨证用药与现代中药药理相结合，对于指导临床用药具有重要意义。

此外，杨霓芝教授认为慢性肾脏病之气虚血瘀证，乃因气虚而发病，因血瘀而致疾病迁延难愈，虚与瘀贯穿于疾病过程的始终。因而在临床基于此理论创立了中药复方三芪口服液，其主要药物包括黄芪、三七等，数药合用，起到益气活血的作用。该复方直接针对发病机制而设，且有多项实验研究结果支持,可改善肾内高凝状态,并且增加抵抗力,调节免疫功能紊乱,从现代医学和中药药理的角度反证了慢性肾脏病气虚血瘀证的机制。

由此可见,杨霓芝教授在肾脏病的治疗中提倡益气活血法为治疗慢性肾脏病的基本法,特别注重现代医学与传统中医理论的有机结合,充分运用多种治疗手段,施药多途,综合治疗,运行气血,平衡阴阳,收效良好。

综上所述,名中医杨霓芝教授学术思想渊源于《黄帝内经》《难经》及《医林改错》等。受现代肾病医家学术思想的影响,如张琪教授主张解毒活血法治疗慢性肾脏病,张大宁教授主张补肾活血法治疗慢性肾脏病,邹燕翔教授主张温肾活血法治疗慢性肾脏病,杨霓芝教授传承了经典理论,综合各大医家的学术思想,结合慢性肾脏病的主要证候,气虚血瘀证贯穿慢性肾脏病始终,在长期的临床实践中,提出"气血之要,古今脉承;气虚血瘀,肾病之由"的肾脏病治疗思想。在临床实践中,她主张以中医为主,中西医相关学科的融汇、贯通,以中医的手段和方法诊治疾病,结合运用西医学的观念。以临床为根,传承为本,创新为魂,不拘于古,放眼在今,达到继承不泥古,创新不离宗。杨霓芝教授在1995年,提出"益气活血法"治疗慢性肾脏病,研制益气活血的院内制剂"通脉口服液",用于临床防治慢性肾脏病并进行相关研究,标志着"益气活血法"治疗肾脏病学术思想的建立。

(王文凤　胡天祥　卢家言)

参考文献

[1] 周俊兵,夏有兵.张锡纯学术思想及临床经验探讨[J].长春中医学院学报,2003,19(4):1-2.

[2] 王文凤,杨霓芝.杨霓芝教授运用益气活血法治疗慢性肾脏病经验探析[J].国际医药卫生导报,2015,21(11):1589-1591.

[3] 杨倩春.杨霓芝治疗肾病综合征经验[J].中医杂志,2003,44(5):335-337.

[4] 钟丹,杨霓芝.杨霓芝教授运用益气活血法治疗慢性肾脏病的经验[J].中国中西医结合肾病杂志,2005,6(11):10-11.

第三节　学术思想和特色

杨霓芝教授是第五批全国老中医药专家学术经验继承工作指导老师,广州中医药大学教授,博士研究生导师,博士后合作教授,广东省中医院主任医师。从事中医内科临床、教学和科研工作 40 年,对肾内科常见病、疑难病的诊治具有自己独到的认识,治疗经验丰富,造诣颇深。笔者有幸师从杨霓芝教授学习,受益良多,现就其学术思想特色介绍如下。

一、精于辨证,病证结合

辨证论治是中医的精髓。杨霓芝教授认为辨证熟练准确,立方遣药方能中肯,收到良好的疗效,这是中医的特色,必须弘扬光大。但它毕竟受历史条件的局限,存在着不足之处,故杨霓芝教授提倡在中医学宏观辨证理论的指导下,吸收现代科学技术的检测手段,借助微观辨证,深化和扩展中医学四诊,以更好地识别疾病的本质,将中医辨证与西医辨病相结合,才会大大开阔诊治的思路,这是时代赋予中医的新的意义。

杨霓芝教授对辨证与辨病的认识是:中医擅长"辨证治疗",西医擅长"辨病治疗",两种治疗方法各有特色。辨证治疗从患者的具体证候特点去确定疾病的属性、部位,从而确定疾病的治疗。

杨霓芝教授认为辨病治疗本也是中医固有的一种治疗方法,这种方法起源于《黄帝内经》,创立于《伤寒杂病论》。清代徐大椿明确指出:"欲治病者,必先识病之名。能识病名,而后其病之所由生;知其所由生,又生辨其生之因各不同而病状所因异,然后考其治之之法。一病必有主方,一方必有主药",充分说明辨病治疗的重要性。一些患者在慢性肾衰早期无明显的症状,这个时期如不及时进行实验室检查,包括尿常规、24 小时尿蛋白定量、肾脏 B 超、肾脏 ECT 等检查来明确诊断,仅仅根据中医辨证还很难诊断,或在非特异性症状的导向下做出错误或不太准确的"辨证",这就可能耽误病情。故杨霓芝教授在临床上注重辨证与辨病的密切结合,强调辨证必须先识病,在识病的基础上运用辨证论治的方法确立疾病的证型,分清病性的虚实,以指导临床治疗。

二、脾肾气虚,发病之本

疾病的发生、发展主要与人体的正气、邪气的盛衰有关,若正气充足或正盛邪衰,则机体能有效地预防疾病的发生和发展,《黄帝内经》曰"正气存内,邪不可干"。

杨霓芝教授认为肾脏病的发生发展无外乎内、外两因,外因由外邪侵袭、药毒等所致,内因由先天禀赋不足、情志过极、劳累、房劳过度等致脏腑功能失调、脏腑亏虚而发病。外因是本病的主要诱发因素,外邪过盛或乘虚侵袭可诱发或加重脏腑亏虚。脏腑亏虚是本病的病理基础,以正虚为主,其正虚主要有肺、脾、肾虚的不同,而以脾肾不足为关键,脾虚是疾病发病及病机演变的重要环节,肾虚是疾病演变与转归的必然结果。正如《素问·至真要大论》云:"诸湿肿满,皆属于脾。"《金匮要略·水气病脉证并治》曰:"水之为病,其脉沉小,属少阴。"脾肾亏虚,精微下注,则致尿浊;脾气亏虚,失却运化,水湿内停,湿邪郁久化热,湿热伤络,或脾肾亏虚,失其摄纳之职,则可见尿血。杨霓芝教授临证虽以补益脾肾为法,但不拘泥于脾肾,随证加减:①脾气虚为主,表现为面色萎黄、消瘦、少气懒言、疲倦乏力、纳呆、腹胀、舌淡润、体胖大、边有齿印、脉弱等,治疗方剂多以四君子汤、六君子汤、香砂六君子汤、补中益气汤、参苓白术散等加减。②肺气亏虚为主:表现为易感冒,或咳喘无力,寸脉凹陷无力。治疗方剂多以生脉饮、百合固金汤等加减,加减药物有沙参、百合、玄参、玉竹、桔梗、贝母、桑白皮、蛤蚧、紫菀、前胡、百部、白前等。③肾气虚为主:表现为腰痛、腰膝酸软,或脱发、耳鸣、耳聋、性功能减退、牙齿松动易落、尺脉弱等,治疗方剂多以六味地黄丸加减,加减药物有女贞子、墨旱莲、何首乌、黄精、白芍、杜仲、寄生、石斛、菟丝子、枸杞子、覆盆子、芡实、金樱子等。④脾肾气虚日久则导致阳虚,而见畏寒、大便溏泄,常选用仙茅、淫羊藿、肉桂等;若以肾阴不足为主,证见口干、五心烦热、舌红、少苔,多选女贞子、墨旱莲、黄精、何首乌、山茱萸等,并嘱咐患者劳逸有度,以免造成脏腑虚损更甚。

三、瘀血内阻,缠绵之缘

人身气血互相关联,并相互依存,《难经本义》云:"气中有血,血中有气,气与血不可须臾相离,乃阴阳互根,自然之理也。"《张氏医通·诸血门·吐血》亦谓:"盖气与血,两相维附,气不得血,则散而无统;血不得气,则凝而不流。"说明气行则血行,气滞血瘀。因而血液的运行有赖于气的推动;而气亦需要血的滋养、载运,方不致耗散亏损。

杨霓芝教授认为肾脏疾病迁延不愈或反复发作,病性呈慢性,病程绵长,"久病入络","久病多虚多瘀",正虚标实,虚实错杂,正虚以肺、脾、肾三脏亏虚为主,脾为气血生化之源、主运化;肾为先天之本、主水;肺主一身之气。脾虚则运化失司,湿浊内生;肾气虚则气化功能失常,内生水湿;肺虚不能通调水道,水液内停。水湿、湿浊之邪内蕴日久化湿热,阻遏气机,气血运行不畅,血行迟滞而成瘀;或湿热伤络,迫血外出,亦造成瘀血。标实虽有瘀血、湿浊、水湿、湿热为患,但以瘀血最为关键,因虚致瘀,因瘀致虚,终致病情缠绵难愈。国医大师张大宁教授认为肾虚与血瘀紧密相关,肾虚必兼血瘀,反之,血瘀亦可作为病理产物加重肾虚,肾虚与血瘀常互为因果,造成恶性循环。瘀血在临床上常表现为面色晦暗或黧黑,腰部刺痛,肌肤甲错或麻木,舌黯有瘀斑,脉沉涩细小等。实验室检查可见血尿纤维蛋白降解产物(FDP)含量升高,血液流变学检测全血黏度、血浆黏度升高等。现代医学研究也提示慢性肾病中有瘀血因素的存在:①无论是否伴有全身性高血压,慢性肾脏病肾活检标本中常可见到微小血管壁增厚、管腔狭窄、血管硬化等病理改变;②伴有全身性高血压的肾病可出现毛细血管凝血功能亢进、纤溶活性低下、血小板黏附与聚集增加的改变,从而导致血栓形成及纤维蛋白沉积;同时,也可出现血流动力学的紊乱和肾血流量的增高,这是加重慢性肾脏病的危险因素之一;③慢性肾脏病多数都伴有血液流变学的异常、血浆纤维蛋白原及胆固醇增高,形成黏、浓、凝、聚的血液改变。

水肿、血尿也与瘀血密切相关。从现代医学观点来看,慢性肾脏疾病大多与机体免疫功能紊乱有关,而凝血机制障碍则在疾病的发生、发展过程中起着重要的作用。杨霓芝教授临证时常选用当归补血汤合桃红四物汤加减。方中黄芪益气健脾;杜仲、桑寄生、黄精、女贞子、墨旱莲补肾养阴;桃仁、红花、赤芍、当归、三七活血化瘀。若水肿显著者,加益母草、泽兰、丹参等,取其活血利水;对于顽固性水肿和尿蛋白者,杨霓芝教授适时巧加水蛭、僵蚕等虫类药物活血通络效佳。若尿血者,可在方中加用三七、牡丹皮、琥珀末等,取其活血止血之功。

四、益气活血为本,灵活辨证给药

慢性肾脏病属于中医学水肿、尿血、尿浊、癃闭、虚劳等范畴,其病程日久,病情迁延,为正虚邪实证,这一点已经成为众多专家的共识。杨霓芝教授认为气虚血瘀证是慢性肾脏病的基本证型并普遍存在,因气虚而发病,因血瘀而致疾病迁延难愈,虚与瘀均贯穿于疾病过程的始终,其中气虚为本,血瘀为标,两者互为因果,构成本虚标实、虚实夹杂的病机特点。这与部分研究慢性肾脏病的证候研究报道一致,如孙升云等报道210例岭南地区慢性肾脏病患者,发现正虚证以脾肾气虚为常见,邪实以瘀血浊毒水气为多。孔薇等对444例患者中医证型标准化研究发现脾肾气虚通常是其他证的基本证或合并证。笔者临床证候调查发现慢性肾炎发展过程中气虚血瘀型约占56.3%,其中85.6%的气虚证患者兼夹血瘀证,采用"益气活血法"治疗慢性肾炎从临床及实验研究方面均取得了较好的疗效。

自20世纪80年代以来,杨霓芝教授一直提倡以"益气活血法"为基本方法治疗慢性肾脏疾病,并据此创制了广东省院内制剂"三芪口服液(又称通脉口服液)",主要由黄芪、三七、丹参等中药组成。临床研究表明三芪口服液具有降尿蛋白、降肌酐、抗纤维化、改善微循环等多重作用,黄芪、丹参单味药或合用同样有降尿蛋白和降肌酐的作用。

　　杨霓芝教授临证施治时以益气活血为根本法,结合疾病所处阶段及兼夹证不同辨证给药。益气活血法是将补气和活血化瘀两大治疗法则相结合,在治疗中既重视气虚,亦不忘血瘀,立足气虚血瘀这一根本。基于以上理论,"益气活血法"体现在以下两点。其一,补气善用、重用黄芪:黄芪性甘,微温,归肺、脾经,王好古《汤液本草》中记载:"黄芪,治气虚盗汗并自汗,即皮表之药;又治肤痛,则表药可知;又治咯血,柔脾胃,是为中州药也;又治伤寒尺脉不至,又补肾脏元气,为里药。是上、中、下、内、外三焦之药。"即黄芪是里药,不只补脾肺气,还补肾脏元气。甄权在《药性论》中记载:"黄芪其补肾者,气为水母也。"现代药理研究表明黄芪含有氨基酸、微量元素、多糖、黄酮及黄酮类似物等多种生物活性成分,具有免疫调节、清除自由基、降低尿蛋白、增加蛋白质净合成、调节血脂代谢、改善血液流变学、抗纤维化等作用。黄芪一味兼具益气健脾补肾、活血化瘀的功效,故杨霓芝教授常重用黄芪治疗本病,取其补气兼活血,用量常30~50g。其二,多途径活血化瘀:杨霓芝教授常选活血药有丹参、桃仁、红花、川芎、三七、益母草等植物类中药,临证用药时尚需针对导致瘀血的病因进行辨证选药,如气虚血瘀者,治以补气活血,如黄芪、党参;阴虚血瘀者,治以养阴活血,如生地黄、玄参;气滞血瘀者,治以理气活血,如延胡索、艾叶等。同时,杨霓芝教授认为如果慢性肾脏病气虚血瘀证在病程某个特定阶段兼有湿热内蕴证而见皮肤疖肿疮疡,咽喉肿痛,口苦、口黏甜、口臭,小便黄赤,大便溏垢或滞涩不爽,苔黄腻,脉濡数或滑数者,则可在上述气虚血瘀证辨证论治的基础上灵活合用黄连解毒汤、三仁汤、甘露消毒丹、黄连温胆汤、连朴饮、五味消毒饮、四妙散等方药;如果兼有水湿证而见脘腹胀满,呕吐清水,喜温食,便质清稀,舌质淡润,苔白厚,脉濡软弛缓,则在上述气虚血瘀证辨证论治的基础上灵活合用苓桂术甘散、平胃散、实脾散、干姜甘草汤、吴茱萸汤、藿朴夏苓汤等方药。

　　杨霓芝教授也强调慢性肾脏病病程较久,正气渐虚,活血之品以轻缓之剂为宜,慎用峻猛、破血之品,以免伤及正气。此外,杨霓芝教授主张多途径给药治疗,除辨证口服中药汤剂外,联合有活血作用的中成药制剂静脉滴注,如丹参注射液、疏血通注射液(水蛭、地龙)等,或中药汤剂局部外洗、外敷等,多途径活血化瘀,以增加疗效。如中药药浴方由麻黄、桂枝、桃仁、毛冬青各30g等组成,令患者沐足,取其活血止痛之效。同时还强调临证时需兼顾气滞、血虚、水湿、浊毒等兼杂之证,并摸索出一套随证治法,如"益气活血,行气利水","益气活血,泄浊蠲毒","益气活血,滋阴养血","益气活血,温补脾肾"等,力求调整机体气血阴阳之平衡。

五、分病分期,标本缓急,衷中参西而治

杨霓芝教授认为临证时还因根据不同病程、不同病情、标本缓急之间而灵活处理:①厘清标本:治标之法有利于邪实去除,而邪去则正安,有利于固本。治本则正气充足,有利祛邪外出。故临证应权衡标本缓急,或治标为先,或治本为主,或标本同治。如慢性肾炎主要以正虚为本,邪实为标,正虚以肺肾气虚、脾肾阳虚、肝肾阴虚、气阴两虚为多见;邪实以外感证、水湿证、湿热证、血瘀证及湿浊证常见。根据"实则泻之""虚则补之"的原则,或以扶正为主,或以驱邪为主,或标本兼治。②分清病程:肾病病因、传变阶段不同,治疗方法截然不同,故应围绕疾病所处阶段的主要矛盾,分病分期而治。如糖尿病肾病病起初期,以燥热阴虚为主,此时病位在肺胃,治以养阴清热润燥,方以白虎人参汤加味。病程迁延不愈,久则耗气出现气阴两虚,此时病位主要在肝肾,治以益气养阴,方以参芪地黄汤加减。病情发展,阴损及阳而成阴阳两虚,此时病位主要在脾肾,治以健脾温肾,方以金匮肾气丸加减。脾肾两虚则水湿停滞,泛滥于肌肤而见水肿,甚至阳气衰竭可见阳衰湿浊瘀阻之危候,治以滋肾助阳,降浊化瘀,方以真武汤合二陈汤加减。③辨识缓急:证有虚实,病有轻重缓急,急则治其标,缓则治其本,临证之时,首当详审病机,细辨缓急,而后组方,方可取效满意。如紫癜性肾炎,杨霓芝教授提倡从肺肝脾肾四脏论治,将紫癜性肾炎分为急性期和稳定期。急性期以肺经风热和肝经血热论治,治以清热、宣肺、凉肝、凉血化瘀解毒;稳定期则从气阴两虚论治,治以健脾补肾,益气活血养阴。

杨霓芝教授在临床诊治过程中,衷中参西,把握中医药的切入点,中西医结合增效减毒,发挥综合治疗优势,特点如下:①结合药理,辨证用药:杨霓芝教授临证重视辨证论治用药,在准确辨证及符合中药配伍前提下,结合中药现代药理,合理组方,以期提高临床疗效。如现代药理研究表明火把花根片、雷公藤制剂等中成药,黄芪、黄芩、穿心莲、山豆根、天花粉、夏枯草、丹参、红花等单味中药具有免疫调节作用,临证时常配合激素、免疫抑制剂使用,发挥免疫抑制或免疫调节作用。②中药减少西药毒副作用:杨霓芝教授认为在免疫抑制剂运用过程中,根据不同的用药阶段,配伍以恰当的中医药治疗可以有效地避免或减轻西药的毒副作用。如长期大剂量使用易化热化火,以及耗气伤阴,此阶段辅以中药滋阴清热、凉血活血之法,可减轻激素及免疫抑制剂的毒副作用。激素减量至维持阶段患者往往出现气阴两虚、脾肾亏虚的表现,与西医学皮质激素撤减综合征相符,此阶段治疗应以"益气养阴、健脾补肾"为主,加用温补脾肾之品,配合治疗,并逐渐以中药治疗为主。③中药巩固疗效,防止复

发:不少慢性肾脏病患者病情容易复发,杨霓芝教授认为此阶段适当选用中药非常必要,可巩固疗效,防止复发。常用的有清热利湿、益气健脾、滋肾填精等方药。④配合中药减少并发症,延缓肾病进展:慢性肾炎患者多伴有高凝状态,加重心脑血管、肾等脏器损害。中药在改善血流变方面有极大的优势,不仅疗效确切,而且不良反应少,可长期使用。临证常选丹参、三七、桃仁、红花、毛冬青、当归等,均获得很好的治疗效果。在治疗慢性肾炎的过程中,常在中药汤剂中重用黄芪、丹参,成药常选用大黄胶囊及各种冬虫夏草制剂,以共同起到延缓慢性肾衰的功效。

六、注重配伍,药效倍增

药对是方剂配伍的核心,"药有个性之特长,方有合群之妙用",杨霓芝教授常使用益气活血等药对进行治疗。

1. 黄芪配三七　黄芪为升阳补气之圣药。生品入药,具有升发之性,既能升阳举陷,又能温分肉、实腠理、补肺气、泻阴火;炙品用药,可补中气、益元气、温三焦、壮脾阳、利水消肿。三七味甘,微苦,性温,入肝胃经。专走血分,善化瘀血而止出血,散瘀血而消肿块,行瘀血而止疼痛,故为血家要药,又为理血妙品。黄芪、三七配伍,益气活血、扶正祛邪,药少力专,能起到相得益彰的作用,为益气活血法之代表。据此原理制成的三芪口服液(黄芪、三七等,广东省中医院院内制剂),研究表明该药在抑制肾小球系膜细胞增生、减少尿蛋白方面效果显著。

2. 黄芪配党参、当归　党参性平,味甘、微酸,归脾、肺经,《本草从新》记载:"党参,补中益气、和脾胃、除烦渴。中气微弱,用以调补,甚为平妥。"黄芪当归药对已有近千年的使用史,最有名要数金元时期李东垣所创制的"当归补血汤",其中芪归比例为5∶1。黄芪补脾肾之气、益肺气,是气中之要药;当归善补阴血,为血分之要药,两者联用可起到气血双补的功效,"以无形之气,补有形之血"。《得配本草》有云:"上党参,得黄芪实卫,配石莲止痢,君当归活血,佐枣仁补心"。故黄芪、党参配伍当归可起到健脾固表、益气活血之功。基于此,杨霓芝教授在临床上常选用党参、黄芪配伍当归治疗本病证属脾肾气虚血瘀型。

3. 首乌配白术　何首乌味苦涩,性微温,制熟其味兼甘,入肝、肾经,专入肾经,以补养真阴、益精填髓。白术味甘苦、微辛,性温,入脾胃经。白术有生、炒之别,生品入药,取其健脾之功而少燥气;炒后入药,是为增强燥湿之力。白术补脾益气,熟首乌补真阴、益肾精、填肾髓,两药相伍,白术能燥湿,可防首乌滋腻碍脾,脾肾并补,适用于脾虚兼有肾气亏虚者。

4. 丹参配首乌 丹参味苦,性微寒,入心、心包、肝经。味苦色赤,性平而降,入走血分,既能活血化瘀、去血止痛,又能活血化瘀、祛瘀生新,还能凉血清心、除烦安神、凉血消痈。首乌善补以守为主,丹参善行以走为用;二药合用,一守一走,相互制约,相互为用,益肾补虚同时又能活血祛瘀,能起补肾活血功效。对肾虚血瘀证患者尤为适用。

5. 黄精配贯众 黄精味甘,性平,入肺、脾、肾经。善补脾阴,为滋补强壮之品。上入于肺,有养阴润肺之功;中入于脾,有滋养补脾之功;下入于肾,可补阴血、填精髓、理虚弱。贯众味苦,性凉,入肝、胃经,能清热解毒,凉血止血。两药合用可滋阴补肾,凉血止血。且黄精一药能滋补肺脾肾三脏之阴。现代药理研究证明其有延缓衰老功效。而贯众每多用于外感风热扰血之证,用于慢性肾病患者则取其凉血止血功效,适用于慢性肾脏病阴虚血热证。

6. 其他 如果气虚血瘀证伴有肾阴虚证,尤其是肾阴虚血热而见尿血者,杨霓芝教授喜欢在益气活血基础上加用女贞子和墨旱莲。女贞子和墨旱莲配伍,补肝肾、清虚热、凉血止血之力增强。如果气虚血瘀证伴有湿热证,杨霓芝教授喜欢在益气活血基础上加用白花蛇舌草和蒲公英。白花蛇舌草和蒲公英两药合用能加强清热解毒,利湿散结消痈之力。

(王立新　李虎才)

参考文献

[1] 孙升云,杨钦河,肖达民,等.慢性肾功能衰竭中医证候学的临床研究[J].新中医,2005,37(5):30-31.

[2] 孔薇,王钢,邹燕勤,等.慢性肾功能衰竭中医证型标准化研究探讨[J].南京中医药大学学报,1999,15(1):19-21.

[3] 包昆,杨霓芝.慢性肾小球肾炎气虚证及其兼夹标证分析[J].江苏中医,2000,,21(5):10-11.

[4] 王立新,赵代鑫,杨霓芝.益气活血法治疗慢性肾炎60例临床观察[J].广州中医药大学学报,2006,23(2):122-126.

[5] 王立新,杨霓芝,赵代鑫,等.益气活血蠲毒法治疗慢性肾功能衰竭90例临床观察[J].辽宁中医杂志,2008,35(1):63-65.

[6] 杨霓芝,包昆,王立新,等.通脉口服液对大鼠慢性肾炎"气虚血瘀证"模型的组织形态学影响[J].中国中医药信息杂志,2001,8(3):31-33.

[7] 王立新,蔡佑青,莫业南,等.三芪颗粒治疗慢性肾炎的临床研究[J].广州中医药大学学报,2017,34(3):321-325.

[8] 杨霓芝,王立新,林启展,等.通脉口服液治疗慢性肾炎气虚血瘀证32例疗效观察[J].新中医,2003,35(1):19-21.

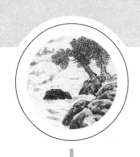

第三章
名中医杨霓芝教授临床特色

第一节　治　法　治　则

　　《医学源液论》曾谓:"人秉天地之气以生,教其体随地不同,西北之人气深而厚……东南之人气浮而薄。"故杨霓芝教授认为人与自然环境是一个整体,地理气候环境会对人的体质、疾病的发生发展产生深刻的影响。岭南的气候特点素以温高湿重为主。与此相应,岭南人的体质也有自身特点,多表现为气虚、痰湿和阳虚等体质。正如《岭南卫生方》:"岭南既号炎方,而又濒海,地卑而土薄。炎方土薄,故阳燠之气常泄;濒海地卑,故阴湿之气常盛"。根据岭南地域特点及患者的体质,杨教授认为该地区慢性肾脏病的特点是常夹痰湿热,多损气阴阳。杨教授认为慢性肾脏疾病的产生正是邪正相搏的结果。正气虚衰会给予外邪可乘之机,邪气的进犯则会耗损正气。其起病之初主要是受风、水湿、热等外邪因素的影响。若是误治或失治,则会逐渐耗损正气,并致使痰饮、水湿、湿热、瘀血等内邪聚生。此四邪素以缠绵为特点,加之正气越虚,无力抗邪,因此慢性肾脏病往往稽留数十载。发展到疾病的后期,正越虚邪越实,最终使浊毒丛生,夺人性命。在慢性肾脏病的发展过程中正虚邪实一般相互错杂,因此治疗时,需从正虚、邪实两方面同时着手,虚则补之,实则泻之,以达扶正祛邪之目的。杨霓芝教授经过长期临床实践发现,气虚血瘀是慢性肾脏病的基本病机,贯穿其整个发病过程。因此在临床中,尤其强调益气活血的治疗方法,并根据岭南地区慢性肾脏病的发病特点,具体应用益气活血清热、益气活血利湿、益气活血滋阴、益气活血补阳、益气活血蠲毒等方法。

一、"益气活血"之渊源

在临床实践中,杨霓芝教授发现慢性肾脏病患者易感冒,常见肢体疲乏、腰膝酸软、夜尿多、舌淡黯有齿痕、苔薄白、脉沉细、尺脉弱及血尿、蛋白尿等临床症状。究其病机,多属气虚,并通过临床观察分析得以验证。杨霓芝教授曾统计分析了广东省中医院 1997 年 1 月至 1999 年 4 月期间住院 197 例慢性肾炎患者中医证型,发现临床辨证为气虚证的患者约占 56.3%,其中约 85.6% 的气虚证患者兼夹血瘀标证。中医认为气的产生由贮藏先天之气的肾、运化水谷之气的脾胃和吸收自然清气的肺等脏腑协调完成,因此气虚的临床表现常与肾、脾胃、肺的功能失常密切相关。肾精耗损,中焦失运,肺失宣降,则气血亏损,打破机体"阴平阳秘"的状态,故脏腑虚损是本病的基本病机,其中以脾肾肺虚损致病者较为常见。孔薇等曾对 444 例慢性肾衰竭患者中医证型标准化研究进行探讨,发现脾肾气虚通常是其他证的基本证或合并证。肺为娇脏、华盖,最易受外邪进犯,肺气虚则卫外不固,故患者常易感冒;脾主四肢,脾虚不足则"四肢不得禀水谷之气,气日以衰,脉道不通,筋骨肌肉皆无以气生",故常见疲倦体乏;"膀胱者,州都之官,精液藏焉,气化则能出焉",水液的排泄经由肾气与膀胱之气的激发与固摄作用调节,今肾气虚弱,调摄功能减弱,故见夜尿频多;"饮入于胃,游溢精气,上输于脾。脾气散精,上归于肺,通调水道,下输膀胱,水精四布,五经并行"(《素问·经脉别论》),脾虚气陷,运化失常,清阳不上,使水精不布,反与湿浊混杂下注,泻泄于小便,故见蛋白尿;"腰者,肾之府",肾主藏精,为"封藏之本",今藏闭失职,精气下泄,致使腰府失养,故常见腰膝酸软、蛋白尿等。

中医理论认为:气与血是人体生命活动不可或缺的两大类基本物质,正如"人之所有者,血与气耳"(《素问·调经论》),"人有阴阳,即为气血。阳主气,故气全则神旺;阴主血,故血盛则形强。人生所赖,唯厮而已"(《景岳全书·血证》);在气与血的关系上有"气为血之帅,血为气之母"之说,由此可知,气与血之间是互根互用的密切关系。随着慢性肾脏病的迁延不愈,气病及血,久病必瘀,久瘀及络,瘀血阻络将是慢性肾脏病继续发展的重要病理机制。据临床观察报道,几乎所有的肾病综合征患者不同程度地存在着瘀血的病理状态,其中大部分的肾病综合征患者易出现舌下静脉瘀紫、血浆纤维蛋白原、红细胞聚集指数均增高等明显的血液高凝倾向。实验研究也证明慢性肾脏病患者普遍存在着凝血功能紊乱和血管内皮细胞功能障碍，这与中医血瘀的病因病机不谋而合。杨霓芝教授结合慢性肾脏病自身的特点，常常提及瘀血形成的原因主要有两个方面：一方面因虚致瘀，气能行血，气行则血行，"气虚不足以推血，则血必有瘀"（《读书随笔·承制生化论》），或因阴虚血热，使血液煎熬成瘀，或外溢成离经之血致瘀等；另一方面，气滞血瘀，痰浊、热瘀、水湿等阻滞气机脉络，妨碍血行，也会导致瘀血。瘀血既是病理产物，也是继发性病因，会影响血脉的运行，形成新的瘀血，同时也会造成新血的生成障碍，正如"瘀血不去，新血不生"。瘀血常见临床表现：面色晦滞、舌淡黯或有紫斑、舌络曲张、脉沉涩等。杨霓芝教授一般会通过辨别舌质、面色的晦暗，舌下脉络瘀阻等来仔细判别血瘀的程度，另外也常常斟酌反应血流变异常、血黏度增高、微循环障碍等变化的相关检查。此外，在临床实践中凡遇难治性疾病如反复复发的血尿、蛋白尿等，必添以活血通络之品，其效如桴鼓，正如"叶天士谓久病必治络，其所谓病久气血推行不利，血络之中，必有瘀凝，故致病气缠延不去，疏其血络则病气可尽也。"（《读医随笔·虚实补泻论》）

　　气与血分属阴阳，气血阴阳调和，生命活动才得以正常运行，"血气不和，百病乃变化而生"（《素问·调经论》）。气虚与血瘀，或因虚致实，或因实致虚，虚与瘀均贯穿于疾病发展的始终，故杨霓芝教授在此病因病机的基础上确立"益气活血"为治疗慢性肾病的总方针，符合中医气血关系的基本理论。通过益气可以生血、行血、摄血，通过活血祛瘀通络可以消散瘀血，畅通脉络。最终，气为血帅，血为气母，使所补之气血能运行周身发挥其濡养、推动、调控等生理功能。正如王清任云："气通而不滞，血活而不瘀，气通血活，何患疾病不除。"现代医学研究表明免疫炎症反应是肾脏病损的主要发病机制，与凝血功能紊乱的相互作用关系是引起肾功能持续恶化的关键因素，这契合中医"气虚血瘀"的基本病机，也为中医"益气活血"方法治疗慢性肾脏病提供了客观的理论依据。"益气活血"法，一方面益气可抑制特异免疫反应，增强巨噬细胞对免疫复合物的吞噬作用；另一方面活血化瘀可恢复免疫炎症介导的凝血功能异常，以改善体内微循环；最终两者共同避免肾组织变损，以达到延缓肾功能恶化的目的。杨霓芝教授临床研究发现，以"通脉口服液"为代表的益气活血中药可明显减轻慢性肾炎、糖尿病肾病、慢性肾衰竭等肾病的"气虚血瘀证"患者的临床症状、改善生化指标以及调整机体的特异性免疫功能和改变凝血功能紊乱状态，其总有效率为 88.9%。进一步实验研究表明益气活血中药对模型大鼠的一般状态、生化指标测定及肾组织病理表现均有明显的改善作用，且高剂量组疗效要优于对照组和低剂量组。另证明了通脉口服液能通过减少"气虚血瘀证"大鼠肾脏的免疫复合物沉积和改善血液流变学、微循环和血流动力学等作用，从而抑制了系膜细胞增生及细胞外基质合成，以延缓肾脏的病理损害，并改善和保护肾功能。

二、益气活血利湿法

湿邪是影响慢性肾脏病继续发展的重要因素之一。常见临床表现如面色㿠白或晦暗，神疲乏力，眼睑、颜面、双下肢浮肿，腹胀纳呆，尿频尿急，淋沥不尽，量多色清，甚或夜间遗尿或尿闭不通，便溏，舌黯淡有齿痕，苔薄白，脉细沉迟无力。"水病无不由脾肾虚所为，脾肾虚则水妄行，盈溢皮肤而令身体肿满"（《诸病源候论·水肿病诸候》），脾主运化，喜燥恶湿，肾主水，蒸腾水液，脾肾气虚或阳虚则水湿运化失调，则见纳呆腹胀、浮肿、便溏、脉沉迟；肺失卫表，邪毒易侵，可见寒热、咳嗽、咽痛、脉浮等外感表证。"肾者，胃之关也，关门不利，故聚水而从其类也"，肾气的开阖是水液代谢调节的重要环节，若肾气不固，开阖不利则见尿频尿急、夜尿多、双下肢水肿。

杨霓芝教授认为肺脾肾虚损为慢性肾脏病的基本病理。肺脾肾三脏主责调节体内津液的运行、输布、传化。该三脏的功能失调会导致机体水液分布代谢障碍，聚集体内生成湿邪。湿聚为水，积水成饮，饮凝成痰。一般湿邪可分为两种，一是外感之湿邪，多因气候潮湿、涉水淋雨、居处潮湿所致，常见长夏时节；二是内生之湿，是慢性肾脏病患者常存在的湿邪。内湿是由于肺失宣降，脾失健运，肾不主水，津液输布排泄障碍，在体内停滞蓄积变化而成。外湿和内湿起因缘由各不相同，但常相互影响。如外湿发病，久必伤及脏腑，脏腑功能失职，则内生湿浊，而内湿缘由脏腑虚损，正虚则邪凑，则易于感受外湿。两者皆为湿邪，故都具有重着黏滞，阻遏气机的特点。其临床表现常可随湿邪留滞部位的不同而各异，常见头身困重、胸膈满闷、脘痞腹胀、口淡纳呆、四肢酸楚重着、水肿便溏、舌淡苔腻、脉濡缓等症状。治疗方面，外湿当以祛风除湿或芳香化湿，内湿当宣肺降湿，健脾渗湿，温阳利水。水肿的临床表现主要为身体某一局部或全身水肿。根据病邪性质、临床表现等，水肿一般可以分为阴阳两种。阳水一般起病较急，病程较短，其肿多先起于头面，由上至下，延及全身，或上半身肿甚，肿处皮肤绷急光亮，按之凹陷即起，多由肺失宣降，脾失健运，外邪侵袭而成，多见于急性肾炎、慢性肾炎的急性发作等。而慢性肾脏病一般多见阴水之证，起病缓慢，病程较长，其肿多先起于下肢，由下而上，渐及全身，或腰以下肿甚，肿处皮肤松弛，按之凹陷不易恢复，甚则按之如泥，口淡，小便少或清长,大便溏薄,神疲肢软等里、虚、寒证,多因肺脾肾亏虚、气化不利所致。湿为水之渐,水为湿之变,故临床上统称为水湿。痰饮与水湿同源而异流,其初期病灶比较隐秘,当疾病发展至终末期,痰饮变化多端的特性就会显现出来,临床表现可归纳为咳喘满闷、心悸胸痛、眩晕昏闭、恶心呕吐、浮肿癃闭等,临床上常根据病性病位予以辨证治疗。

水湿痰饮皆为阴邪,既是一种病理产物,又是一种致病因素,具有湿着黏滞、阻滞气机的特性,故与气血的运行存在较为密切的联系。水湿常阻滞气血于经络间,易致痰湿瘀互结,病证缠绵。气行则水行,气滞则水停。气的生成、运行与肺脾肾息息相关。脾气虚弱,则健运失司,使水液聚生,为饮为肿,上犯肺脏,使其失于宣通,喘满咳痰。"肺为主气之枢,脾为生气之源。"脾气虚弱,亦能母病及子,累及肺脏,使机枢不灵,气机不转,水液停聚;"肾者水脏,主津液",久病及肾,致使肾气虚衰,不能主水,蒸腾化气失常;"三焦者,决渎之官,水道出焉",三焦依靠通行诸气来运行水液,今脾肺肾三脏气衰,使三焦无力运行水液,必导致三焦积液壅滞,水湿泛溢。水湿与血亦存在较为密切的关系,津血同源,津液可以滋养血液,借助脉道同血液运行周身,并从脉道外渗复为津液,血行不畅则脉络瘀阻不通,会致使水液聚集,水液滞留也可壅塞脉道,加重血瘀。由此可见,瘀可致水湿,水湿可致瘀,水湿与瘀易互结。正如"又有瘀血流注,亦发肿胀者,乃血变为水之证"(《血证论·肿胀》),又如"水病则累血"(《血证论·阴阳水火气血论》),即是说明体内水液代谢的失调会加重体内血瘀情况,反过来,瘀血又会进一步造成体内水液代谢障碍。总之,痰、湿、瘀三者互为因果,构成一个恶性循环,会使疾病诡变多端、缠绵不愈。

气与水湿存在密切的联系,故治水必先治气,气行则水行,正如明代张介宾所言"凡治肿者,必先治水,治水者必先治气"。此外,肺脾肾虚损是慢性肾脏病气虚的病理基础。因此,杨霓芝教授认为健脾补肾,益气扶正是治疗慢性肾病的首要治法。湿邪是影响慢性肾脏发展的重要病理因素,涉及上、中、下三焦等不同脏腑。因此,杨教授认为在治疗水湿过程中须辨明病位,分治三焦。如上焦宜用宣肺利水,中焦宜用健脾渗湿,下焦宜用温阳利水。除此之外,还可以灵活应用"开鬼门""洁净府""去宛陈莝"等治疗方法。此三者分别是指发汗、利小便、下瘀浊。瘀血常壅塞水道或作用于脏腑,使水液代谢失常,故用活血化瘀法以疏通水道也是必不可少的治法。杨霓芝教授认为慢性肾脏病虚实错杂,病机复杂,病势迅疾,稍有不慎则会加重病情。治疗过程中当明辨虚实程度,合而治之。因此针对气虚血瘀湿聚的病机提出了益气活血利湿的重要治法。

杨霓芝教授通过长期临床实践,认为气虚血瘀湿聚是慢性肾脏病的重要病机之一,一般宜以健脾补肾,活血利水渗湿为治疗方法,总结出益气活血利湿方,主要组成:黄芪15g,党参15g,薏苡仁15g,白术15g,砂仁(后下)6g,仙灵脾15g,法半夏12g,茯苓皮15g,泽泻15g,车前子15g,桃仁5g,红花5g,丹参15g,陈皮6g,甘草3g,浓煎至150ml,每日1剂。益气活血利湿汤解析:黄芪能益气固表、利水消肿,合党参补脾益气,则益气行水之效更张;薏苡仁、白术能健脾益气,合茯苓皮、泽泻、车前子能渗湿利水;仙灵脾能温阳健脾,又能防药物过于寒凉;桃仁、红花、丹参活血化瘀,能通络行水;陈皮、砂仁、半夏能和中理胃,使滋补不碍胃,又能理气化湿,甘草调和诸药。诸药合用,补虚泻实,从不同角度、多个途径共奏扶正祛邪之效。

三、益气活血清热法

热邪是慢性肾脏病继发病变的重要影响因素之一。临床上表现为发热,口渴喜饮,口腔溃疡,咽红舌燥,可见少气懒言、肢体乏力,关节肿痛,皮肤发斑,心烦失眠,小便短赤、尿血,大便秘结、便血,脉洪数,舌尖红赤等症,多见于过敏性紫癜性肾炎、系统性红斑狼疮性肾炎的发作期。热邪生成的因素一般有以下几种:或因阳盛之体或阴虚之质易于化火;或因风、寒、湿、燥等邪伤表,郁久化热;或因慢性肾病内生湿邪,蕴积化热,甚热极化火;或因气机不畅,脉络受阻,出现气滞、血瘀、结石等郁久化火;或喜食肥甘酒酪或辛辣之品;或因失治误治过服温补药、利水药,伤阴助火;或情志郁结,五志过极亦可久郁化火;或因长期服用大量激素、抗生素、免疫抑制剂等药源性因素;其中常见由湿邪内蕴,久而化热之湿热之邪,慢性肾脏病的基本病理为肺脾肾虚损,三脏的虚损会引其机体水湿之邪聚生,郁久化热,故而慢性肾病过程中热与湿邪常易胶结,热得湿而愈炽,湿得热而难解。随着中医学对肾病的认识不断深入,发现湿热蕴结是慢性肾脏病的主要病理因素之一,气虚湿热是常见的病机之一。据统计,慢性肾小球肾炎本虚证以气虚发生率最高,而兼夹证以湿热和瘀血最为常见,提示气虚湿热瘀血是慢性肾小球肾炎的重要病机。另有实验研究对251例慢性原发性肾小球疾病进行统计分析,结果显示瘀血和湿热均与高脂血症、血液高凝状态、肾功能损害密切相关。现代研究证实:肾功能指标、尿生化指标、免疫功能指标等的异常,以及血液流变学指标和微量元素的异常变化,也都与湿热病理有直接或间接的关系,这些均为慢性肾脏病存在湿热蕴结证提供了客观依据。

慢性肾脏病气虚湿热证常见临床表现为:身重困倦,面目或肢体浮肿,汗出黏腻,皮肤疖肿疮疡,咽喉肿痛,口苦、口黏甜、口臭,脘闷纳呆,腹胀、恶心呕吐,小便黄赤、泡沫多、混浊或血尿,大便溏垢或滞涩不爽,苔黄腻,脉濡数或滑数。这一系列症状均反映了湿热之邪黏滞浊腻的特点,而也正是这些特性造成了慢性肾脏病的缠绵难愈。瘀血是慢性肾脏病继发的另一重要因素,贯穿于整个慢性肾脏病的病程中,且与湿热、气虚关系密切:气虚无以帅血,则瘀血内阻;湿热内盛,阻碍气机,脉络不畅,亦致瘀血。湿热痰瘀胶结日久,必定会耗伤正气,导致各脏器功能衰退,又会加重湿热痰瘀胶结而为害。总之,湿热痰瘀互结,阻滞络脉成为慢性肾脏病病变进展的中心环节之一。

杨霓芝教授通过长期的临床实践,认为肺脾肾是慢性肾脏病发病及其病程演变涉及的重要脏腑。因此,健脾补肾益肺,扶助正气是治疗慢性肾脏病的首要治法。而湿热、瘀血则是造成慢性肾脏病迁延或恶化的常见诱因之一,因此祛除湿热、活血化瘀等治法又必不可少,使邪去正存,同时又会有利于促进正气的恢复。湿热为阴阳合邪,具有弥漫三焦、耗气伤阴等特点,补气过温易助热为虐,清热苦寒易生湿伤阳,利湿无度易伤阴助火,滋阴不当易反助湿邪,从而导致慢性肾病反复发作,甚则变生恶证。因此对于慢性肾脏病的治疗,杨霓芝教授认为绝非单一清热利湿、补益正气、活血通络所能奏效,必须在具体辨治中权衡邪正盛衰,考量病位深浅,分清湿热轻重,从补益正气、清热利湿、活血化通络、调畅气机等多方面入手,进行综合治疗才能取得良好疗效。故杨霓芝教授提出益气活血清湿热法,该法是治疗慢性肾脏病的常见治法之一。以紫癜性肾炎为例,临床中常将其分为急性期和稳定期。急性期以肺经风热和肝经血热论治,稳定期则突出益气活血的关键作用。这即是益气活血清热法的具体实践。此外有研究证明,益气活血、清热降浊法治疗 35 例慢性肾小球肾炎患者,能显著改善慢性肾小球肾炎患者症状,并对降低蛋白尿、改善肾功能具有明显效果。另有学者证明清热利湿、益气活血中药具有降低实验性高尿酸血症肾损害大鼠血清尿酸水平,并改善高尿酸血症肾损害大鼠的肾功能,且对高尿酸血症肾脏病理损害有修复作用。

杨霓芝教授通过长期的临床实践,提出气虚血瘀湿热为慢性肾脏病的常见病机,并以益气活血清热利湿为法,总结出益气活血清湿热汤经验方,其组成:黄芪 15g,党参 15g,女贞子 15g,白术 15g,茯苓 15g,泽泻 15g,当归 5g,丹参 15g,桃仁 5g,鱼腥草 15g,白花蛇舌草 15g,蒲公英 15g,甘草 3g。益气活血清湿热汤解析:该方要点可以概括为补脾益肾,扶正祛邪;清热解毒,湿热分治,活血化瘀通络。本方以黄芪为主药,辅助白术、党参以健脾益气,更能发挥黄芪补气升阳、益卫固表的效果;茯苓、泽泻是淡渗利湿之品,利湿而不伤阴,易使湿热自小便而解,符合叶桂之"渗湿于热下,不与热相搏,势必孤矣"。鱼腥草、白花蛇舌草、蒲公英能起清热解毒之效;湿为阴邪,会遏阳伏热,故加当归少许辛温通络,升散伏热,又可防清热利湿药过于寒凉;加女贞子滋肾养阴,增补湿热耗伤之阴;丹参、桃仁主责活血化通络,甘草调和诸药,诸药齐用,共奏益气活血清热利湿之功。杨霓芝教授通过临床实践证明,在西医对症处理基础上,益气活血清湿热方具有改善临床症状和体征、降低尿蛋白、尿红细胞的作用。经进一步研究发现,该方能调节机体细胞免疫功能,改善肾微循环,起到保护肾功能的作用。

四、益气活血滋阴法

慢性肾脏病的基本病机是气虚。其病程冗长,若失治误治,气病日久,损及阴液,则出现气阴两虚的临床表现,包括易感冒,倦怠乏力,自汗盗汗,气短懒言,口干咽燥,五心烦热,心悸失眠,腰膝酸软,溲赤便秘,舌红少津,舌体胖大,苔薄或花剥,脉弦细或细数,镜下或肉眼血尿、蛋白尿。一般津液与气分属阴与阳,两者均源于脾胃所运化的水谷精微,在其生成和输布过程中有着密切的关系,即所谓"水可化气"(《程杏轩医案续录》),"气生于水"(《血证论·阴阳水火气血论》)。气对津液的主要作用表现为气能生津、行津、摄津三个方面,而津液则是气的载体,气必须依附津液而存在。因此,气的耗损必使津液不足,津液的丢失必导致气的耗损。此外,慢性肾脏病或由热病转归、杂病日久积热、五志过极化火、过服温燥之品、房事不节等易使阴液暗耗,由于阴不制阳则阳热之气相对偏旺而生内热。"壮火食气",内热会进一步耗气伤津。因此慢性肾脏病中气阴两虚证比较常见。一般认为肺脾肾不足是慢性肾病的基本病理,故气损日久,极易损及肺、胃、肾三脏的阴液。且肝肾之间阴液互相滋养,精血相生,被称为肝肾同源,故肾脏虚损常累及肝阴。因而此时的病位可以涉及肺、脾、胃、肾、肝等脏腑。

血瘀与气虚、阴虚之间存在密切的联系。阴虚火炽,或灼伤血脉,迫血妄行,致血溢脉外而为瘀血,或熏灼脉道,以致脉血凝滞,血阻肾络;气行则血行,气虚则血停,气虚会致使血行迟缓而瘀滞肾络,正如周学海《读医随笔·承制生化论》所说:"气虚不足以推血,则血必有瘀"。此外,气主摄血行于诸经之中而不溢于脉外。气虚则易致血散漫失收,游离于肾络之外,反过来瘀滞肾络,导致肾络瘀阻;血瘀则会通过使脏腑本身虚损或功能失用,致使阴液或气生成不足。另外血瘀日久也会内积化热耗气伤津。总之,瘀血是伴随本病而产生的病理产物,并作为继发性致病因素能进一步影响本病的发展。

杨霓芝教授根据气阴两虚,久病瘀阻的基本病机,提出益气滋阴活血化瘀的治法。该法着眼于益气、滋阴、活血化瘀的三个方面。一般认为气阴互滋互用,气阴同补则有助气阴共同恢复。且气阴的恢复有利于血液正常行于脉道,以防治脉络瘀滞。祛瘀通络使脉络通畅则又有助于机体功能正常运作,进而使气阴恢复。补气滋阴的中药一般具有滋润黏腻的特性,因辛行气血主发散,若配以辛味的活血化瘀中药则会有补而不滞的作用。总之,该法通过调整机体平衡,标本同治,以纠正阴阳失衡,气血紊乱,使脏腑功能恢复正常。有学者将中药益气养阴活血方与西药厄贝沙坦联合使用,发现其对糖尿病大鼠肾脏有更强的保护作用,对结缔组织生长因子(CTGF)表达的抑制作用更好,且在降糖方面优于厄贝沙坦组。另有研究应用益气滋阴活血化瘀方治疗74例2型糖尿病肾病患者,在改善球蛋白、尿素、血肌酐、尿蛋白排泄率及C反应蛋白等指标方面有较好疗效。进一步的研究发现,滋阴益气活血法能通过降低患者C反应蛋白、IL-6来有效改善血管炎症状态、胰岛素抵抗及糖脂代谢,并有效地控制糖尿病大鼠模型肾小球毛细血管基膜的增厚及改善血液流变学异常,从而改善肾小球的高滤过状态,达到防治糖尿病肾病的目的。还有学者发现益气养阴活血法可以有效地上调bcl-2表达,降低bax表达,以减少肾组织的细胞凋亡,从而保护肾脏结构的完整和功能的稳定,且随着疗程的增加,这一作用趋势可能更加显著。

杨霓芝教授根据长期临床经验总结出滋肾益气活血汤,主要用于治疗肾病气阴两虚证患者,治拟健脾益气,滋肾养阴,活血通络为法,主要组成为黄芪20g,太子参15g,山萸肉10g,女贞子15g,丹参15g,桃仁5g,红花5g,山药15g,茯苓15g,泽兰15g,甘草3g。可以依据临床症状加减:若燥热口渴明显者,去黄芪,药用生石膏、知母清热、墨旱莲、生地、天花粉滋阴生津等;若阴虚较重者,可以加熟地、石斛、黄精益肾养阴等;若倦怠乏力明显者,可加大黄芪用药量至30g,另加白术、党参健脾益气;若水肿明显者,可以加、桂枝、肉桂、石韦、泽泻、猪苓利水;若湿热重者,加用蒲公英、鱼腥草、土茯苓、萆薢等清热利湿;若尿浊明显者,加芡实、莲子、金樱子、覆盆子固肾益精等。益气滋肾活血汤解析:方中黄芪能补气升阳、益卫固表。山萸肉,补益肝肾,为补阴之冠,又能敛阴固气。丹参活血祛瘀,能通行血脉,专入血分,为祛瘀生新之品。山药、女贞子、太子参、桃仁、红花、茯苓、泽兰共为佐药,山药能益气养阴,平补脾肺肾,为治气阴两虚之佳品,合女贞子补肝肾,太子参补气,以加强主药益气养阴之功效;桃仁、红花、泽兰能活血化瘀通络,茯苓功能利水渗湿、健脾,以上共为佐药以加强滋肾益气活血的作用,并能减轻黄芪的燥热之性。诸药合用,配伍严谨,用药精而力专,且攻补兼施,标本兼治,补而不滞,滋而不腻,活血不动血,能气旺阴生,瘀去血通,本虚得复,是治疗本病的良好方剂。

五、益气活血温阳法

脾肾阳虚是慢性肾脏病常见的证型之一,一般由初期的肺脾肾气虚发展而来,多见于慢性肾脏病的中后期。有学者探究了中医证型与肾功能分期是否存在相关性,发现在200例慢性肾小球肾炎患者中脾肾气虚、肝肾阴虚是肾功能代偿及失代偿期出现频率较高的证型,而在肾功能衰竭期及尿毒症期则以脾肾阳虚证出现率最高;另有研究发现在广西地区的140例慢性肾炎患者中,Ⅰ期和Ⅱ期与脾肾气虚证相关;Ⅲ期与肝肾阴虚型相关,Ⅳ期与脾肾阳虚证相关,且脾肾阳虚证患者的尿蛋白、尿素、肌酐水平较其他证型明显高出;又如孙文武等通过观察65例慢性肾脏病患者的肾活检肾脏病理变化报告,发现中医辨证分型分布与病理严重程度有一定相关性,脾肾阳虚证的病理分级大都在Ⅲ级以上。根据病情发展变化的不同情况,有由脾及肾与由肾及脾之分。由于脾虚运化无力则不能化生精微以充肾精,日久必导致肾阳不足。肾为脏腑阴阳之本,若肾阳先虚,则亦必使脾阳失于温煦。故无论脾阳虚衰,或肾阳不足,在一定条件下,均可发展成为脾肾阳虚证。常见病因病机包括禀赋不足,如脾胃本弱,肾阳素亏;后天失养,或为饮食所伤,或忧思伤脾,或房劳伤肾,耗伤肾阳;年老体衰,年高者肾气衰退,肾阳渐亏;久病劳伤,或寒湿困脾、水湿停聚等日久迁延不愈致脾肾阳虚衰,或患慢性肾炎日久,气损及阳,以致易发阳虚;药物因素,或长期服用激素治疗,或过服寒凉之剂,使脾肾阳气受伤。倾向发展成阳虚型慢性肾炎的常见疾病包括慢性肾炎患者伴有糖尿病、甲状腺功能减退、艾迪生病(慢性肾上腺皮质功能减退)、希恩综合征(产后垂体前叶功能减退症)、慢性消化系统疾病等;慢性肾脏病阳虚证常见临床表现包括神疲乏力,倦怠思睡,面色㿠白,头晕耳鸣,气喘胸闷,纳呆腹胀,便溏腹泻,畏寒肢冷,腰膝酸软,男子阳痿遗精,女子月经失调,或见小便不利,面浮肢肿,甚则腹胀如鼓;或见小便频数,余沥不尽,或夜尿频数,蛋白质随尿漏出,舌质淡胖而有齿痕,苔白滑,脉沉迟细弱。

血得温则行,得寒则凝。感受外寒,或阴寒内盛,使血液凝涩,运行不畅,则成瘀血。脾肾阳虚,久病不愈,必使体内水湿的聚集。"水病则累血"(《血证论·阴阳水火气血论》),水湿易阻滞气机或阻塞脉道致瘀血,其常见临床表现包括面色黯紫,或有瘀点、瘀斑;有固定不移之腰痛(刺痛)或肾区叩击痛;舌质淡黯紫或有瘀点、瘀斑,舌胖有齿痕。肾阳虚患者常出现管襻开放数目减少,管袢内血流速度减慢等甲皱微循环改变。脾肾阳虚型则见有血液黏度降低、血浆黏度增高。此同中医学阳虚致血瘀的理论相吻合。

针对慢性肾病阳虚证，杨霓芝教授主张以益气温阳以治本，并以活血利水以治其标。脾为后天之本，肾为先天之本，先天与后天是相互资助，相互促进的关系，又"五脏六腑赖脾胃运化输布之水谷精微滋养，方能气血旺盛，气机和畅，人体安和"，故张介宾称脾为"五脏之根本"（《景岳全书》），即是指出强健的脾胃能够使不足的先天得到后天的充养，强调脾胃对补肾的重要性，故杨霓芝教授经常强调补脾健胃益气是补肾的关键。因为只有脾胃健运，才能使更多的水谷精微不断补充肾精，进而使肾气、肾阳得升，即补后天之虚土以养肾阳之不足。另外，感冒是慢性肾脏病加重的常见诱因。因此，治疗上需注意固护肺卫。杨霓芝教授通过脾肾双补，扶助正气的治法，以振奋阳气，抗邪外出。该法可以明显提高患者免疫力，改善患者的临床症状。此外，脾阳不振，肾阳衰微，致机体气血不利，水可以聚而为肿，血可以凝而为瘀。水湿内停，壅滞脉道，则亦可引起血瘀。因此临床治疗中需配伍活血化瘀药。如遇见水肿较明显，面色滞黯，腰酸肢冷，胸闷腹胀，反复大量蛋白尿、红细胞，且病势迁延，经健脾益气，补肾温阳等治疗效果不佳者，常根据"气分治疗无效，当于血分求之"之说，在健脾温肾之法中合用活血化瘀，往往效果令人称奇。研究证明活血化瘀通络中药，不仅能消除水肿、蛋白尿，且能改善肾脏血流，促进肾功能恢复。所以杨霓芝教授临床中针对脾肾阳虚证型患者，除予以补脾温肾为主要治疗外，也根据"瘀"的不同程度和表现，适时配合活血化瘀。在临床中往往先以益气温阳为主，少佐活血化瘀之品。待阳气渐复，则增其活血化瘀之力，以疏通气血，促进肾脏功能恢复。研究发现，对于慢性肾衰竭肾阳虚、瘀水互结型患者，予以益气温阳活血中药，能有效改善其 24 小时尿蛋白、血红蛋白、尿素、肌酐等指标。

杨霓芝教授针对慢性肾脏病阳虚证型，总结出益气温阳活血汤，主要组成：黄芪 15g，党参 15g，白术 15g，仙灵脾 15g，肉苁蓉 15g，肉桂 5g，制何首乌 15g，女贞子 10g，泽兰 15g，丹参 15g，桃仁 5g，炙甘草 3g 等，若处于尿毒症期可以加大黄 3g，海螵蛸 5g。益气温阳活血汤解析：方中黄芪、党参合白术健脾益气补元；肉桂补火助阳，温经通脉，配伍仙灵脾、肉苁蓉补肾温阳；何首乌、女贞子能补益精血，可以防温药伤阴，又可以润肠解毒，配伍温阳药，亦有"阴中求阳，少火生气"之意；丹参、泽兰、桃仁活血化瘀，通络消肿；海螵蛸软坚泄浊，大黄通腑泄浊，甘草调和诸药。诸药合用具有益气温阳，健脾益肾，活血通腑降浊的功效，故对慢性肾脏病脾肾气（阳）虚的临床疗效显著。临床研究证明该方对血肌酐在 221~707μmol/L，且中医辨证属于脾肾气（阳）虚兼瘀浊内阻型的慢性肾衰竭患者的临床症状、贫血状态及脂质代谢的改善，血清尿素氮、肌酐的降低，血清白蛋白的升高具有良好的效果，且能延缓慢性肾衰的进展。

六、益气活血蠲毒法

慢性肾衰竭是多种慢性肾病的终末阶段，基本病机为气虚瘀血浊毒。其病情复杂，变证多端，总属本虚标实。本以脾肾虚为主，涉及心、肺、肝等脏腑，标以"瘀、湿、浊毒"为常，且贯穿本病终末阶段。本病的基本变化过程是：由一般慢性肾脏病初期进展至气机失常、水道壅塞阶段，使体内水液代谢失常，滞留化湿，蕴积于体内酿为浊毒，期间或因虚致瘀，或因水湿致瘀，终使湿、瘀、浊毒蕴积，毒入血分，使病情继续恶化，进而导致脏腑衰败，气血阴阳俱虚，成为难治之证。常见临床症状包括倦怠乏力、面色晦暗、恶心呕吐、胸闷胸痛、气短微言、腰膝酸软、夜尿清长、腹胀、纳呆、大便秘结、皮肤瘙痒，甚则嗜睡、昏迷、抽搐、舌质淡黯或有齿痕、苔腻、脉沉。湿浊蒙闭清窍，则神机不明，见嗜睡、昏迷、抽搐；湿浊上干心肺，则肺气郁闭，失于宣肃，见胸闷胸痛、气短咳嗽；湿浊中阻，则中焦脾胃受困，气机升降失常，表现为纳呆腹胀、恶心呕吐、腹泻便秘等；浊毒滞于肌腠不得外泄，则皮肤瘙痒；湿浊内蕴不得化解，直犯下焦或由上中焦传至下焦，致使三焦气化失司，可发为水肿、癃闭等病证。

浊毒与气虚、血瘀之间联系密切，它们是慢性肾衰竭的常见病理变化。据学者报道 210 例岭南地区慢性肾衰竭患者，发现正虚证以脾肾气虚为常见，邪实以瘀血浊毒水气为多。脾主运化，与胃合为气机升降之枢纽，肾主气化，司水液开阖，脾肾气虚，导致水液代谢失调，而成水湿，湿邪留贮体内，久而酿湿成浊毒。杨霓芝教授认为，湿浊毒既是慢肾衰竭的代谢产物，同时又是加重肾衰竭的因素，且临床观察发现湿浊毒与肌酐、尿素氮等呈正相关性。气行则血行，气虚则血滞，久病气虚必致血瘀。"水病血亦病"，水湿壅塞水道，可致气机不畅，脉络不利，积而为瘀。有研究显示，瘀血在慢性肾衰竭的邪实证中要显著高于其他邪实证；另有研究发现 83 例慢性肾衰竭患者的血 D- 二聚体均显著升高，进一步的实验证实，慢性肾衰竭患者存在血液黏稠度增高、纤维蛋白溶解系统异常等病理变化。总之，湿浊、瘀血相互胶结，蕴结体内，进一步加重脾肾等脏腑损伤，整个过程形成一个因虚致实或因实致虚的恶性循环，常致坏证、变证丛生。

因慢性肾衰竭病程日久，病情迁延，结合对慢性肾衰竭发病机制的认识，杨霓芝教授根据多年的临床实践经验总结出了益气活血蠲毒的治疗方法。慢性肾衰竭治疗的总原则是扶正祛邪,标本兼治。在治疗慢性肾衰竭的过程中,当以健脾和胃为扶正之首要。因为脾为后天之本,主水谷运化,药物只有通过脾胃的运化,才能化成精微输送到全身,起到治疗效果。且肾衰竭患者,脾胃本已虚弱,或因补药滋腻碍胃,或因攻伐之品峻猛,必伤脾败胃,戕伤正气,反会加重病情,故临床常用健脾益气、和胃降逆之品。脾胃健则有利于药物的吸收与利用。脾胃位于中焦,为气机升降之枢纽,三焦为气与水通行之道,脾胃升降失常,三焦气机闭塞,常致肠腑不通,湿浊阻滞下焦,故治疗中应注意顾护中焦,调治气机,以升清降浊,常用方法有辛开苦降法、芳香化浊法、清胃和中法、通腑和中法等。慢性肾衰竭会使代谢废物排泄障碍,由此产生尿毒症毒素的物质类似于中医学浊毒之邪,浊毒潴留于体内,必会加速疾病恶化,因此治疗中急需祛邪解毒,正如明代李时珍所谓:"用补药必兼泻邪,邪去则补药得也"。解毒泄浊,一般可以采用分消走泄的方法,具体分为通利小便、通腑泄浊与发汗三种方法。常用的方法是中药灌肠,中药灌肠能促进血液及肠管周围组织向肠腔中分泌产物,起到荡涤肠胃,推陈致新的作用,即《黄帝内经》所谓"洁净府"。瘀阻络脉是肾纤维化的主要病理基础,因此活血通络亦不可忽视。故根据以上慢性肾衰竭的治疗特点,杨霓芝教授提出益气活血蠲毒法。在具体实践中,一般会通过多种途径给药,攻补兼施,以达到扶正祛邪的目的。临床研究表明,其总有效稳定率达 87.78%。临床疗效分析发现本疗法对慢性肾衰竭肌酐在 133~707μmol/L 的患者有很好的治疗作用,其能明显地改善临床症状并降低血清尿素、肌酐水平,减少毒素在体内的蓄积,以此延缓肾衰竭的进展。有研究者发现,益气活血、利湿降浊法能明显改善 84 例慢性肾衰竭患者的临床症状,并可延缓慢性肾衰竭的病程进展。另有研究表明,补气活血降浊中药能显著降低实验鼠的尿蛋白、尿素与肌酐的定量,并减轻肾脏病变,减缓性肾衰竭进程。

　　杨教授经过反复的临床实践,结合慢性肾衰竭"气虚血瘀浊毒"的基本病机,创立益气活血蠲毒汤,并常辅助中药灌肠治疗,是治疗慢性肾衰竭的有效验方。益气活血蠲毒汤,组成:黄芪 30g,党参 5~15g,白术 15g,茯苓 15g,山药 15g,盐山茱萸 15g,淫羊藿 15g,桃仁 5g,丹参 15g,泽兰 15g,大黄 5g。兼有湿浊证加砂仁(后下)5g,藿香 15g,法半夏 15g;湿热证加清热利湿竹茹 15g,苏叶 15g,布渣叶 15g;水气证加白茅根 15g,泽泻 15g,猪苓 15g。中药灌肠:灌肠方之结肠透析Ⅰ号方:生大黄 30g、牡蛎 30g、蒲公英 30g、益母草 30g,有阴凝征象者,给予结肠透析Ⅱ号方,即在Ⅰ号方中加附子 3g,浓煎成 50ml,加生理盐水

50~100ml保留灌肠,每次保留时间30分钟以上,每天1次,每周5次。益气活血蠲毒汤解析:方选黄芪、党参、山药补气扶正,黄芪侧重补肺固卫,党参侧重补脾益气,山药则平补肺脾肾,三药合用可提高机体免疫力,减少因外感因素加重疾病进展的几率;白术、茯苓有健脾之能,能辅助党参健脾益气,又能资助泽兰淡渗利湿。山茱萸、淫羊藿能补肝益肾,前者性酸,能敛精固肾,后者性温,能补肾温阳;泽兰、丹参、桃仁活血行滞,化瘀通络;大黄为治疗要药,能清热解毒,逐瘀通络,推陈致新,安和五脏,合用生牡蛎制作成中药灌肠制剂,可以通腑泄浊,潜阳安神定志。方中在辨证选方的基础上加砂仁、藿香、法半夏等健脾理气和胃,芳香化浊,使气机调畅,湿浊得化;若湿从热化,则加竹茹、苏叶、布渣叶等祛湿清热化痰;若水湿泛滥,则重用茅根、泽泻、猪苓渗湿利水;本方扶正祛邪,标本兼治,多法并用,且以甘平之剂为主,补而不滞,滋而不腻,温而不燥,可以明显改善临床症状,延缓肾衰进程。

结语:慢性肾脏病的发展是一个过程,故临床中应当从整体的角度去掌握疾病的发展规律、基本治法,要求时时分析疾病过程中各个阶段的病症本质,厘清病机,相机治疗;基于辨病与辨证各自的优势特点,杨霓芝教授在临床过程中,既强调辨证论治,又常将辨病与辨证相结合。除此之外,杨霓芝教授还强调,在治疗中应分清主次,抓住治疗的关键,或缓则治本,或急则治标,或标本兼顾。总之,慢性肾病病情复杂、缠绵难愈,杨霓芝教授常综合应运八纲、脏腑、病因相结合的辨证方法,充分发挥四诊、理化检查、中药、西药各自的特点,使之优势互补,相得益彰,且治疗上,随机立法,灵活变通,常能左右逢源,提高疗效。

(张　蕾　李晓朋)

参考文献 ●

[1] 孔薇,王钢,邹燕勤,等.慢性肾功能衰竭中医证型标准化研究探讨[J].南京中医药大学学报,1999,15(1):19-21.

[2] 王立新,杨霓芝,包昆,等.通脉口服液对慢性肾炎气虚血瘀证免疫功能的影响[J].中医药研究,2000(5):16-18.

[3] 王立新,杨霓芝.通脉口服液对慢性肾炎血液流变学的影响[J].黑龙江中医药,1997(4):47-48.

[4] 钟丹,杨霓芝,赵代鑫,等.中药复方"通脉口服液"治疗慢性肾炎气虚血瘀证的临床研究[J].井冈山学院学报(自然科学版),2007,28(4):88-91.

［5］杨霓芝,包崑,王立新,等.通脉口服液对慢性肾炎气虚血瘀证大鼠模型的药效学研究［J］.广州中医药大学学报,2000(4):332-336+370.

［6］王剑飞,王耀献,何萍,等.200例慢性肾小球肾炎中医证候因子分析研究［J］.现代中医临床,2016,23(2):24-28.

［7］余江毅,熊宁宁,余承惠.慢性肾病瘀血与湿热病理的临床和实验研究［J］.辽宁中医杂志,1995(2):91-92.

［8］李春庆,孙伟,周栋.慢性肾病湿热证实验研究进展［J］.中医药导报,2010,16(11):117-119.

［9］陈志强,方敬,闫翠环,等.益气活血、清热降浊法治疗慢性肾小球肾炎35例［J］.西部中医药,2011,24(10):56-57.

［10］熊湘明,曲竹秋,贾锡链,等.清热利湿益气活血法降血尿酸及对肾损害的保护作用［J］.中国中西医结合急救杂志,2005(1):27-30.

［11］唐艳阁.益气养阴活血法对糖尿病大鼠肾脏的保护作用及对肾组织结缔组织生长因子表达的影响［D］.石家庄:河北医科大学,2010.

［12］谭晴心.益气滋阴活血化瘀方治疗糖尿病肾病的临床疗效观察［J］.中医临床研究,2011,3(2):91-92.

［13］谢红艳.益气养阴、活血化瘀法对2型糖尿病血管炎症患者CRP、IL-6影响的临床研究［D］.成都:成都中医药大学,2011.

［14］田雪飞,陈大舜,易法银,等.滋阴益气活血复方对糖尿病大鼠的肾脏结构与功能的影响［J］.中国中医基础医学杂志,2001,7(5):21-24.

［15］易法银,田雪飞,陈大舜,等.滋阴益气活血复方对糖尿病大鼠血流动力学改变的影响［J］.湖南中医药导报,2000(9):33-35.

［16］刘兴贵.益气养阴活血法对糖尿病大鼠不同时期肾脏组织bax和bcl-2表达的影响［D］.石家庄:河北医科大学,2010.

［17］熊玮,王小琴.200例慢性肾小球肾炎证候分布规律探讨［J］.中国中西医结合肾病杂志,2008,9(12):1086-1088.

［18］谢永祥,谢丽萍,蓝芳,等.广西地区慢性肾炎中医证型演变规律以及与尿蛋白、肾功能的相关性研究［J］.现代中西医结合杂志,2014,23(16):1715-1717.

［19］孙文武,董葆.慢性肾脏病中医辨证与肾脏病理的相关性研究［J］.辽宁中医杂志,2010,37(7):1280-1282.

［20］王鸿.肾虚患者甲皱微循环改变的观察与探讨［J］.中医杂志,1980(9):31-33.

［21］刘宏伟,时振声,耿福太.慢性肾炎辨证分型与实验室检查的关系［J］.辽宁中医杂志,1991(5):13-14.

［22］衣芳亮.探讨温肾化瘀利水法治疗慢性肾功能衰竭肾阳虚、瘀水互结型的有效性及安全性［J］.中国医药指南,2017,15(3):173.

[23] 孙升云,杨钦河,肖达民,等.慢性肾功能衰竭中医证候学的临床研究[J].新中医,
　　　2005(5):30-31.

[24] 张琳琪,刘红亮.慢性肾衰竭中医邪实证证候分布规律[J].河南中医学院学报,
　　　2009,24(1):61-62.

[25] 谢胜,皮持衡,吴国庆,等.慢性肾功能衰竭血瘀证与非血瘀证血D-二聚体的检测分
　　　析[J].陕西中医,2004,25(4):374.

[26] 王丽,占永立,饶向荣,等.益气活血、利湿降浊法治疗慢性肾衰竭远期疗效分析[J].
　　　新中医,2009,41(1):20-22+8.

[27] 严士海,汪锡标,黄成惠.补气利湿活血方干预慢性肾衰竭研究[J].医药导报,2009,
　　　28(8):974-977.

第二节　特色选方

　　"理、法、方、药"是中医临床对病因病机进行总结,然后加以辨证分析,并进一步实施治疗的精确概括。如果说"理和法"是瞄准的方向,那么"方和药"就是射出去的子弹,任何一个环节都必不可少,不可替代。杨霓芝教授常告诫我们:要想开好一张处方,首先要掌握辨证论治的基本知识,系统地学好中药学、方剂学、四大经典及临床各科,熟读主要的中药、方剂歌诀。这些都是必不可少的基本功。杨霓芝教授非常强调《中医内科学》对初入中医之门学子的重要性。《中医内科学》是众多内科先贤经验的总结和理论的升华,可以给初入临床的中医生提供方向和具体的方药,非常容易上手。其次,要想把处方开得切中病情,效如桴鼓,还应掌握有关组方的基本知识,逐步达到方随证立,知常达变的境界。

一、组方思路

(一) 据病选方,以常达变

　　在这里所指的病,可以是西医明确诊断的疾病,如泌尿系感染;所指的方,也是指针对该疾病共同病机具有普适性的方剂。《素问·至真要大论》云:"气有多少,病有盛衰,治有缓急,方有大小"及《大学》言:"知所先后,则近道矣"。这就强调了病情和处方必须两相符合。而对于肾脏疾病而言,疾病的某一时期具有共同病机特征,临床表现相同,从而可以选择某一主治方进行治疗。而该主治方也是通过对相应疾病的辨证论治,再结合方药理论而制定出来。有较强针对性的处方,往往能间接反映出疾病的主要病理变化规律。如泌尿系感染一病,初始发作常有尿频、尿急、尿痛,同时伴有口干口苦,舌红苔黄等典

型临床表现。中医认为其病机为湿热下注,选方可以八正散治疗以清利下焦湿热。

(二) 辨证论治、随症加减

辨证论治是中医治疗的特点之一,强调了同一疾病在不同人体身上或不同时期的差异性,反映了疾病的动态变化过程,因此是非常科学的。临证时除了借鉴主治方外,也要根据具体个体的体质、临床表现差异,从而进行辨证治疗,对具体的处方进行调整,使处方更加适合每个个体。例如同样诊断为泌尿系感染,有些患者可以是典型湿热内盛的纯实无虚的表现。而另一些素体虚弱的患者可以表现为湿热下注的同时,又有疲倦畏寒、舌苔薄白等阳虚表现。这时处方应该在据病选方的基础上辨证论治。例如名老中医施今墨先生治疗外感病,强调外因通过内因起作用,认为机体内部有热才易外感。因此不应只解表,也要清里,故创立七解三清、五解五清、三解七清等法。其目的为明确解表药与清里药的比例。也充分体现了辨证论治的精髓。

病情有千变万化,患者有千差万别。有的是病同而证异,有的是证同而病异。所以要求选用完全符合病情的现成处方远远不够。处方的关键是能够符合主要病机。其差异之处,必须通过随症加减才能解决。《伤寒论》中给我们树立很好的随症加减的范例。如小青龙汤证后"若渴,去半夏,加栝蒌根三两;若微利,去麻黄,加荛花,如一鸡子,熬令赤色;若噎者,去麻黄,加附子一枚,炮;若小便不利,少腹满者,去麻黄,加茯苓四两;若喘,去麻黄,加杏仁半升。"对于在临床中如何随症加减,杨霓芝教授认为当紧扣病机,强调九字原则"抓主症,减多余,增不足"。具体而言,围绕核心病机不变的基础上,可以适当减去方中现在已改善的病情之药,加入现在新发症状或兼症之药,从而达到更好的临床疗效。

二、选药思路

中药有四气五味,升降浮沉之性。随着历史的演变,中医学对中药的认识也在不断发展变化。在不同医家的运用中,同一种中药可能具有不同的作用。无论如何,杨霓芝教授认为中药的应用就是在辨证施治的指导下,根据疾病的性质和病情的轻重合理选用适当偏性程度的药物,达到调节人体病理状态的目的。对中医临床工作者来说,首先必须熟练掌握常用药物的性味、归经及作用,打好基本功,这样才可在立法的原则下用药。在熟悉掌握药物性质、作用的前提下,可以根据以下原则辨证选药。

（一）随症选药

证候是中医医师根据患者望、闻、问、切的结果归纳而出的病机。症状一方面是困扰患者的不适主诉，另一方面也是辨证的重要依据。因此，症状的改善不但可以缓解患者的痛苦，而且也能在最短时间内增强患者的信任度。因此，杨霓芝教授认为临床医生要重视患者的诉求，在最短的时间解决困扰患者的痛苦。同时，也要结合理化检查结果综合分析。俗话所说："头痛用川芎，腰痛用杜仲。"在某些人而言是"头痛医头，脚痛医脚"的错误做法。但从另一层面上说明某些中药是有改善某一特定症状的特效作用。正如川芎治疗头痛，在《辨证录》中头痛门中有救脑汤、救破汤、散偏汤，皆重用川芎达到通络止痛的作用。因此，在平常的学习和工作中，要善于总结和发现这一类改善症状的药物，从而可以更好地随症选药。

（二）辨病选药

杨霓芝教授认为在辨证论治的前提下，可以根据西医疾病的诊断，结合现代药理学作用来选择药物，从而拓宽中药的适用范围。也可以借助现代科学技术，更好地认识中药和发挥其疗效。如针对泌尿系结石，常选用金钱草。传统中药学认为其具有利尿通淋的作用，而现代药理学证明金钱草具有利尿排石的作用。在动物实验中证实金钱草可引起输尿管上段腔内压力增高，输尿管蠕动增强，尿量增加，对输尿管结石有挤压和冲击作用，促使输尿管结石排出。针对高血压，常选用石决明，具有平肝潜阳，清肝明目的作用。而现代药理学证明具有镇静、降血压、抗氧化、调节免疫力的作用。因此，可以在辨证治疗的前提下适当选用合适的中药。

（三）借鉴名家经验选药

中医学源远流长，名家辈出，各家纷呈。不同年代、不同地域、不同学术流派都有不同的学术观点和特色的经验用药。杨霓芝教授认为对中医传承者来说，这些经验用药都是宝贵的财富，我们可以在临床中加以验证和体会，并让它们成为自身知识体系的一部分，不断拓展我们的知识视野。如大黄本为通便药，与甘草同用则能利小便；用少量麻黄配伍大量熟地则能治下虚上盛之喘，开肺气而麻黄不汗，补肾元而熟地不滞。这些经验一方面让我们开阔视野，同时也让我们对遣方用药之妙有更好的认识。

《医学源流论·方剂古今论》："古之方何其严，今之方何其易，其间亦有奇巧之法、用药之妙，未必不能补古人之所未及，可备参考者。"在我们熟练掌握中医基本功后，不断学习，不断临床实证，必然会找到属于我们自身的学术之路。

三、常用经验方

（一）慢性肾小球肾炎之蛋白尿

1. 病机认识 慢性肾小球肾炎临床可以表现为血尿、蛋白尿伴高血压、水肿等症状,也有一部分患者无明显症状,仅尿常规检查以蛋白尿为主。中医学认为蛋白质是构成人体和维持生命活动的精微物质,可归属中医学"精气""清气""精微"。《素问·经脉别论》云:"饮入于胃,游溢精气,上输于脾。脾气散精,上归于肺,通调水道,下输膀胱。水精四布,五经并行。"《素问·六节藏象论》载:"肾者,主蛰,封藏之本,精之处也。"可见,精气的吸收、输布和排泄,主要通过脾、肾、肺,以及三焦、膀胱等多个脏腑的协同作用共同完成。《诸病源候论·水肿病诸候》曰"水病无不由脾肾虚所为,脾肾虚则水妄行,盈溢皮肤而令周身肿满",故慢性肾炎蛋白尿形成又以脾、肾二脏最为紧密。脾与肾为先后天之本,脾虚而脾气不升,脾失统摄,谷气下流,精微下注,肾虚封藏失司,可致尿中精微物质漏出而形成蛋白尿,因此脾肾亏虚是导致慢性肾炎蛋白尿的关键。

杨霓芝教授认为蛋白尿的出现,不仅与正虚有关,也与湿热瘀血标实有关。湿热瘀血既是病理产物,也是致病因素。湿热黏腻,阻遏气机,妨碍血行,血脉不畅,也会进一步加重瘀血产生,两者常相互影响,导致病程缠绵,病情难愈。

2. 经验方

党参 15g	墨旱莲 15g	北芪 20g	盐女贞子 15g
石韦 15g	山萸肉 15g	丹参 15g	白花蛇舌草 15g
甘草 5g	怀牛膝 10g	桃仁 5g	

加减法:阴虚明显,党参改为太子参,加生地、丹皮;腰痛加杜仲、寄生;纳差加木香、砂仁、神曲;水肿加泽泻、泽兰;畏寒加菟丝子、淫羊藿。

方义解读:杨霓芝教授临床上用药轻灵,常谓慢性肾炎常病程较长,需长期服药,因此时刻牢记要顾护脾胃为上。选药常平和易入口,避免过于苦寒及燥热之品。方中参芪相携益气健脾,甘温平补,女贞子、墨旱莲、山萸肉、牛膝甘平酸敛,补肾固精,桃仁、丹参活血养血,石韦、白花蛇舌草清热利湿解毒,甘草调和诸药。

（二）慢性肾小球肾炎之血尿

1. 病机认识 慢性肾炎血尿是肾脏疾病最常见的临床症状之一,属于中医学尿血、血淋等范畴,其病位在肾与膀胱。杨霓芝教授认为本病本虚标实,病位在脾肾,以气虚、阴虚为主,夹湿、热、瘀。早期以实证为主,多由外感风热湿毒所致。若日久迁延不愈,伤及正气,致脾肾亏虚,脾虚不固,肾失封藏。脾虚湿浊内生,蕴久化热,湿热夹杂,缠绵难去,煎灼津液,阻滞气机,血液黏稠而瘀滞不行,甚则迫血妄行,离经之血阻于脉外,新血化生失常。湿热、瘀血是血尿反复,迁延不愈的重要因素。

2. 经验方

女贞子 15g	墨旱莲 15g	熟地 15g	丹参 15g
太子参 15g	白茅根 15g	茜草 15g	小蓟 15g
泽兰 15g	白芍 15g	桃仁 3g	甘草 5g

加减法:外感湿热明显者,加蒲公英、鱼腥草;脾气虚者,加黄芪、白术;肾阴虚明显者,加盐山萸肉、黄精;湿热重者,加白花蛇舌草、土茯苓;瘀血重者,加三七、红花。

方义解读:太子参甘平生津,益气养阴,女贞子、墨旱莲、熟地、白芍滋阴养血以充脉道,甘寒酸敛以凉血止血,小蓟、茜草凉血止血兼化瘀,白茅根凉血止血,引热下行,丹参、泽兰、桃仁活血化瘀,止血而不留瘀,甘草调和诸药。

(三) 慢性肾衰竭

1. 病机认识　慢性肾衰可由水肿、淋证等多种病证发展而来。其病程冗长,病机错综复杂,既有正气的耗损,又有实邪蕴阻,属本虚标实,虚实夹杂之证。正虚包括气、血、阴、阳的亏虚,并以脾肾亏虚为主;邪实以湿浊、水气、血瘀为主,可伴有湿浊化热,有时兼有外邪等。造成正气耗损的因素很多,如风邪外袭,肺气不宣,不能通调水道,下输膀胱,溢于肌肤,水湿浸渍,损伤脾阳;或久居湿地、涉水冒雨,水湿内侵,湿留中焦,使脾运失司,湿困脾阳,或饮食不节、饥饱失常,脾气受伤,健运失司,湿浊内生,湿困中焦,脾阳受损;或劳倦过度、恣意酒色、生育过多,肾气内伤,肾虚则水湿内盛,久伤肾阳;脾肾虚衰,浊邪壅滞三焦,浊邪尿毒不能排出体内,继而并生变证,是慢性肾衰的病理过程。

在疾病演变过程中,由于脾肾损伤及浊毒在体内蓄积程度的不同,因此不同时期其临床表现有所不同,可以脾肾虚衰为主,或以浊邪壅滞三焦为主,或虚实证候并见。病位主要在脾、肾,波及肝、心、肺、胃等诸脏腑。本病病机关键是肾之开阖功能失调,肾失开阖,不能及时疏导、转输、运化水液及毒物,而形成湿浊、湿热、瘀血、尿毒等邪毒,进而波及五脏六腑、四肢百骸而产生临床诸证。

2. 经验方

党参 15g	女贞子 15g	制何首乌 15g	陈皮 5g

丹参 15g	泽兰 15g	白术 15g	大黄 5g
白芍 15g	茯苓 15g	甘草 3g	

加减法：胃纳差加砂仁、神曲；腹胀加厚朴、枳壳；苔腻脘痞加薏苡仁、土茯苓；湿浊明显，如浮肿，加车前草、大腹皮、泽泻、猪苓；如血瘀明显，症见腰痛、肌肤甲错、舌黯有瘀斑，可加用桃仁、红花、当归、三七。

方义解读：处方紧紧围绕脾肾亏虚之本，在以党参、首乌、白术、茯苓、女贞子、墨旱莲健脾补肾基础上，陈皮、大黄以化浊泄毒，白芍以敛阴和营，佐以丹参、泽兰活血利水，甘草调和诸药。

四、常用经典方剂

（一）二至丸

二至丸出自《证治准绳》，由女贞子（蒸），墨旱莲组成。方中女贞子甘、苦，平，入肝、肾经。具有补肾滋阴，养肝明目功效，主治肝肾阴虚，虚热内生所致的五心烦热，咽干鼻燥，腰膝酸痛，潮热盗汗诸症；阴血不足，不能上荣所致的头晕目眩，失眠健忘，须发早白等症；阴虚火旺，破血妄行所致的鼻衄、齿衄、咯血、吐血、尿血、便血、崩漏等症。《神农本草经》谓："味苦平，主补中，安五脏。"现代药理研究发现，女贞子有明显调节免疫功能，增加心脏冠脉流量，降低血脂，抑制动脉粥样硬化，保护肝脏，抗炎，抑菌，强心，利尿等多种作用。墨旱莲甘、酸、寒，入肝、肾经。可以养阴益肾，凉血止血，主治肝肾阴亏，头晕，目眩，头发早白，以及阴虚血热的各种出血证候如咯血，吐血，尿血，便血以及崩漏等病症。《本草纲目》："乌须发，益肾阴。"现代药理研究证实，墨旱莲有良好的止血，增加冠脉血流量，镇静，镇痛，抗菌作用。杨霓芝教授认为女贞子滋阴补肾，养肝明目，强健筋骨，乌须黑发；墨旱莲养肝益肾，凉血止血，乌须黑发。二药均入肝肾两经，相须为用，相互促进，补肝肾，强筋骨，清虚热，疗失眠，凉血止血，乌须黑发之力增强。二药性味平和，平补肝肾，适用于肾病阴虚或气阴两虚患者，适于久服。

（二）香砂六君子汤

香砂六君子汤出自《删补名医方论》，主治气虚痰饮，呕吐痞闷，脾胃不和。柯韵伯认为："四君子气分之总方也，人参致冲和之气，白术培中宫，茯苓清治节，甘草调五脏，胃气既治，病安从来。然拨乱反正，又不能无为而治，必举大行气之品以辅之，则补者不至泥而不行。故加陈皮以利肺金之逆气，半夏以疏脾土之湿气，而痰饮可除也；加木香以行三焦之滞气，缩砂以通脾肾之元气，而郁可开也。君得四辅，则功力倍宣，四辅奉君，则元气大振，相得而益彰矣。"

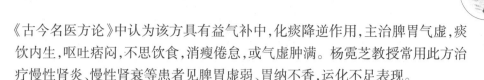

《古今名医方论》中认为该方具有益气补中、化痰降逆作用,主治脾胃气虚,痰饮内生,呕吐痞闷,不思饮食,消瘦倦怠,或气虚肿满。杨霓芝教授常用此方治疗慢性肾炎、慢性肾衰等患者见脾胃虚弱、胃纳不香,运化不足表现。

(三)参芪地黄汤

参芪地黄汤出自清代沈金鳌《沈氏尊生书·杂病源流犀烛》,卷三、卷七中均有记载:"大肠痈,溃后疼痛过甚,淋沥不已,则为气血大亏,须用峻补,宜参芪地黄汤","小肠痈,溃后疼痛,淋沥不已,必见诸虚证,宜参芪地黄汤。"参芪地黄汤药物组成为人参、黄芪、熟地黄、山茱萸、山药、茯苓、丹皮,即六味地黄汤去泽泻加人参、黄芪。原文中治疗气血虚损,因"精血同源",故方中以六味地黄汤滋补肾精,加入参、芪以增益气之力,为气阴双补的代表方剂。参芪地黄汤则以六味地黄丸补肾水,原方去泽泻虑其有利水伤阴之弊,加参、芪促气化,有助于化生气血而无伤阴之弊。杨霓芝教授认为该方整体用药动静结合,药力平和,适宜守方缓图,具有肝、脾、肾三脏同调之功,是益气养阴、补益精气的代表方剂。其组方配伍体现了健脾补肾、补益肝肾之大法,契合慢性肾脏病肝、脾、肾三脏功能失调的病机,该方可补体而助用,使肝、脾、肾三脏之升清、统摄、藏血、藏精功能逐渐恢复正常,使疾病趋于稳定。

(四)桃红四物汤

桃红四物汤来源于清代吴谦等所著的《医宗金鉴》,由四物汤加桃仁、红花组成。功能为养血活血,主治血瘀所致的妇女经期超前,血多有块,色紫稠黏,腹痛等。四物汤补血和血,由当归、白芍、川芎、熟地组成,以补血而不滞血,和血而不伤血为特点。血虚者可用之以补血,血瘀者可用之以行血,为治疗血病通用之方,多用于血虚而又血行不畅的疾病。故费伯雄称四物汤为"理血门之主方,药虽四味而并治三阴"。桃红四物汤在本方基础上复用桃仁、红花二味,加强了活血化瘀功效。《医宗金鉴》用本方治疗经期超前属瘀血证者,"若血多有块,色紫稠粘,乃内有瘀血,用四物汤加桃仁、红花破之,名桃红四物汤"。杨霓芝教授认为慢性肾脏病多夹瘀血为患,临床上强调活血化瘀药的使用,该方补血而不伤血,活血而不破血,对临床夹有血虚或血瘀证者均可加减使用。

(五)导赤散

导赤散出自宋代儿科名医钱乙的《小儿药证直诀》,由生地黄、木通、甘草梢、淡竹叶组成,具清心养阴,利水通淋之功效。原治小儿心热证,此后其临床应用范围从儿科扩展至内科,主要治疗心经有热或心热移于小肠证。其组方配伍特点为清热与养阴之品配伍,利水而不伤阴,泻火而不伐胃,滋阴而不恋邪。《小儿药证直诀笺正》:"方以泄导小水为主,虽曰清心,必小溲黄赤短涩者可用。"杨霓芝教授常以此方合八正散加减治疗泌尿系感染属湿热下注者。

（六）小蓟饮子

本方出自宋代《济生方》，由生地黄、小蓟、滑石、木通、蒲黄（炒）、藕节、淡竹叶、当归、山栀子、炙甘草组成，具有凉血止血，利水通淋作用，主治下焦湿热而致小便频数，赤涩热痛，甚则尿血，舌红脉数等。杨霓芝教授常用本方治疗急性肾小球肾炎、蛋白尿和急性泌尿系统感染等以湿热表现明显的患者，本药多属寒凉通利之品，不宜久服，也不适用于脾胃虚弱的患者。

（赵代鑫）

参考文献 ●

［1］钟鸣,柴玲.广金钱草化学成分及药理作用研究进展［J］.广西医学,2018,40（1）:80-82,91.

［2］杨丽,刘友平,韦正,等.贝壳类药材牡蛎石决明珍珠母的研究进展［J］.时珍国医国药,2013,24（12）:2990-2992.

第三节　遣方用药

一、善用药对

（一）女贞子、墨旱莲

女贞子甘、苦,凉,归肝、肾经,可滋补肝肾,明目乌发。用于眩晕耳鸣,腰膝酸软,须发早白,目暗不明。《神农本草经》:"主补中,安五脏,养精神,除百疾。久服肥健。"《本草纲目》:"强阴,健腰膝,明目。"《本草经疏》:"凉血、益血。"《景岳全书·本草正》:"养阴气,平阴火,解烦热骨蒸,止虚汗,消渴,及淋浊,崩漏,便血,尿血,阴疮,痔漏疼痛。亦清肝火,可以明目止泪。"《本草蒙筌》:"黑发黑须,强筋强力,多服补血去风。"《本草再新》:"养阴益肾,补气舒肝。治腰腿疼,通经和血。"

墨旱莲甘、酸,寒,归肾、肝经,功能为滋补肝肾,凉血止血。用于牙齿松动,须发早白,眩晕耳鸣,腰膝酸软,阴虚血热、吐血、衄血、尿血,血痢,崩漏下血,外伤出血。《本草纲目》:"乌须发,益肾阴。"《本草述》:"疗溺血及肾虚变为劳淋。"《滇南本草》:"固齿,乌须,洗九种痔疮。"《南宁市药物志》:"治目疾、翳膜。"

杨霓芝教授认为二药味甘性寒凉，药力平和，擅长滋补肾阴，补而不腻，适宜长期久服，对肾病患者常见的腰膝酸软、头晕耳鸣均能起很好作用，并且二药可滋阴凉血，通利二便，导热从二便而出，对肾炎血尿多为阴虚火旺证型非常适宜。

（二）桃仁、红花

桃仁始载于《神农本草经》，为蔷薇科植物桃或山桃的种子。味苦、甘，性平，归心、肝、大肠经。有活血祛瘀，润肠通便之效。主治痛经，血滞经闭，产后瘀滞腹痛，百瘕结块，跌打损伤，瘀血肿痛，肺痈，肠痈，肠燥便秘等。《神农本草经》谓其"主瘀血，血闭，瘕，邪气，杀小虫"。李杲认为："其功有四：治热入血室，一也；泄腹中滞血，二也；除皮肤血热燥痒，三也；行皮肤凝聚之血，四也"。《医学入门·本草》记载桃仁"兼主上气咳嗽，喘急，胸膈痞满，止疝痛、腰疼，杀虫及尸疰邪祟。又小儿颓卵，妇人阴痒，捣泥敷之"。

红花为菊科植物红花的花。汉代张仲景《金匮要略·妇人杂病脉证并治》中就有"红蓝花酒"的记载，到了《本草图经》则正式出现了红花之名。本品味辛，性温，归心、肝经，可活血通经，祛瘀止痛，主治经闭痛经，产后瘀阻腹痛，胸痹心痛，跌打损伤，关节疼痛，中风偏瘫，积聚等。《医要集览·珍珠囊》认为红花"其用有四：逐腹中恶血，而补血虚之虚；除产后败血，而止血晕之晕"。《开宝本草》："主产后血运口噤，腹内恶血不尽，绞痛，胎死腹中，并酒煮服。亦主蛊毒下血"。

杨霓芝教授在多年的临床实践过程中总结了"气虚血瘀"病机是肾病发生发展、缠绵难愈的关键，从而提出"益气活血"法。其中桃仁、红花药对为其临床常用的活血化瘀药物，该药对取自桃红四物汤，而桃红四物汤源自清代吴谦的《医宗金鉴》，该方剂在现代药理研究中已证实具有改善心功能、抗心肌缺血、抑制血小板聚集、改善血液流变学及微循环作用，而且具有抗缺氧、抗氧化、抗衰老、抗肿瘤、降血脂、增强免疫功能等多种功效。杨霓芝教授常用该药对配合滋阴补肾、益气健脾之品，达至补而不腻、静中有动的作用。

（三）川芎、三七

川芎为伞形科植物川芎的根茎，《神农本草经》中列为上品，味辛，性温，归肝、胆、心包经。功效为活血祛瘀，行气开郁，祛风止痛。主治月经不调，经闭痛经，产后瘀滞腹痛，癥瘕肿块，胸胁疼痛，头痛眩晕，风寒湿痹，跌打损伤，痈疽疮疡。《神农本草经》："主中风入脑，头痛，寒痹，筋挛缓急，金疮，妇人血闭无子"。《名医别录》："除脑中冷动，面上游风去来，目泪出，多涕唾，忽忽如醉，诸寒冷气，心腹坚痛，中恶，卒急肿痛，胁风痛，温中内寒"。《珍珠囊》记载川芎

"散诸经之风,治头痛、颈痛","上行头角,助清阳之气,止痛;下行血海,养新生之血、调经。"

三七味甘、微苦,性温,归肝、胃经。有散瘀止血,消肿定痛功效。用于咯血,吐血、衄血、便血,崩漏,外伤出血,胸腹刺痛,跌仆肿痛。《本草纲目》:"止血,散血,定痛。金刃箭伤,跌扑杖疮,血出不止者,嚼烂涂,或为末掺之,其血即止。亦主吐血、衄血、下血、血痢,崩中,经水不止,产后恶血不下,血运,血痛,赤目,痈肿,虎咬,蛇伤诸病。"

杨霓芝教授认为川芎既可活血,又可行气,散风止痛,擅治头痛,三七擅长化瘀止血,尤擅治外伤出血,消肿止痛,二药合用通行上下,活血化瘀效力显著。

(四) 萹蓄、瞿麦

萹蓄味苦,性微寒,归膀胱经,可利尿通淋,杀虫,止痒。用于膀胱热淋,小便短赤,淋沥涩痛,皮肤湿疹,阴痒带下。《神农本草经》:"主浸淫,疗痈疽痔,杀三虫。"《本草纲目》:"治霍乱,黄疸,利小便。"《名医别录》:"疗女子阴蚀。"《药性论》:"主丹石毒发冲目肿痛,又敷热肿效。"《滇南本草》:"利小便。治五淋白浊,热淋,瘀精涩闭关窍,并治妇人气郁,胃中湿热,或白带之症。"《江西中药》:"治肛门作痒由于湿热者。"张寿颐云:"萹蓄,《本经》《别录》皆以却除湿热为治。浸淫疥疮,痈痔,阴蚀,三虫,皆湿热为病也。后人以其泄化湿热,故并治溲涩淋浊。濒湖以治黄疸、霍乱,皆即清热利湿之功用。然亦惟湿阻热结为宜,而气虚之病,皆非其治。若湿热疮疡,浸淫痛痒;红肿四溢,脓水淋漓等证,尤其专职。"

瞿麦味苦,性寒,归心、小肠经,有利尿通淋,破血通经功效。用于热淋,血淋,石淋,小便不通,淋沥涩痛,月经闭止。《神农本草经》:"主关格诸癃结,小便不通,出刺,决痈肿,明目去翳,破胎堕子,下闭血。"《药性论》:"主五淋。"《名医别录》:"养肾气,逐膀胱邪逆,止霍乱,长毛发。"《日华子本草》:"叶:治痔漏并泻血,小儿蛔虫,眼目肿痛,捣敷治浸淫疮并妇人阴疮。子:催生,治月经不通,破血块,排脓。"《本草经疏》:"瞿麦,苦辛能破血,阴寒而降,能通利下窍而行小便,故主关格诸癃结小便不通因于小肠热甚者。寒能散热,辛能散结,故决痈肿。除湿热,故明目去翳。辛寒破血,故破胎堕子而下闭血也。去肾家热,故云养肾气。逐膀胱邪逆者,亦泄湿热故也。湿热客中焦,则清浊不分而为霍乱,通利湿热,则霍乱自解矣。"《景岳全书·本草正》:"瞿麦,性滑利,能通小便,降阴火,除五淋,利血脉。兼凉药亦消眼目肿痛;兼血药则能通经破血下胎。凡下焦湿热疼痛诸病,皆可用之。"《本草正义》:"瞿麦,其性阴寒,泄降利水,除导湿退热外,无他用。"

此药对出自八正散名方,为杨霓芝教授治疗尿路感染最常用的药对组合,二药苦寒,清利湿热而行小便,性滑利,导下焦湿热从小便出。

(五) 石韦、白花蛇舌草

石韦味甘、苦,性微寒,归肺、膀胱经,功能为利尿通淋,清热止血。用于热淋,血淋,石淋,小便不通,淋沥涩痛,吐血,衄血,尿血,崩漏,肺热喘咳。《神农本草经》:"主劳热邪气,五癃闭不通,利小便水道。"《本草图经》:"炒末,冷酒调服,疗发背。"《名医别录》:"止烦下气,通膀胱满,补五劳,安五脏,去恶风,益精气。"《日华子本草》:"治淋沥遗溺。"《滇南本草》:"止玉茎痛。"《本草纲目》:"主崩漏,金疮,清肺气。"《本草崇原》:"石韦,主治劳热邪气者,劳热在骨,邪气在皮,肺肾之所主也。五癃者,五液癃闭,小便不利也。石韦助肺肾之精气,上下相交,水精上濡,则上窍外窍皆通,肺气下化,则水道行而小便利矣。"《长沙药解》:石韦,清金泄热,利水开癃,《金匮要略》鳖甲煎丸用之治疟日久结为癥瘕,以其泄水而消瘀也。

白花蛇舌草,味甘、淡,性凉,归经入胃、大肠、小肠经,功能为清热解毒,利尿消肿,活血止痛。用于肠痈,疮疖肿毒,湿热黄疸,小便不利等症;外用治疮疖痈肿,毒蛇咬伤。《闽南民间草药》:"清热解毒,消炎止痛。"《泉州本草》:"清热散瘀,消痈解毒。治痈疽疮疡,瘰疬。又能清肺火,泻肺热。治肺热喘促、嗽逆胸闷。"《广西中草药》:"清热解毒,活血利尿。治扁桃体炎,咽喉炎,阑尾炎,肝炎,痢疾,尿路感染,小儿疳积。"

二药为性凉,微寒之品,既能利水消肿,又能清热解毒止血,杨霓芝教授结合现代药理认为白花蛇舌草总黄酮具有增强机体特异性免疫功能和非特异性免疫功能的作用,而石韦对机体免疫有双向调节作用,同时两药均能抗炎抑菌,临床常用其治疗肾炎蛋白尿。

(六) 郁金、白芍

郁金味辛、苦,性寒,归肝、心、肺经,功能为行气化瘀,清心解郁,利胆退黄。用于经闭痛经,胸腹胀痛、刺痛,热病神昏,癫痫发狂,黄疸尿赤。《药性论》:"治女人宿血气心痛,冷气结聚,温醋摩服之。"《唐本草》:"主血积,下气,生肌,止血,破恶血,血淋,尿血,金疮。"《本草衍义补遗》:"治郁遏不能散。"《本草纲目》:"治血气心腹痛,产后败血冲心欲死,失心颠狂。"《本草备要》:"行气,解郁;泄血,破瘀。凉心热,散肝郁。治妇人经脉逆行。"《本草经疏》:"郁金本入血分之气药,其治已上诸血证者,正谓血之上行,皆属于内热火炎,此药能降气,气降即是火降,而共性又入血分,故能降下火气,则血不妄行。"

白芍味苦、酸,性微寒。归肝、脾经。功能为平肝止痛,养血调经,敛阴止汗。用于头痛眩晕,胁痛,腹痛,四肢挛痛,血虚萎黄,月经不调,自汗,盗汗。《神农本草经》:"主邪气腹痛,除血痹,破坚积,治寒热疝瘕,止痛,利小便,益气。"《名医别录》:"通顺血脉,缓中,散恶血,逐贼血,去水气,利膀胱、大小肠,消痈肿,(治)时行寒热,中恶腹痛,腰痛。"《药性论》:"治肺邪气,腹中疠痛,血气积聚,通宣脏腑拥气,治邪痛败血,主时疾骨热,强五脏,补肾气,治心腹坚胀,妇人血闭不通,消瘀血,能蚀脓。"王好古认为白芍:"理中气,治脾虚中满,心下痞,胁下痛,善噫,肺急胀逆喘咳,太阳衄衄,目涩,肝血不足,阳维病苦寒热,带脉病苦腹痛满,腰溶溶如坐水中。"

二药临床上为理气解郁、柔肝疏肝之要药,杨霓芝教授认为肾病病程长,长期久病,情志不舒,易导致气机不畅,诸症百出,因此治疗上不忘疏肝解郁,常选用该药对以调畅气机,伸达木郁,常可配合合欢皮、香附、柴胡等加减使用。

(七) 菟丝子、金樱子

菟丝子,味甘,性温,归肝、肾、脾经,功能为滋补肝肾,固精缩尿,安胎,明目,止泻。用于阳痿遗精,尿有余沥,遗尿尿频,腰膝酸软,目昏耳鸣,肾虚胎漏,胎动不安,脾肾虚泻。《神农本草经》:"主续绝伤,补不足,益气力,肥健人,久服明目。"《日华子本草》:"补五劳七伤,治泄精,尿血,润心肺。"《药性论》:"治男子女人虚冷,添精益髓,去腰疼膝冷,又主消渴热中。"《本草汇言》:"菟丝子,补肾养肝,温脾助胃之药也。但补而不峻,温而不燥,故入肾经,虚可以补,实可以利,寒可以温,热可以凉,湿可以燥,燥可以润。非若黄柏、知母,苦寒而不温,有泻肾经之气;非若肉桂、益智,辛热而不凉,有动肾经之燥;非若苁蓉、琐阳,甘咸而滞气,有生肾经之湿者比也。如《神农本草》称为续绝伤,益气力,明目精,皆由补肾养肝,温理脾胃之征验也。"

金樱子味酸、甘、涩,性平,归肾、膀胱、大肠经,功能为固精缩尿,涩肠止泻。用于遗精滑精,遗尿尿频,崩漏带下,久泻久痢。《滇南本草》:"治日久下痢,血崩带下,涩精遗泄。"《本草正》:"止吐血,衄血,生津液,收虚汗,敛虚火,益精髓,壮筋骨,补五脏,养血气,平咳嗽,定喘急,疗怔忡惊悸,止脾泄血痢及小水不禁。"《本草新编》:"金樱子,世人竞采以涩精,谁知精滑非止涩之药可止也。遗精梦遗之症,皆尿窍闭而精窍开,不兼用利水之药以开尿窍,而仅用涩精之味以固精门,故愈涩而愈遗也。所以用金樱子,必须兼用芡实、山药、莲子、薏仁之类,不单止遗精而精滑反涩,用涩于利之中,用补于遗之内,此用药之秘,而实知药之深也。"

二药味甘性温或平,补而不峻,温而不燥,且补中兼敛,对肾虚精微不固,杨霓芝教授认为两药合用既可补肾固本,又可酸涩收敛,达标本兼顾之效。

(八) 丹参、泽兰

丹参味苦,性微寒,归心、肝经,功能为祛瘀止痛,活血通经,清心除烦。用于月经不调,经闭痛经,癥瘕积聚,胸腹刺痛,热痹疼痛,疮疡肿痛,心烦不眠;肝脾肿大,心绞痛。《神农本草经》:"主心腹邪气,肠鸣幽幽如走水,寒热积聚;破癥除瘕,止烦满,益气。"《名医别录》:"养血,去心腹痼疾结气,腰脊强,脚痹;除风邪留热,久服利人。"《本草纲目》:"活血,通心包络。治疝痛。"《本草汇言》:"丹参,善治血分,去滞生新,调经顺脉之药也。主男妇吐衄、淋溺、崩血之证,或冲任不和而胎动欠安,或产后失调而血室乖戾,或瘀血壅滞而百节攻疼,或经闭不通而小腹作痛,或肝脾郁结而寒热无时,或癥瘕积聚而胀闷痞塞,或疝气攻冲而止作无常,或脚膝痹痿而痛重难履,或心腹留气而肠鸣幽幽,或血脉外障而两目痛赤。"

泽兰味苦、辛,性微温,归肝、脾经,功能为活血化瘀,行水消肿。用于月经不调,经闭,痛经,产后瘀血腹痛,水肿。《神农本草经》:"主乳妇内衄,中风余疾,大腹水肿,身面四肢浮肿,骨节中水,金疮,痈肿疮脓。"《雷公炮炙论》:"能破血,通久积。"《药性论》:"主产后腹痛,频产血气衰冷成劳,瘦羸,又治通身面目大肿,主妇人血沥腰痛。"《日华子本草》:"通九窍,利关脉,养血气,破宿血,消癥瘕,产前产后百病,通小肠,长肉生肌,消扑损瘀血,治鼻洪吐血,头风目痛,妇人劳瘦,丈夫面黄。"《本经逢原》:"泽兰,专治产后血败、流于腰股,拘挛疼痛,破宿血,消癥瘕,除水肿,身面四肢浮肿。"

二药均能活血化瘀,且合用兼有养血生血、利水消肿之效,杨霓芝教授认为该药对特别适合肾病常兼瘀血,表现为水肿的患者,活血利水而不伤正。

(九) 灯心草、荠菜

灯心草味甘、淡,性微寒,归心、肺、小肠经,功能为清心火,利小便。用于心烦失眠,尿少涩痛,口舌生疮。《开宝本草》:"主五淋。"《医学启源》:"通阴窍涩,利小水,除水肿闭,治五淋。"《本草纲目》:"降心火,止血,通气,散肿,止渴。"《本草经疏》:"灯心草,其质轻通,其性寒,味甘淡,故能通利小肠热气,下行从小便出,小肠为心之腑,故亦除心经热也。"实验证明本品具有利尿、止血作用。

荠菜味甘,性平,功效为和脾,利水,止血,明目。治痢疾,水肿,淋病,乳糜尿,吐血,便血,血崩,月经过多,目赤疼痛。《名医别录》:"主利肝气,和中。"《日用本草》:"凉肝明目。"《本草纲目》:"明目,益胃。"《现代实用中药》:"止血。治肺出血,子宫出血,流产出血,月经过多,头痛、目痛或视网膜出血。"

二药性味甘平或微寒,清热利尿,善治淋证小溲涩痛,二药合用导热下行,兼止尿血。

二、用药轻灵

《素问·至真要大论》有云"治有缓急,方有大小",金代成无己总结出"大、小、缓、急、奇、偶、复"七方概念。而在中医临床中,不同医者具有不同的处方风格,有的方简而精,有的用方大而庞杂,而中医单方、小方在中医理论指导下的妙用巧用,对中医方剂学形成和发展影响深远。如中医经方一直以其配伍严谨、用药精简为后世所称道,小方治大病,用药轻灵奇妙,但绝不是简单地越少越好,要精通医理药性,使其治疗适应证,药效能尽力发挥出来。用药轻灵的前提就是辨证施治,用药严谨。辨证之后要非常重视立法,立法不严,用药失当,仍不能达到治疗目的,甚至会贻误病情。杨霓芝教授在临床中常常强调辨证要精准、用药洗炼为主,用药宜平正轻灵,既要重视后天之本脾胃的健运,也要顾护先天之本肾气的充沛。选药少而精,与疾病主症相对应,可达执简驭繁,出奇制胜之效,而且没有大方中众多药物之间相互牵制的弊病。在《素问·五常政大论》中就有"大毒治病,十去其六,常毒治病,十去其七,小毒治病,十去其八,无毒治病,十去其九,谷肉果菜,食养尽之,无使过之,伤其正也"的道理,强调了用药祛病宜顾护正气,重视人体自愈的趋势。杨霓芝教授认为组方用药不在多而在精,量不在大而在中病,贵在轻灵,直中病机。轻指药量不宜过大,药味不宜过多、过杂,量大药杂味厚,则脾胃难以运化,并且药多庞杂,相互牵制。灵指轻而灵活,药选甘淡平和之品,避免味厚质浊黏腻药物,以免闭塞气机,助湿生痰,避免大苦大寒之品,败坏脾胃,克伐后天之本,如黄连、胡黄连、犀角(现用水牛角代)、羚羊角、苦参、龙胆草之类,杨霓芝教授十分重视脾胃在人体中的重要性,而苦寒药物常能伤胃,因此对于苦寒药即使要用也常是小量应用。并且,肾病常是慢性病,需长期服药,苦寒滋腻之品也不宜长期久服。

三、顾护脾胃

脾胃为后天之本,气血生化之源,气机升降的枢纽,人以胃气为本,治病注重调理脾胃。脾胃的功能正常,依赖心君之大主,肝胆之疏泄,肺气的宣肃,肾气的温煦。同样,脾胃病也会影响其他脏腑的功能,脾胃病则其余脏腑皆无生气。调理脾胃,重在升降,顾其润燥,升脾阳,降胃气,勿动胃阴,勿伤脾阳。顾护脾胃学术思想,历代医家论述颇多,诸多名方中都蕴含着这一宝贵学术观点。《素问·五脏别论》:"胃者,水谷之海,六腑之大源也。"胃主受纳,脾主运化,通过脾胃的腐熟运化,水谷精微才得以滋养周身。张仲景继承《黄帝内经》脾胃理论,将顾护脾胃的学术思想贯穿于整个六经辨证理论体系之中,故《古今医统》:"汉仲景著《伤寒论》,专以外伤为法,其中顾盼脾胃元气之秘,世医鲜有知之者。"在《伤寒论》祛邪疗疾的处方用药中,"多配用甘草、生姜、大枣等调护胃气之药,集祛邪与扶正为一体,既可祛邪不伤正气。又能护胃无恋邪之弊。根据邪正的多寡,或三药同用,或配用其中一二味,灵活多变。《伤寒论》所载112方中,用顾护胃气之药甘草、生姜、大枣之一、二味的方剂就有69首,同用甘草、生姜、大枣配伍组成的方剂有28首"。如太阳中风证治用桂枝汤,方中大枣、炙甘草、生姜调补脾胃,既防桂枝、芍药发散太过损伤中焦,又可鼓舞正气抗邪,攻中有补,表中有里,外可散风寒,内可补脾胃之气。在桂枝汤证的调护法中"服已须臾,啜热稀粥一升余,以助药力",也是通过啜粥调护脾胃,以助胃气,益津液,补营阴,使汗出表和,祛邪而不伤正。阳明经证邪热充斥,张仲景立白虎汤,方中石膏、知母清阳明亢盛之热。佐以粳米健脾益胃、生津血,为资养阴津生化之源。阳明腑实证,治用三承气汤,其中调胃承气汤中佐以甘草和中,以达护胃存阴之目的。尤其是阳明急下之证,胃津枯竭急用大承气汤,力挽竭阴,充分体现了张仲景顾正护胃之学术观点。用以治疗少阳半表半里,邪正相争,虚实相间的小柴胡汤,方中除柴胡、黄芩、半夏和解少阳、降逆止呕,参、草、姜、枣皆为补中和胃之品。攻下逐水之十枣汤,方中甘遂、大戟、芫花皆为逐水之峻品。三品合用,更为峻烈,易伤脾胃,以大枣十枚,护养脾胃。李杲《脾胃论》认为"脾胃为元气之本","元气乃先身生之精气也,非胃气不能滋之","元气之充足皆由脾胃气之无所伤,而后能滋养元气",这就是"脾胃为后天之本"及"后天养先天"的论点,进而导出"养生当实元气",实元气当调脾胃的著名论点。《脾胃论》说"若胃气本弱,饮食自倍,则脾胃之气既伤,而元气亦不能充,而诸病之所由生也"。提出百病皆由脾胃伤而生的理论,认为脾胃功能的盛衰、强弱直接影响荣卫气血的化生甚至生命的安危。杨霓芝教授强调临床用药要轻灵、活泼,药味平和,不温不燥,如益气健脾常选用黄芪、党参、山药、白术、茯苓,滋阴补肾常选用女贞子、墨旱莲、制首乌、黄精、五味子、生熟地,温肾壮阳常选用菟丝子、仙灵脾、仙茅、肉苁蓉,补肾固摄常选用金樱子、五味子、芡实、桑螵蛸。杨霓芝教授临床中强调祛邪也以顾护脾胃为上,如活血化瘀药常用桃仁、红花、丹参、泽兰、当归,清热利湿药如石韦、土茯苓、布渣叶、茵陈、薏苡仁,清热解毒药如白花蛇舌草、重楼、蒲公英、贯众,清热凉血药如白茅根、茜草、丹皮，避免过于苦寒，克伐脾胃，伤人正气。通过健运脾胃、斡旋中焦、调整气机以促进水谷精微及水湿的及时运化，使水液代谢得以调整，气血得以生化，佐以清化湿浊、活血化瘀，使毒素得以排泄，分清泌浊功能得以恢复正常，从而不同程度地改善水肿，减少精微物质的丢失，延缓肾衰竭的进展。

（赵代鑫）

参考文献 ●

王喆,高慧霞,付彩云,等.《伤寒论》顾护脾胃学术思想浅析[J].山西中医学院学报,2010,11(4):7-8.

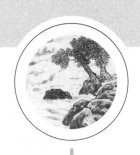

第四章
常见病诊治

第一节　慢性肾小球肾炎

慢性肾小球肾炎(chronic glomerulonephritis, CGN)是由多种原因、多种病理类型组成的原发于肾小球的一组免疫性疾病,临床特点是起病隐匿,病程冗长,尿常规检查有不同程度的蛋白尿、血尿及管型尿,大多数患者有程度不等的水肿、高血压,后期可见肾功能损害。属于中医学的"水肿""尿浊""尿血""腰痛""眩晕""虚劳"等范畴。

一、中医病因病机

(一)病因

慢性肾炎临床以水肿、眩晕、蛋白尿、血尿等为主要表现,尽管临床表现不尽相同,但就其疾病演变过程分析,均有其共同的病因病机特点。

脏腑虚损是慢性肾炎的病理基础。饮食失调,劳倦太过,伤及脾胃;生育不节,房劳过度,肾精亏耗。临床中脾肾气虚致病者相当常见,脾虚而后天之本不充,日久及肾,肾虚温煦滋养失职,必脾气亏虚,两者常相互为患,不能截然分开。外邪侵袭是其主要诱发因素。外感之邪伤及脏腑,以致肺、脾、肾三脏功能失调,水液代谢紊乱。风邪为百病之长,风邪容易夹寒、夹热,风寒或风热外袭,可导致肺失通调或湿毒浸淫,影响机体代谢,造成水肿或蛋白尿等。水湿产生的原因,一方面因为脾气虚导致水湿运化失常,另一方面,广州处于岭南之地,气候潮湿,涉水淋雨、居处潮湿、水中作业,容易感受湿邪;湿邪黏滞难祛,符合慢性肾炎病程长、容易反复的特点;湿性趋下,易袭阴位,符合慢性肾炎病位主要在下焦的特点。另外,湿邪属于阴邪,日久容易合并寒邪,造成寒湿内停;湿邪又容易化热,造成湿热内停;湿邪浸渍,脾气受困;湿热内盛,三焦壅滞等可形成蛋白尿、血尿、水肿等病症。瘀血也存在大多数患者中,一方面,脾肾气虚无以统血,难以推动血液运行,从而形成血瘀;同时,湿邪内停阻碍气机,导致气机不畅也影响了血液的运行;而且,慢性肾炎患者病程日久,患者容易造成抑郁、焦虑等情绪反应,"因虚致瘀""气滞血瘀"是慢性肾炎血瘀存在的主要原因。

(二) 病机

水肿是慢性肾炎的常见临床症状,《素问·水热穴论》言:"肾者,至阴也;至阴者,盛水也。肺者,太阴也;少阴者,冬脉也。故其本在肾,其末在肺,皆积水也"。《诸病源候论》也提出"水病者,由脾肾虚故也",所以水肿产生的主要病机为肺不通调,脾不转输,肾失开合,则可致膀胱气化无权,三焦水道不通,水液代谢障碍;风邪外袭,内风与外风同气相求,内扰于肾,蒸腾气化失司,也可致水湿无以运行而出现局部或全身性水肿;水肿迁延难愈与瘀血也关系密切,《证治准绳》曰:"此以气停与血相搏,故血凝于络,气凝于经,而生水液为胀。"唐宗海在其《血证论》中更为明确地提出"瘀血化水,亦发水肿"。

蛋白尿的产生,《素问·六节藏象论》云:肾"主蛰,封藏之本,精之处也";李杲又云"脾病则下流乘肾",由此可见,蛋白尿的产生与肾脏亏虚关系最为密切,脾主运化,肾主藏精,若脾失运化,肾失封藏,则精微下注,而成蛋白尿。"风性开泄"而致脾肾统摄、封藏失司,精气下泄而形成蛋白尿;水湿内停,郁而化热,湿热壅滞于肾,肾失封藏,精微下流,可见蛋白尿。

血尿的形成,一方面,风邪侵袭,太阳膀胱及肾的气化失常,风邪内入,穿透肾膜、血络,膜络受损而开泄,则有血液外渗,发为尿血,正如《诸病源候论》亦载:"风邪入于少阴则尿血"。同时,水湿内停,郁而化热,湿热壅滞于肾,湿热灼伤血络,则造成血尿;另外,尿血日久不愈也容易产生瘀血,又加重了血尿的进程,瘀血是慢性肾炎发生发展的原因,也是主要的病理产物,同时,肾虚腰府失养,则会造成腰痛;肾阴亏耗,水不涵木,肝阳上亢而出现眩晕。

从以上分析可看出,水肿、蛋白尿、血尿以及腰痛、眩晕等症状均与脾肾气虚以及风邪、水湿、湿热、瘀血相关。水湿、湿热、瘀血是慢性肾炎的主要病理产物,同时也使病情迁延不愈。若病情进一步发展,可见气急喘促不能平卧,甚至尿闭、下血,提示病情危重;久病正气衰竭,浊邪上犯,肝风内动,则预后不良,容易出现脱证。

总体来讲,慢性肾炎病程日久,病机错综复杂,本虚标实,虚实互见,寒热错杂之证,本虚之源在肺、脾、肾,尤以脾、肾气虚为著,标实以水湿、湿热、瘀血、风邪为多,其中气虚血瘀存在慢性肾炎的整个病程中,是慢性肾炎的主要病机。

二、中医各家学说

(一) 关于病名

本病在《黄帝内经》中称为"水",并根据不同症状分为风水、石水、涌水。《灵枢·水胀》对其症状做了详细的描述,如"水始起也,目窠上微肿,如新卧起之状,其颈脉动,时咳,阴股间寒,足胫肿,腹乃大,其水已成矣。以手按其腹,随手而起,如裹水之状,此其候也"。《金匮要略》称本病为"水气",按病因、病证分为风水、皮水、正水、石水、黄汗五类。又根据五脏证候分为心水、肺水、肝水、脾水、肾水。另临床上患者常出现尿液浑浊,带有泡沫,实验室检查提示有蛋白尿,属于"尿浊"范畴。但此处之"尿浊"不同于中医学淋证之"膏淋"。《临证指南医案·淋浊》指出:"大凡痛则为淋,不痛为浊"。关于尿血,则指小便中混有血液或夹有血丝,或如浓茶或呈洗肉水样,排尿时无疼痛。实验室检查则提示小便在显微镜下可见红细胞。如果患者肉眼观察小便无异常,但高倍镜下尿沉渣中红细胞计数≥3个也属于"尿血"范畴。《素问·气厥论》中最早提出"溺血",所谓"胞移热于膀胱,则癃溺血"。《素问·四时刺逆从论》:"少阴有余,病皮痹隐轸;不足病肺痹;滑则病肺风疝;涩则病积溲血。"《诸病源候论·血病诸候》对各种血证的病因病机有较详细的记载,如:"心主于血,与小肠合。若心家有热,结于小肠,故小便血也",提出血尿与心与小肠相关。《景岳全书·血证》:"血本阴精,不宜动也。而动则为病,血为营气,不宜损也,而损则为病。盖动者,多由于火,火盛则逼血妄行;损者多由于气,气伤则血无以存。"将出血的病机概括为"火盛"和"气虚"两个方面。

(二) 病因病机

1. 脾肾气虚 《素问·水热穴论》言:"肾者,至阴也;至阴者,盛水也。肺者,太阴也;少阴者,冬脉也。故其本在肾,其末在肺,皆积水也。"《素问·六节藏象论》云:肾"主蛰,封藏之本,精之处也"。由此可见,蛋白尿的产生与肾脏亏虚关系最为密切;李杲又云"脾病则下流乘肾。"脾虚不能制水,水湿壅盛。

其浮肿则为水湿运化失常,主要责之于脾肾两虚,正如《诸病源候论》所说"水病者,由脾肾虚故也"。现代大部分医家认为慢性肾炎性的水肿以脾肾亏虚为本。

宋代严用和将水肿分为阴水、阳水两大类。《济生方·水肿门》以阴阳为纲的分类方法,为水肿病的辨治奠定了基础。《景岳全书·肿胀》记载:"凡水肿等证,乃肺、脾、肾三脏相干之病,盖水为至阴,故其本在肾;水化于气,故其标在肺;水惟畏土,故其制在脾。今肺虚则气不化精而化水,脾虚则土不制水而反克,肾虚则水无所主而妄行,水不归经则逆而上泛,故传入于脾而肌肉浮肿,传入于肺则气息喘急。虽分而言之,而三脏各有所主,然合而言之,则总由阴胜之害,而病本皆归于肾。"总结水肿发生的主要脏在于肺脾肾,以肾为主。

"尿浊"属于中医精微不固之范畴,《素问·上古天真论》云:"肾者主水,受五脏六腑之精而藏之",肾为先天之本,主藏精气化,肾虚分为肾气虚、肾阴虚、肾阳虚等,其中肾气虚为本。导致肾气虚的原因,主要为慢性病情迁延反复、后天失养和先天肾气不足,其中以慢性病情耗损及肾为多见,如《景岳全书》所云:"虚邪之至,害归少阴,五脏所伤,穷必及肾"。

2. 气阴两虚　素体气虚或阴虚患慢性肾炎后期可发展成气阴两虚,如《症因脉治》曰:"阴精素虚,色欲太过,肝肾之真阴不足,虚火烁金,小水亦不利。"另《杂病源流犀烛·肿胀源流》中提出"肾水不足,虚火烁金,小便不生而患肿",说明素体阴亏可致本病。另外久病不愈:如急性肾炎迁延不愈成为慢性肾炎,或慢性肾炎反复发作,加之大量蛋白丢失,而蛋白是人体的精微物质,精气外泄,日久则耗气伤阴,形成气阴两虚。同时,随着激素、雷公藤、细胞毒类药物的应用,这些药物容易耗伤阴液,加之慢性肾炎本身气虚,从而表现为气阴两虚。

3. 邪实为患

(1) 风邪外袭:《素问·风论》最早记载"风者百病之长",又为六淫之首,《素问·水热穴论》"肾汗出逢于风,内不得入于脏腑,外不得越于皮肤,客于玄府,行于皮里,传为胕肿,本之于肾,名曰风水"。《金匮要略·水气病脉证并治》"脉浮而洪,浮则为风,洪则为气……风气相击,身体洪肿……此为风水",《素问·风论》:"肾风之状,多汗恶风,面庞然浮肿,脊痛,不能正立,其色炲,隐曲不利;诊在肌上,其色黑",说明肾者阴也,目下亦阴也,肾脏受风,则面肿。肺卫主表,为人身之藩篱;肾主水,并主一身阴阳之气,司二便之开合。风邪袭表,卫阳被遏,循经脉入里,损伤肾气,开合失司,水湿泛溢,或封藏失职,精微失固,导致水肿、蛋白尿、血尿。"风善行数变","风胜则动",风邪致病,由表传里,发展迅速,而致一系列反应。故说风邪是慢性肾炎起病的一个重要诱因,也是慢性肾炎迁延不愈的重要因素。

(2) 湿热内盛:吴昆在《医方考》中说:"下焦之病,责于湿热。"肾居下焦,在下焦疾病中湿热极为普遍。王肯堂在《证治准绳·杂病·伤湿》中写道:湿邪"淫上下中外,无处不到。大率在上则病呕吐,头重胸满;在外则身重肿;在下则足胫肿;在中腹胀中满痞塞"。说明湿邪无处不到,容易导致肾炎性水肿。薛雪在《论湿热有三焦可辨》中记载:"热得湿而愈炽,湿得热而愈横,湿热两分,其病轻而缓,湿热两合,其病重而速。"湿热壅滞上焦,上焦不利,肺失宣肃;壅阻中焦,中焦不利,脾胃失健;留滞下焦,下焦不利,湿热下注膀胱则尿少而黄,湿热壅滞于肾,肾失封藏,精微下流,可见蛋白尿。肾失气化,水湿潴留,则肢体浮肿。湿热壅盛,灼伤肾络,则导致血尿。湿热相合就形成病机比较复杂、症状比较特殊的局面,且易致病情迁延日久缠绵不愈,这与慢性肾炎病情反复不愈的证候特点相合。

(3) 瘀血阻滞:《黄帝内经》载有"血凝泣""恶血""留血"等"血瘀证",并提出"疏其气血,令其条达",可以视作活血化瘀理论的渊源。《金匮要略》也有血不利则为水之说;《血证论》则指出血与水本不相离,瘀血化水,亦发水肿。水能病血,血也能病水,说明血瘀在慢性肾炎的发生发展过程中起着举足轻重的作用。宋代杨士瀛认为:"盖气为血帅也,气行则血行,气滞则血滞,气温则血温,气寒则血寒,气有一息不运,则血有一息不行。"清代王清任《医林改错》:"元气既虚,必然不能达于血管,血管无气,必停留而瘀。"指出"久病入络为瘀"。清代叶桂"久发、频发之恙,必伤及络,络乃聚血之所,久病必瘀闭"。说明瘀血在疾病的发展过程中起着举足轻重的作用。

三、中医治则治法

由于慢性肾炎临床表现复杂多样,所以治疗应按照不同的阶段进行。发作期以标实为主,治疗以实者泻之为原则;缓解期以虚则补之为则,本虚为主或虚实夹杂,应着重益气健脾固肾为治,以防复发。对于没有高血压、感染等并发症者可以单纯用中医药进行治疗,若合并有严重高血压、感染、水肿及并发急、慢性肾衰竭的患者应予以中西医结合治疗。

对于水肿的治疗原则,《素问·汤液醪醴论》指出:"平治于权衡,去宛陈莝……开鬼门,洁净府"。《金匮要略·水气病脉证并治》认为"诸有水者,腰以下肿,当利小便;腰以上肿,当发汗乃愈"。《金匮要略·痉湿暍病脉证并治》曰:"风湿脉浮,身重,汗出恶风者,防己黄芪汤主之"。《金匮要略·水气病脉证并治》第二十三条曰："风水恶风，一身悉肿……越婢汤主之"，该篇二十六条曰："水之为病，其脉沉小，属少阴。浮者为风……发其汗即已，脉沉者宜麻黄附子汤，浮者宜杏子汤"。总体来讲，注意要分阴阳而治，阳水主要治以发汗、利小便、宣肺健脾，水势壅盛则可酌情暂行攻逐，总以祛邪为主；慢性肾炎急性期患者容易合并外感症状，或水肿以头面部为主，此时的水肿多以阳水为主，治则当以祛风发汗为主，在用药方面，宜用宣散之品祛风透邪，使邪气外散，临床宜根据风寒、风热、风湿或者风毒不同随证加减治疗，风寒者以祛风散寒，风热者祛风清热，风湿毒者则祛风利湿解毒。对于反复感受风邪或风邪久羁内伏肾络者，蛋白尿常经久难治，通常的祛风散邪草木之品很难奏效，属病深药浅，选用善于搜风剔邪、息风化痰、活血通络的虫类药物，方能将潜伏足少阴肾之络脉的风邪引出，并驱逐于体外。阴水则主要治以温阳益气、健脾、益肾、补心，兼利小便，酌情化瘀，总以扶正助气化为治。虚实并见者，则攻补兼施。

对于慢性肾炎蛋白尿的治疗，因蛋白尿的出现属于人体精微物质的丢失，因"肾藏精"，"脾升清"，故可从"肾不藏精、脾不升清"的病机方面进行探讨。因此，治疗持续性蛋白尿的慢性肾炎，应遵从两条，一是健脾摄精，重在益气升提；二是补肾固精，务须阴阳互调。若患者因体质问题出现阴虚或病久出现气阴不足者，着重益气养阴为主；若出现阳虚或阴阳俱虚者，则需阴阳双补。在补虚的同时，也要注意祛邪。下焦湿热则尿少而黄，湿热内盛，肾失封藏，精微下泄，则成蛋白尿，此时应在健脾补肾基础上加用利湿清热药物。

血尿的治疗原则，《景岳全书·血证》说："凡治血证，须知其要，而血动之由，惟火惟气耳。故察火者但察其有火无火，察气者但察其气虚气实。知此四者而得其所以，则治血之法无余义矣"。概而言之，对血证的治疗可归纳为治火、治气、治血三个原则。一方面火热熏灼，损伤脉络，是血证最常见的病机，应根据证候虚实的不同，实火当清热泻火，虚火当滋阴降火，尿血的发病部位主要是肾脏和膀胱，要根据发病脏腑的不同，选用适当的方药。同时，气为血帅，气能统血，血与气密切相关，故《医贯·血症论》说："血随乎气，治血必先理气"。对实证当清气降气，虚证当补气益气。治血《血证论·吐血》说："存得一分血，便保得一分命。"要达到治血的目的，最主要的是根据各种证候的病因病机进行辨证论治，其中包括适当地选用凉血止血、收敛止血或活血止血的方药。

另外，慢性肾炎的治疗原则中，要重视活血化瘀，叶桂曾经说过"气者血之帅也，气行则血行，气温则血活，气有一息之不运，则血有一息之不行"，"病久必虚","病久必瘀",气虚容易导致血瘀;同时《金匮要略》提出:"热之所过,血为之凝滞";"热附血而愈觉缠绵,血得热而愈形胶固",肾络受损,水湿阻络,血溢脉外,"离经之血为瘀"。湿热容易阻滞气机,导致瘀血内停。此时当以益气活血、行气活血、清热利湿活血为法治疗。

慢性肾炎病程日久,缓解期以健脾固肾为治,以防复发。"未病先防","上医不治已病,治未病",对于经常外感的患者,多属于肺气亏虚,此时可食疗或应用中成药补肺固护卫气;对于平时就存在乏力纳差等脾气虚者,可服用补中益气丸等药物健脾益气;若存在腰痛等肾虚明显的患者,可辨证用一些补肾药物如金匮肾气丸或六味地黄丸补益先天之精气。

四、西医学诊治

慢性肾小球肾炎是由多种原因、多种病理类型组成的原发于肾小球的一组疾病,临床特点为病程长,可以有一段时间的无症状期,呈缓慢进行性病程。尿常规检查有不同程度的蛋白尿,尿沉渣镜检可见到红细胞,大多数患者有程度不等的高血压和肾功能损害,一般治疗困难,预后差。

(一) 慢性肾小球肾炎

1. 慢性肾小球肾炎主要的病理类型　常见的有系膜增生性肾小球肾炎(包括 IgA 和非 IgA 系膜增生性肾小球肾炎)、系膜毛细血管性肾小球肾炎、膜性肾病、局灶节段性肾小球硬化及增生硬化性肾小球肾炎 5 个病理类型。

2. 患者一旦发现存在蛋白尿、血尿等慢性肾炎综合征,应做肾穿进一步明确病理类型,但对肾功能差者做肾活检应充分评估病情,需谨慎。

(二) 治疗

1. 一般治疗　慢性肾炎的治疗应以改善临床症状及防止严重合并症为主要目的,目标是延缓肾功能进行性恶化。一般主张采取综合性防治措施。慢性肾小球肾炎因其临床表现、病理类型、轻重程度不一,故在治疗上是否应用激素和免疫抑制剂等,须根据临床及结合病理类型而制订治疗方案。临床治疗原则,应予降压、利尿、降脂,以及积极治疗并发症。

2. 药物治疗

(1) 利尿消肿药物:患者下肢水肿明显,可适当选用下列药物:氢氯噻嗪:每次 25mg,每日 3 次。呋塞米:每次 20mg,每日 3 次,水肿严重者可静脉给药。螺内酯:每次 20mg,每日 3 次。水肿严重、血浆白蛋白下降明显者,可给予血浆、白蛋白等提高血浆胶体渗透压后,再使用利尿剂,以加强利尿效果。总之,利尿的前提是在保证患者的有效循环容量基础上进行,因为过度利尿会导致肾脏灌注减少,加重肾缺血带来的损害。

(2) 降压药物:高血压是加速肾小球硬化、促进肾功能恶化的重要危险因素。力争把血压将至理想水平,蛋白尿≥1g/d 者,血压应控制在 125/75mmHg以下,尿蛋白 <1g/d 者,血压可放宽至 130/80mmHg 以下。降血压时注意避免血压波动过大,应平稳降压。降压药物可选择 ACEI、ARB、CCB、β 受体拮抗药等。血管紧张素转换酶抑制剂(ACEI)及血管紧张素Ⅱ受体拮抗剂(ARB)代表药物:贝那普利每次 10mg,每日 1 次;或氯沙坦 50~100mg,每日 1 次。使用ACEI 及 ARB 类药物应定期监测血压、肾功能和血钾。钙离子拮抗剂代表药物:硝苯地平每次 30mg,每日 1 次;或氨氯地平 5mg,每日 1 次。使用钙通道阻滞药应注意胫前水肿及便秘等情况。β 受体拮抗药代表药:琥珀酸美托洛尔每次 47.5mg,每日 1 次,同时注意监测心率。顽固性高血压可选用不同类型降压药联合应用,争取血压达标。

(3) 抗凝和血小板解聚药物:多数研究显示,抗凝和血小板解聚药物对某些类型肾炎(如 IgA 肾病)的临床长期随访和动物实验肾炎模型研究,显示有良好的稳定肾功能、减轻肾脏病理损伤的作用。抗凝没有统一方案,对于有明确高凝状态或某些容易引起高凝状态的病理类型(如膜性肾病、系膜毛细血管性)可较长时间应用。

(4) 雷公藤制剂:主要成分为雷公藤总苷,其具有抗炎作用和多种免疫抑制作用。临床上可单用雷公藤或合用泼尼松治疗。雷公藤总苷可引起白细胞减少,月经紊乱,肝功能损害等。

(5) 抗生素:有明确感染者,可根据药敏试验加用敏感抗生素,但要避免使用肾毒性药物。

(6) 中成药及其他:目前肾炎康复片、黄葵胶囊、金水宝胶囊、百令胶囊等已被广泛用于慢性肾炎的防治,配合糖皮质激素、血管紧张素转换酶抑制剂或血管紧张素Ⅱ受体拮抗剂等使用,可以起到降低蛋白尿、调节机体免疫的功效。

(7) 防治能引起肾功能损害的其他因素:对于慢性肾炎应尽可能避免上呼吸道及其他部位的感染,以免加重病情甚至引起肾功能急骤恶化。注意要谨慎使用或避免使用肾毒性药物,如氨基苷类、磺胺类药及非类固醇类消炎药。对有高脂血症、高血糖、高钙血症和高尿酸血症的患者应及时予以适当治疗,防止上述因素加重肾功能损害。

五、杨霓芝教授学术思想

(一) 认识病因病机

慢性肾小球肾炎的主要症候有尿浊,血尿,头晕,腰痛,甚至少尿,体倦乏力,呕逆,水肿等,属于中医学"尿浊""血尿""水肿""腰痛""慢性肾衰"等。

杨霓芝教授认为,慢性肾炎的蛋白尿与气虚血瘀有关,气虚一方面主要表现为肺气虚,肺失宣肃,精气难以布散,悖于常道而行,下泄则为蛋白尿。同时,肺气亏虚,风邪乘虚而入,卫阳被遏,循经脉入里,损伤肾气,开合失司,水湿泛溢:所以说肺气亏虚导致风邪外袭,是慢性肾炎起病的一个重要诱因,也是慢性肾炎迁延不愈的重要因素。另外,脾肾气虚也是慢性肾炎蛋白尿形成的主要原因,《素问·六节藏象论》云:肾"主蛰,封藏之本,精之处也"。由此可见,蛋白尿的产生与脾肾亏虚关系最为密切。脾居中焦,为后天之本,主司升清,脾虚者统摄失司,清浊不分,精微失摄而外泄;肾居下焦,为先天之本,主司封藏,肾虚则气化无权,封藏失职,精微不同而下泄则成蛋白尿。而瘀血的形成一方面由于肾病往往迁延不愈,容易导致瘀血内阻,瘀血内阻脉络,精气外泄,从而导致尿中蛋白形成,瘀血的存在又延长了肾脏病的病程,形成了恶性循环。

杨霓芝教授认为,尿血的病因病机主要是火热重灼、迫血妄行,气虚不摄、血溢脉外等两类。再者,瘀血阻滞及离经之血便为瘀,瘀阻脉络导致出血反复难止。

同时,脾肾亏虚容易导致水湿不化,水湿内停,郁而化热,则湿热内盛。湿热内盛容易造成机体精微下注,从而引起蛋白尿;湿热灼伤血络,则形成血尿;而且,湿性黏滞,湿热内盛导致慢性肾炎迁延不愈。

另外,风邪与慢性肾炎的关系自古即有论述,"风为百病之长","善行而数变"。常与"寒""热""湿""毒"等相合,而成"风寒""风湿""风热"等伤肾而致病。故风邪与慢性肾炎的复发、加重、迁延不愈密切相关。内风与外风同气相求,内扰于肾,蒸腾气化失司,致水湿无以运行而出现局部或全身性水肿;风邪侵袭,太阳膀胱及肾的气化失常,"风性开泄"而致脾肾统摄、封藏失司,精气下泄而形成蛋白尿;风邪入内,穿透肾膜、血络,膜络受损而开泄,则有血液外渗,发为尿血。故肾元亏虚,风邪袭肾"鼓荡五气而伤人",最终导致慢性肾炎的形成。

在临床上,很少看到单纯的虚证或实证,临床上常虚实夹杂,本虚为肺脾肾气虚,标实为风邪、湿热、水湿、湿浊、浊毒、血瘀等,而"气虚血瘀"贯穿于疾病全过程。杨霓芝教授认为,气虚血瘀存在于整个慢性肾炎发展的过程中,影响整个疾病发展的进程。

(二) 中医辨证与辨病治疗

杨霓芝教授认为,慢性肾炎的治疗应以益气活血为法,若兼有阴虚,则加用滋阴补肾之品;若患者兼有湿热,则酌加清热利湿之品;若兼有水湿,则加强利水化浊之品;若病久出现阳虚,则加用温肾补阳之药。具体辨证施治如下:

1. 肺肾气虚、湿热瘀阻

主症:体倦乏力,易感冒,尿血,蛋白尿,纳可,大便调,舌淡红,苔薄黄,脉细稍数。

治则:补益肺肾,清热利湿,佐以活血。

方药:玉屏风散合二至丸加减。

处方组成:黄芪 15g,太子参 15g,女贞子 15g,旱莲草 15g,丹参 15g,泽兰 15g,桃仁 5g,蒲公英 10g,石韦 15g,甘草 3g。

加减法:尿血则加白茅根、茜草、大小蓟;纳呆加陈皮、砂仁;浮肿加茯苓皮、猪苓、泽泻。若患者出现风寒者,症见恶寒发热,无汗,脉浮紧可选用麻黄汤加减,方药可选用麻黄、桂枝、杏仁、防风、苏叶。若出现风热,症见发热重恶寒轻,咽痛口干咳嗽咳黄痰,舌淡红苔薄黄脉浮数,方药可选用银翘散加减,如金银花、连翘、淡竹叶、薄荷、蒲公英、板蓝根、白花蛇舌草等。

2. 气阴(肝肾)两虚、湿热瘀阻

主症:面色无华,体倦乏力,头晕,或口干咽燥或长期咽痛,舌质偏红,少苔,脉细或弱。

治则:益气养阴,清热活血。

方药:参芪地黄汤合二至丸加减。

处方组成:太子参 15g,黄芪 15g,熟地黄 15g,山茱萸 10g,茯苓 15g,泽泻 15g,牡丹皮 12g,女贞子 15g,旱莲草 15g,菟丝子 15g,泽兰 15,桃仁 5g,甘草 5g。

加减法:若咽痛日久,咽喉黯红者,可加沙参、麦门冬、桃仁、赤芍以养阴化瘀;纳呆腹胀加砂仁、木香、枳壳行气和胃;五心烦热者,可加地骨皮、鳖甲滋阴清热;若热邪明显,下注膀胱,出现血尿,则加用蒲公英、大小蓟、白茅根等凉血止血。

3. 脾肾气虚、水湿瘀阻

主症:疲倦乏力,浮肿,腰脊酸痛,脘胀,纳少,尿少,大便溏,舌质淡红齿痕,苔薄白,脉细。

治则:健脾补肾,利湿活血。

方药:四君子汤合五苓散加减。

处方组成:黄芪 15g,党参 15g,山茱萸 10g,菟丝子 15g,白术 15g,茯苓 15g,猪苓 15g,泽泻 15g,桂枝 5g,当归 10g,甘草 5g。

加减法:若脾虚湿困,头晕肢重,舌苔白厚者,合平胃散,加如陈皮、藿香;若肾气亏虚明显,夜尿频繁,则加金樱子、覆盆子、益智仁、菟丝子、桑寄生等。

4. 脾肾阳虚,湿浊瘀阻

主症:体倦乏力、畏寒肢冷、腰膝酸软,尿少、大便干结,舌淡红齿印,脉沉细尺弱。

治则:温阳化湿活血。

方药:四君子汤合当归补血汤加减。

处方组成:黄芪 20g,党参 15g、白术 15g、仙灵脾 15g、女贞子 15g,茯苓 15g,泽兰 15g,当归 10g,甘草 3g。

加减法:如兼加湿热之邪,症见食少纳呆,口苦口干,口中黏腻,舌苔黄腻,可酌加土茯苓、大黄利湿清热;若患者湿浊内盛,而见恶心呕吐,纳呆腹胀,身重困倦,舌苔厚腻,可选用砂仁、陈皮以利湿化浊。

慢性肾炎临床上症状类型繁多,治疗上颇为棘手。蛋白尿的中医病机十分复杂。除和脾肾不固、精微下泄有关,还和湿热、瘀血、风邪等有着密切的关系,治疗上以辨证论治与辨病相结合,依据现代药理研究选择用药。如气虚兼有蛋白尿者可选用太子参、党参、黄芪、山药等;阳虚兼有蛋白尿者可选用仙茅、淫羊藿、肉桂等;血虚兼有蛋白尿者可选用熟地黄、何首乌等;阴虚兼有蛋白尿者可选用龟甲、黄精、生地黄、女贞子等;兼有湿浊者可选用利湿类药如石韦、车前子、鹿衔草、赤小豆等;兼有血瘀者可选用活血化瘀类药如三棱、莪术、桃仁、水蛭等;另外收涩类药如金樱子、芡实、乌梅、煅龙骨、煅牡蛎、祛风类药如羌活、防己、浮萍、蝉蜕等亦具有降低蛋白尿的作用。另外,具有 ACEI 类作用的中药因扩张出球小动脉,能明显降低肾小球内压,一方面除有肯定的降压疗效外,尚有肯定的延缓肾功能恶化、降低尿蛋白和减轻肾小球硬化的作用。具有 ACEI 类作用的中药有:补气类如黄芪、何首乌、山药、白术、竹节参;补肾类如何首乌、桑椹、旱莲草、地黄、龙眼肉、补骨脂、怀牛膝等;另外降香、细辛、菊花、海金沙、泽泻、半夏、天南星、瓜蒌亦有较强的 ACEI 类作用。临床可结合患者的实际情况辨证选用。

西医学认为血尿的产生主要是肾小球基膜系膜损伤后肾小球通透性增加引起。中医学认为血尿产生的原因较多,要辨证论治,不能单纯止血。治疗原则是标本同治。可采用益气摄血法、清热凉血法、活血止血法三大法。常用治本药物如补气摄血类有黄芪、党参、太子参、山药;清热凉血类有栀子、车前草、石韦、珍珠草等;活血止血类有牡丹皮、紫草、泽兰、琥珀末等。常用治标药物,宜在辨证施治的基础上选用对症的止血药,如白茅根、茜草、仙鹤草、三七、蒲黄、侧柏叶、阿胶、荆芥炭等。

(三) 中医切入点

在慢性肾小球肾炎的诊治过程中,杨教授强调中医治疗可贯穿始末,且起着不同的作用,主要的切入点有以下几个方面:

1. 防治慢性肾炎的发生及复发 慢性肾炎患者由于感染而诱发者占很大的比例,大多数患者在治疗过程中及病情稳定期常因为感染而使疾病反复或加重。感染的好发部位通常为泌尿道和呼吸道,对伴有呼吸道感染、急性扁桃体炎宜于方中加用板蓝根、金银花、连翘、菊花、蒲公英等清热解毒药;泌尿道感染又以大肠杆菌最为常见,对大肠杆菌有抑制作用的中药除大黄、黄芩、黄连、金银花、夏枯草、石韦等苦寒清热药外,还有非寒凉的厚朴、丁香以及有补益作用的当归、山茱萸、金樱子等。

2. 调节机体的免疫功能 慢性肾炎患者病情稳定期免疫功能常表现为低下,并且因此导致感染而加重病情,临床可选用具有免疫增强作用的中药或方剂。如补气类人参、黄芪、甘草、四君子汤、补中益气汤、生脉散;补阳类有肉桂、鹿茸、冬虫夏草、杜仲、补骨脂、菟丝子、淫羊藿、仙茅、肉苁蓉、八味地黄丸等;临床可根据辨证情况选择。慢性肾炎患者急性发作期免疫功能常表现为亢进,此时可选择具有免疫抑制样作用的中药。如苦参、黄芩、穿心莲、蛇床子、山豆根、穿山甲、夏枯草、昆明山海棠片及火把花根片等,可抑制体液及细胞介导的免疫反应,使病变减轻。另外可以把具有免疫增强作用的中药与具有免疫抑制作用的中药配合使用,发挥免疫调节作用。例如:当归补血汤和防己黄芪汤,用黄芪提高机体正常的免疫功能,用当归、防己抑制异常的免疫功能;仿此可制成二参汤(人参、苦参)、二黄汤(黄芪、黄芩)等治疗本病。利用人参、黄芪健脾益气,增强机体全身免疫功能,利用苦参、黄芩清局部湿热,抑制局部免疫反应,达到治疗目的。

3. 减轻西药的副作用 西医治疗慢性肾炎经常在临床中使用激素及免疫抑制剂等药物,此类药物副作用大,患者常在用药过程出现相关并发症从而导致治疗中断或病情加重,杨霓芝教授在诊疗过程中,擅长运用中医辨证,合理施药减轻西药的副作用。例如消化道症状是使用激素及免疫抑制剂常见的并发症,若是恶心呕吐明显,伴有肢体乏力,胃脘部胀满,胃纳差,大便溏,舌淡苔白脉弱,考虑为脾胃虚弱所致,可选用香砂六君子汤加减;若患者表现饥不欲食,口苦口干,大便干结,舌质红苔黄脉细数,多为气阴不足所致,可选用沙参麦冬汤加减,根据病情,若气虚明显,则使用太子参益气养阴;若患者腹胀明显,加佛手、香附;腹痛明显,可酌加元胡、白芍加强活血止痛。另外,杨霓芝教授还经常加用两面针、蒲公英,其中两面针为岭南常用药物,性平,味辛、苦,入肝、胃经,具有活血化瘀、行气止痛的作用,对于胃脘部疼痛者,效果颇佳,而蒲公英则味苦、甘,性寒,入肝、胃经,为治疗胃脘痛的良药,其中《岭南采药录》就有记录:炙脆存性,酒送服,疗胃脘痛。对于泛酸明显者,加鱼骨、救必应、白术。出现腹泻明显,首先注意中药里有无引起腹泻的药物,如熟地、白芍等过于滋腻的药物,或者一些过于寒凉的药物,然后再酌加白术、茯苓、山药等药物。若患者存在消化道出血,出现呕血便血者,则尽快减量相关药物,并酌加护胃止血之品,如紫珠草、三七等,必要时入院治疗,以免贻误病情。

骨痛也为此类药物常见的并发症,西医多考虑患者因长期服用激素及免疫抑制剂而导致骨质疏松,甚至出现股骨头坏死的情况。针对此类疾病,杨霓芝教授提出,如果出现了股骨头坏死,一定要尽快减药或停用,除了常规加用活性维生素D,还可辨证使用中医药减轻患者的症状。对于这类患者,常规分为实证及虚证,但往往虚实兼有,杨霓芝教授认为患者服用激素后多出现阴虚火旺的表现,结合患者久居岭南之地,湿热较盛,且病久入络,故存在瘀血的表现,所以临床证型多为肝肾不足伴有湿热瘀血,多用独活寄生汤加减,若患者湿邪偏重,症见疼痛麻木重着、肢体肿胀、舌苔白脉濡,则加用薏米、苍术、羌活、独活等利湿通络之品,患者痛有定处,如针刺样,舌淡有瘀斑,瘀血明显者,则加用牛膝、鸡血藤、桃仁、当归等加强活血功效;若湿热明显,患者出现关节局部温度增高,口干口苦,且舌红苔黄腻,可加用四妙丸加减。

(四)中医入药思路特点

在具体用药方面,对于脾肾气虚的患者,临床上患者多出现疲倦乏力、面色萎黄,夜尿频,腰酸痛,纳食差,舌淡有齿印,苔白,舌质淡,脉细而无力,杨霓芝教授多选用四君子汤、香砂六君子汤、金匮肾气丸加减,常加用黄芪、菟丝子、山茱萸、金樱子、覆盆子等药物。根据药理研究,这些药物对机体的免疫系统有广泛的影响,具有较强的免疫调节的功能,可以减少蛋白尿。对于气阴两虚的患者,临床上患者多少气懒言、口干多饮、烦躁、夜眠差,舌质略红,脉细等症状,对于这一类患者,杨霓芝教授经常使用参芪地黄汤、二至丸等药物加减,参芪地黄汤是在六味地黄汤的基础上去泽泻加用党参、黄芪,具有益气滋阴、

第四章　常见病诊治

补肾纳精的效果,二至丸主要由女贞子、旱莲草组成,两者联合具有补肝肾、清虚热的效果。同时,她认为蛋白尿主要是精微物质的丢失,所以要加强滋补肾精,常加用黄精、太子参、何首乌等药物。中成药方面,杨霓芝教授还擅长将三芪口服液和虫草类制剂如百令胶囊、金水宝胶囊等合用。三芪口服液具有较强的益气活血作用,而百令胶囊则可以滋肾固精,两者合用,共同起到滋肾益气、提高机体免疫力的效果;从现代医学研究来讲,共同达到益气活血、降浊排毒的效果。三芪口服液具有抑制肾小球系膜细胞增生、减轻肾脏纤维化的作用;虫草类制剂也具有明确的防止肾脏纤维化的作用,两者合用,进一步延缓了慢性肾炎的进程。

在祛邪方面,主要是活血及清湿热为主。杨霓芝教授认为,瘀血存在于慢性肾脏病的各证型及各个阶段中,只是程度不同,临床上患者面色晦暗、唇甲紫黯、腰痛、舌质黯、脉细涩等有高凝状态者可以考虑瘀血比较明显,患者病情反复不愈,即使没有上述症状,也可辨证为瘀血,正所谓"久病入血""久病入络"。药物上,杨霓芝教授多选用桃仁、红花、丹参、赤芍、牛膝、三七等药物,并使用杨霓芝教授的经验方三芪口服液(主要药物为黄芪、三七)。现代药理研究认为此类中药具有改善血液流变学微循环和血流动力学作用,因此能够改善肾脏微循环,增加肾血流量;能够抑制肾小球纤维化作用;也具有抗变态反应作用,可以减轻肾脏反应性炎症。对于湿热的患者,临床上常表现为肢体困重、口干不欲饮、纳食差、皮肤瘙痒,舌苔黄厚腻,对于此类患者,杨霓芝教授认为,湿邪主要与脾虚有关,所以常在四君子汤的基础上加用白花蛇舌草、石韦、蒲公英、鱼腥草、七叶一枝花、土茯苓等药物。其中蒲公英性苦寒,具有清热解毒,利尿散结的作用。《本草新编》中指出"蒲公英,至贱而有大功,惜世人不知用之……蒲公英亦泻胃火之药,但其气甚平,既能泻火,又不损土,可以长服久服而无碍"。由此可知,蒲公英既可以清各经之火,又不伤正,据现代研究,蒲公英具有抗菌作用,尤其对金黄色葡萄球菌耐药菌株、溶血性链球菌有较强的杀菌作用。杨霓芝教授对于慢性肾脏病合并疔毒疮肿、急性结膜炎、感冒发热、急性扁桃体炎、急性支气管炎、胃炎、尿路感染等常规选用。石韦味甘、苦,性微寒。入肺、膀胱经。有利水通淋、清肺泄热等作用。能清湿热、利尿通淋、治刀伤、烫伤、脱力虚损。《神农本草经》指出"石韦主劳热邪气,五癃闭不通,利小便水道",《名医别录》:止烦下气,通膀胱满,补五劳,安五藏,去恶风,益精气。据研究,石韦具有治疗支气管哮喘及慢性支气管炎的作用,同时对于治疗急、慢性肾炎及肾盂肾炎也有非常好的效果。两药均入肺入肾,清热利湿作用强,杨霓芝教授经常在肾脏病合并的呼吸道及泌尿系感染性疾病时使用,效果颇佳,用量均在 15g 左右。中成药可选用黄葵胶囊,这些药物可以清热利湿,同时具有减少系膜增生、减轻蛋白尿的作用。

（五）预防调护

杨霓芝教授在临床上,常强调慢性肾炎患者往往由于饮食起居不当或上呼吸道、尿路等感染导致病情复发或加重,因此杨霓芝教授经常嘱咐患者避免过度劳累以及外感,患者一旦出现感染症状,则运用中药辨证治疗,使患者病情迅速改善,避免肾脏病的进一步恶化。为了防止感染,可经常口服玉屏风散以益气固表,提高机体免疫能力;平时可口服杨霓芝教授的经验方三芪口服液益肾活血改善体质;对伴有合并上呼吸道感染、急性扁桃体炎宜于方中加用板蓝根、金银花、连翘、菊花、蒲公英等清热;泌尿系感染可合并八正散加减,选用石韦、海金沙、金钱草、鱼腥草等药物。同时,还注意适当食用药膳,如果患者为脾气虚体质,可选用黄芪、党参、山药合大米等煮成药粥食用或黄芪煮水当茶饮;若患者阴虚体质,可选用太子参、麦冬、生地煮茶饮用;或用花旗参泡茶饮;患者睡眠差伴有心脾两虚,可选用百合、酸枣仁、大枣煮瘦肉服用或每日用冬虫夏草 5~6 枚煮瘦肉服用。

（六）典型医案

案 1.　患者焦某,男,37 岁,因"反复蛋白尿血尿 5 年余"于 2015 年 10 月 21 日初诊。患者患者于 2010 年因腹痛于外院门诊就诊,查尿蛋白(++),2011 年 4 月开始服用泼尼松 50mg,每日 1 次;并于 2012 年 1 月减量至 20mg,2012 年 3 月 19 日开始泼尼松 15mg,每日 1 次,2012 年 6 月 24 日开始减量至 10mg,每日 1 次,之后继续减量,2013 年 3 月查尿常规阴性。之后尿常规提示潜血波动于(−)~(±),蛋白阴性。2015 年 9 月尿常规提示蛋白(+++)、尿红细胞(+),2015 年 10 月查尿蛋白(++)、潜血(++),为求进一步诊治,来门诊就诊。症见:疲倦,头汗多,偶有鼻塞,无咽痛,纳眠可,大便调。舌淡红,苔微黄腻,脉沉细,尺弱。既往史:否认其他特殊疾病。过敏史:否认药物及食物过敏史。根据检查结果,诊断为"慢性肾炎"。中医辨证为脾肾气虚,湿热瘀阻。治以健脾补肾,利湿清热活血。处方:治法:健脾补肾,利湿清热活血化瘀。处方:黄芪 30g、女贞子 15g、旱莲草 15g、熟地 20g、白术 15g、白茅根 15g、白芍 15g、石韦 20g、蒲公英 15g、泽兰 15g、金樱子 15g、覆盆子 15g,日一剂,水煎服;三芪口服液每次 1 支,每日 3 次口服。

二诊:2015 年 11 月 25 日 患者复诊,患者乏力较前好转,暂无汗出,舌淡红,苔白腻,脉沉细尺弱。11 月 25 日复查尿蛋白(+)、潜血(++)、红细胞(+),处方:在原方基础上减用蒲公英,并将石韦减量至 15g,白术加量至 20g,金樱子加量至 20g,覆盆子加量至 20g,再服 14 剂。继续三芪口服液治疗,同时加用百令胶囊每次 2 粒,每日 3 次口服。

三诊:2015 年 12 月 30 日。症状大致同前,2015 年 12 月 30 日查尿红细胞(+)、尿蛋白(-)。处理:三芪口服液加量至每次 2 支,每日 3 次。处方在二诊方基础上加用五味子 10g,茜草根 15g,金樱子、覆盆子减量至 15g。病情稳定,定期复诊,中药随证加减。

按语:患者临床上实验室检查以蛋白尿、血尿为主要临床表现,临床不适除了疲倦,头汗出,偶有鼻塞,余无特殊。肾病患者由于代偿性强,很多病患早中期并无特殊不适,仅仅在体检时发现蛋白尿、血尿,对于此类患者,临床上如何辨证施治? 杨霓芝教授提出,对于此类患者应注意临床上表现的蛛丝马迹,从细微处逐渐抽丝剥茧来找到疾病的原因。该患者平时并无特殊不适,但仍有疲倦乏力,头汗出,此种症状均为气虚四肢失养、固汗不能的表现,从脉象看,患者尺脉弱,而且患者尿液中存在蛋白尿血尿,病位在肾,且患者病达 5 年之久,损耗正气,故患者脾肾之气存在虚弱的情况。患者舌苔黄腻,考虑存在湿热,久病入络,久病入血,患者存在血瘀。杨霓芝教授认为,气虚血瘀存在慢性肾炎的整个疾病过程中。

治疗上,处方选用黄芪补气,加白术加强益气,同时加用二至丸联合使用,二至丸是杨教授的常用处方,方中以女贞子为君药,味甘、苦,性凉,补中有清,可滋肾养肝,益精血。臣以墨旱莲,味甘、酸,性寒,既能滋补肝肾之阴,又可凉血止血。两药配合,补益肝肾,滋阴止血,药少、力专、性平,补而不滞,为平补肝肾之剂,共奏补益肝肾,滋阴止血之功。同时选用熟地补肾填精,金樱子、覆盆子固肾缩尿,对于血尿的病患,杨霓芝教授善用茜草根、白茅根,两者均为凉血止血药物,该患者伴有湿热且存在血尿,故选用白茅根,同时加用石韦清热止血,同时选用三芪口服液加强补肾活血效果。经过治疗,患者蛋白尿、血尿明显减少,二诊患者热证已退,在一诊基础上,减去蒲公英,石韦减量,白术、金樱子、覆盆子加量加强补肾效果,同时还加用百令胶囊口服再次巩固补肾效果,经治疗后患者症状改善,蛋白尿血尿明显减少。三诊在二诊基础上,加茜草根加强止血效果,适当减少金樱子、覆盆子用量以避免过于温燥,经治疗后,患者不仅身体上无不适,实验室检查也达到了理想的效果。

案 2. 患者蓝某,女,26 岁,因"反复蛋白尿 6 年余"于 2015 年 10 月 21 日初诊。患者于 2009 年出现双下肢水肿,查尿常规提示蛋白尿、血尿,曾服用泼尼松半年,尿蛋白由 1.6g/24h 降至 0.6g/24h,患者为求进一步诊治于今日来我院,神清,精神疲倦,腰酸腰痛,活动后明显,泛酸,多梦,纳可,小便少许泡沫,夜尿2~3次,大便2次/日,舌淡红,苔薄黄,裂纹,脉细略数。既往史:有先天性心脏病病史,具体不详。否认其他特殊疾病,过敏史:否认药物及食物过敏史。诊断为"慢性肾炎"。中医诊断为"尿浊",辨证为气阴两虚、湿热瘀阻证,治以益气养阴,清热利湿活血。处方:太子参15g、熟地15g、女贞子15g、旱莲草15g、石韦15g、重楼10g、桃仁5g、白芍15g、牛膝10g、玄参15g、甘草5g,日一剂,煎水服,共14剂。肾炎康复片每次5片,每日3次;厄贝沙坦每次0.15g,每日1次。

二诊:2015年11月25日患者复诊,症见:面色晦暗,梦多改善,无泛酸,腰背酸痛较前有所改善。舌淡红,苔薄黄,裂纹,脉细略数。2015年11月24日复查生化:肌酐93μmol/L,总胆固醇3.0mmol/L;尿常规:蛋白(-);红细胞(-)。处方:黄芪15g、女贞子15g、制何首乌15g、丹参15g、泽兰15g、桃仁5g、白芍15g、桑寄生15g、甘草5g。海昆肾喜胶囊每次0.44g,每日3次;厄贝沙坦每次0.15g,每日1次;尿毒清颗粒每次1袋,每日2次。

三诊2015年12月24日复诊,症状大致同前。处方:黄芪20g、女贞子15g、制首乌15g、丹参15g、泽兰15g、桃仁5g、白芍15g、酸枣仁15g、合欢皮15g、甘草5g。患者病情稳定,定期门诊复诊,规律服用药物。

按语:慢性肾炎为肾内科常见病种,临床上多以蛋白尿血尿为主要症状,属于中医的"尿血""尿浊"范畴,随着病情的进展,部分患者出现慢性肾衰竭,从而出现恶心呕吐、肢体水肿、尿量减少等症状,可属于临床上"慢性肾衰""关格""水肿"等范畴。该患者在病情发展过程中出现了肾功能减退。辨证论治方面,患者疲倦乏力、腰酸痛、夜尿多,为脾肾气虚、四肢腰府失养、固摄无权的征象,患者眠差多梦、舌有裂纹,脉细数为存在阴虚的征象。结合舌脉,舌淡红,有齿印,脉弱无力也为脾肾亏虚的表现。患者泛酸、舌苔黄为存在湿热的征象。患者长期蛋白尿、血尿,多存在瘀血内阻的征象;综合来看,临床辨证为气阴两虚、湿热瘀阻。治疗上,以益气养阴,利湿清热活血为法,二至丸是杨霓芝教授的常用处方,方中君以女贞子,补中有清,滋肝肾,益精血。臣以墨旱莲,补肝肾之阴,凉血止血。二药配合,药少而力专、平补而不滞,共奏补益肝肾,滋阴止血之功。同时摒去党参,改用太子参益气养阴,太子参又叫孩儿参,是一味益气清补的药品,功近人参而兼有气阴不足、口干乏力等症时最为适宜。同时杨霓芝教授重视补肾填精,加用熟地、白芍等益肾填精。患者湿热则选用重楼、石韦清热利湿,活血则选用桃仁、牛膝,牛膝不仅可以强壮腰膝,还可以活血,引血下行,对于瘀血伴有血压偏高的患者可以选用。二诊时患者湿热较前减轻,蛋白尿、血尿明显减少,患者症状也明显改善,在原方基础

第四章 常见病诊治

上减去清湿热药物,加用泽兰、桃仁、丹参加强活血作用,何首乌、女贞子、白芍、桑寄生加强补肾益气填精作用,经治疗后患者病情稳定。

结语:慢性肾炎病情复杂,病程可快速进展,而西医的治疗多以对症治疗为主,并无特效药物。目前属于慢性肾炎的患者,临床上在有条件的情况下大都进行了肾穿刺活检术来明确病理类型。杨霓芝教授认为,即使患者存在不同的病理类型,但都统一属于慢性肾炎的范畴,临床上可按"尿浊""尿血""腰痛"等疾病来进行辨证论治,不必完全拘泥于病理类型而限制了中医思路的发展。中医治疗在治疗原发病、减轻激素副作用和延缓肾衰进展方面有一定的优势,在改善患者临床症状、提高患者生活质量等方面做出了较为突出的贡献。

(王立新　马红岩)

参考文献

[1] 王勃,詹华奎,韩存恩,等.从风论治慢性肾炎蛋白尿[J].中医临床研究,2012,4(4):55-57.
[2] 吴颢,盛梅笑.清利药应用于慢性肾炎湿热证的体会[J].辽宁中医杂志,2012,39(1):187-189.
[3] 崔淑红.中医诊治慢性肾炎的几点体会[J].中国民族民间医药,2012,21(24):102-103.

第二节　肾病综合征

肾病综合征(nephrotic syndrome,NS)是由多种原因引起的肾小球滤过膜屏障受损的一组临床症候群,表现为大量蛋白尿(>3.5g/d)、低蛋白血症(血浆白蛋白低于30g/L)、水肿、血脂升高。其中前两者为诊断所必须。属中医"水肿""虚劳""尿浊"等范畴。

一、中医病因病机

(一)病因

肾病综合征属中医学"水肿""腰痛""尿浊"等范畴。然而中医学并没有肾病综合征一词。根据临床症状表现,相似记载始见于《黄帝内经》,如《灵枢·水胀》将之纳入水病范畴,并指出:"水始起也,目窠上微肿,如新卧起之状,其颈脉动,时咳,阴股间寒,足胫肿,腹乃大,其水已成矣"。又如《素问·水热穴论》曰:"勇而劳甚则肾汗出,肾汗出逢于风,内不得入于脏腑,外不得越于皮肤,客于玄府,行于皮里,传为胕肿,本之于肾,名曰风水。"这些描述均与本病相似。

肾病综合征的发病多责之于本虚标实。"邪之所凑,其气必虚。"本病多因素体薄弱,复感风寒湿热外邪,或饮食不节、劳倦太过、情志失调等引起或诱发。病初本病偏于邪盛,多与风热、湿毒、气滞、水停有关,而病至后期,肺、脾、肾俱虚,精微外泄,肾虚尤著,以正虚为主。

(二)病机

肺、脾、肾三脏的功能与水肿的形成密切相关。《素问·水热穴论》言:"肾者,至阴也;至阴者,盛水也。肺者,太阴也;少阴者,冬脉也。故其本在肾,其末在肺,皆积水也。"肾病综合征之根源在于肺、脾、肾三脏俱损。肾病综合征的基本病机主要是湿热蕴结,肾络瘀阻,脾肾亏虚。

肺为水之上源,主通调水道。肺气不展,则机体通调水道功能失常。风为百病之长,易袭阳位。"伤于风者,上先受之。"风邪外袭、风寒外束或风热上受,可致肺气失于宣畅。肺合皮毛,为水之上源,肺失宣畅,则水液不能敷布,于是流溢肌肤,发为水肿。另一方面,肾病综合征患者免疫球蛋白丢失,免疫力下降。正气不足,藩篱不密,易受外来风、寒、热、湿等邪气侵袭。

脾主运化,能"泌糟粕,蒸津液,化其精微"(《灵枢·营卫生会》)。脾虚则水湿不化,湿邪内侵及时令阴雨、居处湿地、涉水冒雨,均能损伤脾胃运化水湿的功能,使脾胃不能升清降浊,水液泛于肌肤,而成水肿。又因脾土位于中焦,主升清,脾气虚弱,清阳不升,精微下注而出现蛋白尿。脾胃不能传化水湿,湿聚加害于脾,脾不转输,三焦之道不通,肾失蒸腾开合,导致水气溢于皮肤而成肿。

肾为先天之本,肾失收纳之功,不能固摄,又或感受热邪或湿热之邪,结于肾脏脉络,致使肾脏脉络气血流通不畅,气滞血瘀,脉络瘀闭。可进一步致肾藏精、主水、主骨等功能失常,而出现血尿、蛋白尿、水肿、尿少、腰酸(痛)膝软等症状。劳倦内伤、劳伤或纵欲,均能耗气伤精,累及脾肾,致精血亏虚,水湿内生,发为水肿。

张仲景在《金匮要略·水气病脉证并治》云:"血不利,则为水"。王清任在《医林改错》提出:"气通而不滞,血活而不瘀","元气既虚,必不能达于血管,血管无气,必停留而血瘀"。气滞血瘀,肾络瘀阻,水湿内留,肾阳温煦失司,最终使湿浊内生,阻碍三焦水道的正常运行,致使精微不能循行常道而外泄,以致形成蛋白尿。

《临证指南医案》云:"久则络血,瘀气凝滞……瘀浊水液相混";又提出"初为气结在经,久则血伤入络",指出慢性疾病迁延日久,久病入络而致瘀。瘀久可化热,因此湿热瘀即是脾肾亏虚、水湿内停的病理产物,反过来它的持续存在又作为致病因素,不断耗伤正气,终至脾肾衰微。

所以,中医认为水肿的发生是外因通过内因而起作用,外因有风、湿、热、毒、劳伤等;内因为肺、脾、肾脏腑亏虚。病机则主要是外因影响肺、脾、肾及三焦的气化功能。以肺、脾、肾功能失调为病变之本,但与肾的关系更为密切,以肾为本,以肺为标,以脾为治水之脏;以水湿、湿热、瘀血阻滞为病变之标,表现为本虚标实、虚中夹实之证;病程中易感外邪,也常因外感而加重病情。如果病情迁延,正气愈虚,邪气愈盛,日久则可发生癃闭、关格、肾衰等病。

二、中医各家学说

(一) 虚损于内

1. 肺脾肾失调 肾病综合征主要属中医"水肿"范畴。关于水肿,《黄帝内经》中有大量阐释,认为其主要与风湿等外邪侵袭致水液代谢失调有关,而水液代谢失调主要与肺、脾、肾、三焦关系密切,肺、脾、肾功能失调则易致水液代谢障碍,水液停留而引起水肿。《素问·水热穴论》指出"肾者牝脏也,地气上者属于肾,而生水液也。故曰至阴。勇而劳甚则肾汗出,肾汗出逢于风,内不得入于脏腑,外不得越于皮肤,客于玄府,行于皮里,传为胕肿"。如裘沛然认为,本病由三焦气虚、水湿泛滥所致,肺虚不能通调水道,脾虚运化无权,肾虚无以气化,致水湿停滞,发为水肿。

2. 脾肾亏虚 《素问·至真要大论》云:"诸湿肿满,皆属于脾。"李杲曰:"脾胃虚则九窍不通。"脾主运化水湿。脾运障碍,清阳不能出上窍,浊阴不能出下窍,上下不通必水肿。又云"脾病则下流乘肾。"脾虚不能制水,水湿壅盛。浮肿则为水湿运化失常,主要责之于脾肾两虚,正如《诸病源候论》所说"水病者,由脾肾虚故也"。现代大部分医家认为肾病综合征以脾肾亏虚为本,又有气虚和阳虚之不同。张琪认为,脾肾虚损是本病的病机关键。阙继武认为,正虚邪实为本病的主要病理特点,而脾气亏虚和肾失藏精贯穿于疾病的始终。聂莉芳认为,本病病机多以正虚为主,邪实为辅,或虚实并重,病位以脾肾两脏为重心。

本病发病主因脾肾气虚,气化无权,水湿停留。肾为先天之本,脾为后天之本,气之根在肾,脾肾互为一体,脾肾之气不足,肾关不固,可出现蛋白尿。大量蛋白尿是肾病综合征的主要指征。蛋白质是人体三大营养物质之一,亦属人体的"精微物质"。

3. 肾虚为主 《景岳全书·肿胀》云"凡水肿等证,乃肺、脾、肾三脏相干之病。盖水为至阴,故其本在肾;水化于气,故其标在肺;水惟畏土,故其制在脾。今肺虚则气不化精而化水,脾虚而土不制水而反克,肾虚则水无所主而妄行。"认为本病虽与肺、脾、肾有关,但其本在肾。

许多医家认为肾虚为本病之根本。因肾主水,而肺之通调、脾之运化、膀胱之开阖、三焦之通行,全为肾所主,而肾气亏虚、肾失固摄是形成肾性蛋白尿的重要原因,认为拟方当偏重补肾气,促三焦气化复常,才能使水道自通,清浊自分。

(二)邪实为患

1. 风、湿内扰 《素问·水热穴论》曰:"勇而劳甚则肾汗出,肾汗出逢于风,内不得入于脏腑,外不得越于皮肤,客于玄府,行于皮里,传为胕肿,本之于肾,名曰风水。"肾汗遇风,封藏失职,形成水肿病。大部分医家都认为风邪、湿邪在发病及病程进展过程中都起着非常重要的作用,两者或单独伤人,或相兼为病。湿为阴邪,易袭阴位。湿伤脾阳,脾阳不振则不能"泌糟粕,蒸津液,化其精微"(《灵枢·营卫生会》),精微不化而流于下,与溺并出,可见蛋白尿。湿邪伤肾,肾失封藏,亦可导致蛋白尿的发生。而湿浊久留不去,更可以生痰积水,出现水肿、高脂血症等症。

王永钧认为,肾病综合征系由风湿内扰于肾,使肾主封藏、司开阖等职能失常,以致精微下泄、水液潴留、尿少水肿、尿中泡沫,甚者可致肾络瘀阻,肾内血栓形成。由此可见,本病的病因、病机、病位及证候,都是以风湿内扰于肾最为重要,有时伴有虚、瘀等表现。因此,治疗自宜以祛风湿为主要治则,并结合患者个体的临床表现、病理变化及差异,辨证加减。

2. 寒邪 寒主收引、凝滞。与肾主封藏的生理特性一致。《素问·气交变大论》曰:"岁水太过,寒气流行……甚则腹大胫肿,喘咳……"指出寒邪传变伤肾的现象。《金匮要略·五脏风寒积聚病脉证并治》中说"其人身体重,腰中冷,如坐水中……"讲述了肾着之病,寒湿之邪阻碍肾阳为病。

3. 血分郁热 有医家认为本病因风、湿、热邪深入营血,血分郁热,瘀阻络脉而发此病。热动营血,气血不循常经而妄行,其病属实非虚,多热多瘀。

4. 暑、燥、火 桂林古本《伤寒杂病论》中有"热邪移肾","燥邪移肾"的说法。六淫过极均可导致肾病,但多为标,乘肾虚入侵,少数情况直中脏腑。

5. 瘀血阻滞 《金匮要略·水气病脉证并治》曰:"血不利则为水。"血水同源,血能病水,水亦能病血。晚清唐宗海在《血证论·阴阳水火气血论》中云"瘀血化水,亦发水肿,是血病而兼水也。"瘀血凝滞,损伤三焦水道,往往可使水肿顽固不愈。由此可见,瘀血阻滞是水肿发生的重要病机之一。

刘宝厚认为,若本病缠绵不愈,病久必瘀,应在补肾益气的基础上,重用活血化瘀药物,并辅以清热解毒之品,清除免疫复合物,因为活血化瘀药能降低血液黏稠度和改善纤溶障碍,因此,当应用于疾病治疗的始终。

6. 内伤及肾　内伤致病主要包括七情伤肾,饮食劳倦,房劳,体质因素,误治伤肾。恐则伤肾。《灵枢·本神》中记载,"恐惧而不解则伤精,精伤则骨痠痿厥、精时自下"。其余情志也可通过传变影响到肾。《素问·生气通天论》中言:"味过于甘,心气喘满,色黑,肾气不衡。"五味偏嗜,可引起五脏偏衰。肾主先天之精,元精元阳泄出过多则会损耗肾脏,引起虚证。

三、中医治则治法

发汗、利尿、泻下逐水为治疗水肿的三条基本原则,具体应用视阴阳虚实不同而异。阳水以祛邪为主,应予以发汗、利水或攻逐,同时配合清热解毒、理气化湿等法;阴水当以扶正为主,健脾温肾,同时配以利尿、养阴、活血、祛瘀等法。对于虚实夹杂者,则当兼顾,或先攻后补,或攻补兼施。

中医治疗的干预,一方面可以缓解或消除症状和体征,提高机体免疫功能。部分中药更具有消除蛋白尿及替代激素等药物的作用。另一方面,中药又可减轻激素的副作用,拮抗撤减激素后的反跳现象,提高原发性肾病综合征的临床疗效。

关于水肿的治法,古代医家有大量的论述。《素问·汤液醪醴论》提出了"平治于权衡,去宛陈莝……开鬼门,洁净府",即治疗水肿的攻逐、发汗、利小便三大法则等。汉代张仲景《金匮要略·水气病脉证并治》谓"诸有水者,腰以下肿,当利小便;腰以上肿,当发汗乃愈"。唐代孙思邈《备急千金药方·水肿》则首次提出了水肿需忌盐的观点。宋代严用和《严氏济生方·水肿门》提出将水肿分为阴水和阳水两大类,为水肿病的辨证论治奠定了基础。明代张介宾《景岳全书·肿胀》提出"凡水肿等证,乃肺、脾、肾三脏相干之病,盖水为至阴,故其本在肾;水化于气,故其标在肺;水惟畏土,故其制在脾。今肺虚则气不化精而化水,脾虚则土不制水而反克,肾虚则水无所主而妄行。""精血皆化为水,多数虚败,治宜温补脾肾,此正法也。"指出温补脾肾是治疗水肿的正法。明代杨士瀛《仁斋直指方·虚肿方论》创用活血利水法治疗瘀血水肿。《证治汇补》归纳了前人治疗水肿的方法,提出"治水之法,行其所无事,随表里寒热上下,因其势而利导之,故宜汗、宜下、宜渗、宜清、宜燥、宜温,六者之中变化莫拘"。清代唐宗海在《血证论·阴阳水火气血论》云"瘀血化水,亦发水肿,是血病而兼水也"，指出血与水本不相离，水能病血，血能病水，不论什么原因，一但气滞血瘀形成，必致经脉壅塞，水道不利，瘀水互结，溢于肌肤而发水肿，并提出了活血化瘀治疗水肿的方法。

可以看出历代医家对于水肿病的治疗，十分重视调理肺、脾、肾脏腑功能。现代医家赵玉庸教授认为肾性水肿病因多样、病机复杂，其发生的根本原因为肺、脾、肾、三焦等脏腑功能失调。肺为水之上源，主宣发肃降，通调水道。肾脏有调节水液代谢的作用，这主要依赖于肾阳的气化作用。脾为中土，将水液传输肺肾，通过肺肾的功能完成水液代谢。所以治疗当以宣肺利水、健脾利水、温肾利水为正法。《金匮要略·水气病脉证并治》亦认为，"血不利则为水"。因此活血化瘀、行气利水法亦为治疗水肿的常法。《医林改错》亦言："血受热则煎熬成块。"血行不畅即是瘀，血瘀使脏腑组织失于濡润，水气乘虚侵之，则为胀为肿。故对于阴虚水肿的治法当行育阴利水消肿法。

人体的水液代谢，主要是靠肺、脾、肾、三焦不断升降浮沉的生理运动来实现其"水精四布，五经并行"的作用，若肺、脾、肾各失其所司，则升降无能，水湿无制。又气血水同源，故治疗时在脏腑辨证过程中应兼顾气血辨证，辨气滞、血瘀、津枯、血虚之所侧重，分别予行气、活血化瘀、生津、养血等治疗。

对于肾病综合征治疗，可参补虚祛邪之纲，酌仲景"随证治之"之法。临床水肿明显者，多以利水消肿为主，常用药物为茯苓、泽泻、益母草、车前子、黄芪、党参等；以尿浊较甚者，可酌加芡实、金樱子、覆盆子等。在临床中多从肺、脾、肾入手，据外邪、气滞、血瘀、水停标实之不同，气血阴阳亏虚之多少而遣方用药。

四、西医学诊治

肾病综合征（nephrotic syndrome, NS）是由多种病因和多种病理类型引起的以"三高一低"，即大量蛋白尿（>3.5g/d）、低白蛋白血症（血浆白蛋白 <30g/L）、水肿、高脂血症为基本特征的一组临床综合征。

（一）分类

NS 可分为原发性肾病综合征和继发性肾病综合征

1. 原发性肾病综合征主要的病理类型　肾小球微小病变、系膜增生性肾炎、系膜毛细血管性肾炎、膜性肾病、局灶节段性肾小球硬化 5 个病理类型。

2. 继发性是指继发全身疾病引起者。本病需要注意与过敏性紫癜肾炎、系统性红斑狼疮、乙型肝炎病毒（HBV）相关性肾炎、糖尿病肾病、肾淀粉样变性、骨髓瘤性肾病等鉴别。

（二）治疗

1. 一般治疗　肾病综合征患者凡有严重水肿、低白蛋白血症者需卧床休息。当水肿消失、一般情况好转后，方可起床活动。对于病情稳定的患者，适当的活动是必需的，以防止静脉血栓形成。

建议饮食食盐量为 3~5g/d，应根据水肿程度、有无高血压、血钠浓度、激素剂量等调整钠盐的摄入量。为减轻高脂血症，应少吃或不吃富含饱和脂肪酸（动物油脂）的食物，而多吃多聚不饱和脂肪酸（如植物油）及富含可溶性纤维（如燕麦、米糠及豆类）的食物。

对于肾功能良好的患者，不必过分限制蛋白的摄入，建议给予正常量 0.8~1g/（kg·d）的优质蛋白（富含必需氨基酸的动物蛋白，如牛奶、鸡蛋、鱼、肉等）饮食。另外要保证充分的热量，不应少于 126~147kJ/（kg·d），即 30~35［kcal/（kg·d）。尽管患者丢失大量尿蛋白，但不建议为了纠正低白蛋白血症而进食高蛋白食物。对于肾功能不全的患者，则应适当限制蛋白摄入。

2. 药物治疗

（1）糖皮质激素：糖皮质激素治疗为临床常用选择方案。临床上根据病理结果选择激素和免疫抑制剂。坚持激素治疗原则是：首始激素用量要足，疗程要够长，减量要缓，其目的是延长病情缓解，减少复发。必要时可加用细胞毒药物。激素可采取全日量顿服，或在维持用药期间采取两日量隔日一次顿服，以减轻激素副作用。

（2）利尿剂：经过中医治疗 1 周无效，可适当加用利尿剂。血容量不足者，补充血容量前不宜使用强力利尿剂，否则会导致心血管功能不稳定，甚者引起肾衰竭。应用袢利尿药与噻嗪类利尿药须注意低钾，与螺内酯等保钾利尿药联用可加强利尿效果，并能减少电解质紊乱。

（3）免疫抑制剂：钙调磷酸酶抑制剂（CNI）、细胞毒类药物、霉酚酸酯、来氟米特、雷公藤等免疫抑制剂用于治疗难治性肾综。

1）钙调磷酸酶抑制剂（CNI）：可以抑制钙调磷酸酶（CN）的复合物而发挥免疫抑制作用。通常用于糖皮质激素无效及依赖型肾病综合征患者。用药后血容量、肾血流量、肾小球滤过率均可下降。常用药有环孢素（CsA）、FK506（他克莫司）。但临床上具有肾毒性、高血压、高尿酸血症、牙龈增生、多毛症等不良反应。

2）细胞毒类药物：主要用于"激素依赖型"或"激素无效型"的患者。通常协同激素治疗，一般不作为首选或单独的治疗药物。常用药物有环磷酰胺（CTX）、苯丁酸氮芥，但苯丁酸氮芥疗效较差。可能会引起骨髓抑制、肝脏损害、脱发、化学性膀胱炎、性腺抑制等。

3）吗替麦考酚酯：在临床上主要用于激素耐药和复发的肾病综合征患者。为剂量依赖性药物，可引起一过性、轻微的上腹不适和（或）稀便，偶见肝毒性。长期应用可诱发感染。

4）来氟米特：在初次治疗的患者不建议使用，但对于烷化剂和钙调磷酸酶抑制剂有禁忌或抵抗时可使用。可产生腹泻、腹痛、恶心、口腔溃疡、脱发、皮疹、感染及肝酶上升的症状，其中肝酶上升为剂量依赖性并可恢复。

5）雷公藤：主要成分为雷公藤总苷，其具有抗感染作用和多种免疫抑制作用。临床上可单用雷公藤或合用泼尼松治疗。雷公藤总苷可引起白细胞减少，月经紊乱，肝功能损害等。

（4）抗生素：有明确感染者，可根据药敏试验加用敏感抗生素，但要避免使用肾毒性药物。

（5）中成药及其他：目前肾炎康复片、黄葵胶囊、金水宝胶囊、百令胶囊等已被广泛用于肾病综合征的防治。它们不但能改善肾病综合征患者血流动力学紊乱，同时具有良好的降脂作用，临床上常配合糖皮质激素、血管紧张素转换酶抑制剂或血管紧张素Ⅱ受体拮抗剂等减少蛋白尿。

此外，中药穴位贴敷对于肾病综合征的治疗也有一定疗效。通过穴位及中药的复合作用共同起效。常选用益气活血或温肾健脾药，以温补气血，常用药有黄芪、党参、川芎、肉苁蓉、仙茅等。临床常选用脾经、肾经穴位及经外奇穴，如三阴交、涌泉、神阙穴等。

五、杨霓芝教授学术思想

（一）认识病因病机

《黄帝内经》云"肾者，胃之关也，关门不利，故聚水而从其类也"，"诸湿肿满，皆属于脾"。肾为先天之本，脾为后天之本，"脾气散精"，"以灌四旁"，脾主运化水谷精微和水湿，肾主水液代谢。肾阴肾阳为五脏阴阳之根本，脾的转运依赖肾阳的蒸化，反之，肾主水的功能也需要脾阳的协助，双方相互配合，方可协调水液代谢平衡。

经过多年的临床实践，杨霓芝教授认为肾病综合征的基本病机为本虚标实或虚实夹杂。本虚主要指脾、肾亏虚，常累及肺脏，以肾为本，以肺为标，以脾为治水之脏；标证包括水湿、湿浊、湿热和血瘀，虚与瘀贯穿于疾病的始终。

杨霓芝教授认为，本病的发生是内外因共同作用的结果。外因通过内因起作用。内因多为饮食劳倦、七情内伤、禀赋不足等，导致肺、脾、肾三脏亏虚；

外邪有风、湿、热、毒。风为百病之长,常兼夹他邪合而伤人。湿性重浊、黏滞,易阻碍气机,湿阻中焦,湿困于脾,致脾失健运;湿性趋下,阻碍肾与膀胱之气机,气化不利而致水肿病的发生。"邪之所凑,其气必虚","正气存内,邪不可干",因此,肺、脾、肾三脏亏虚是本病发生的根本,邪气是疾病发生发展的重要条件。由于机体正气的亏虚,使得该病患者容易感受外邪,也常因感受外邪而加重病情。病情日久,耗伤人体正气,使正气愈虚,邪气愈盛,病程迁延难愈,日久可发为癃闭、关格、肾衰等病。

此外,蛋白质属于机体的精微物质,属于中医"精气""清气"的范畴,《素问·上古天真论》:"肾者主水,受五脏六腑之精而藏之,故五脏盛,乃能泻"。脾为"后天之本""气血生化之源",水谷精微由脾脏化生,并由脾气运行输布到周身各处,以维持各脏腑的正常生理功能。因此,杨霓芝教授认为,蛋白尿的形成,与脾肾两脏的功能失调关系密切,脾的运化失司,气血精微生化乏源,肾失封藏,人体精微流失,临床可表现为蛋白尿、低蛋白血症。

(二) 中医辨证与辨病治疗

杨霓芝教授临床精于辨证,认为辨证论治是中医的精髓,强调症证结合。她常说,一个经验丰富、高明的医生,主要是辨证熟练准确,立方遣药方能中肯,有良好的疗效,这是中医的特色,必须弘扬光大。

杨霓芝教授在长期临床实践中,提出了"气血之要,古今脉承;气虚血瘀,肾病之由"的肾脏病治疗学术思想,认识到气虚血瘀是本病发生发展的重要因素,倡导"益气活血法"作为指导治疗肾病综合征的重要方法。正如王清任在《医林改错》中云:"元气既虚,必不能达于血管,血管无气,必停留而瘀。"气虚无力推动血液运行,血不行则为瘀;血瘀阻碍气机,日久必致气虚。肾病综合征病程绵长,"久病入络","久病多瘀"。在治疗中既要注重补气,也要注重活血化瘀,立足于气虚血瘀,同时兼顾湿热、湿浊、气滞、外感等兼夹之证,平衡气血阴阳,常用药物配伍如黄芪、党参、桃仁、红花、丹参等。

在"益气活血法"的基本诊治大法下,本病的证型亦可细分为湿热内蕴、水湿浸渍、阳虚水泛、脾虚湿困、风水相搏五种证型。五种证型之间往往可随着病情的变化而发生改变,临床辨证时需仔细审慎,并结合症状与舌脉综合诊断治疗。

1. 湿热内蕴证 除水肿外,亦可见皮肤绷急,腹大胀满,口干口苦,大便干结,小便短赤等症状,舌黯红,苔黄腻,脉滑数。治法当以清热利湿,活血消肿为纲,方以疏凿饮子合桃红四物汤加减。常用药有:泽泻、大腹皮、茯苓皮、秦艽、当归、红花、炙甘草、蒲公英、白花蛇舌草、车前草等。若热扰血络,亦可因血不循经而溢脉外,导致血尿,可酌加白茅根、车前子等药,以清热利湿、凉血止血。湿热难去者,可酌加七叶一枝花、土茯苓,水肿明显者加猪苓、泽泻、薏苡仁以淡渗利湿、化气行水,血瘀明显加三七、丹参等。

2. 水湿浸渍证　由于湿邪为患,水肿多从下肢先肿,逐渐蔓延至全身,临床往往伴有身重困倦,肌肤水肿按之没指,大便稀溏,小便短少等情况,舌黯红,苔白腻,脉濡。治法当以健脾利湿,通阳利水为要,方以五皮饮合桃红四物汤加减。常用药有:桑白皮、茯苓皮、生姜皮、陈皮、白术、泽泻、桃仁、红花、益母草、桂枝、猪苓等。

3. 阳虚水泛证　可见全身水肿,面色㿠白,肢倦乏力,纳差等症状。尿短少,大便不成形或稀溏,舌淡有齿印,苔白,脉细或沉细。治法当以温肾助阳,化气行水为主,常用阳和汤合桃红四物汤加味。常用药有:麻黄、干姜、熟地黄、肉桂、白芥子、鹿角胶、黄芪、桃仁、红花、甘草等。加减:若心悸、唇紫、脉结代者,易甘草为炙甘草。

4. 脾虚湿困证　可见面目浮肿,下肢水肿,纳差,疲倦,面色无华,尿少色清,大便稀溏等症状,并可因劳累或纳差而症状反复发作。治法以温阳利水,活血消肿为主,方用实脾饮合桃红四物汤加减。常用药有:黄芪、白术、茯苓、桂枝、大腹皮、木香、厚朴、益母草、猪苓、桃仁、红花等。若尿蛋白多者可酌加桑螵蛸及金樱子,血清蛋白低,伴有下肢水肿不消者,可酌加鹿角胶(另烊)10g,菟丝子 12g 以填补肾精,温阳利水消肿。

5. 风水相搏证　多因感受外邪,风邪水邪互相搏结而成。疾病初期可见眼睑浮肿,继而四肢、全身水肿,多伴咽痛、发热、咳嗽咳痰等外感症状,舌淡红或黯红,苔薄白,脉浮或数,治疗当以疏风清热,宣肺行水为纲。方用越婢加术汤合桃红四物汤加减。常用药有:麻黄、生石膏、白术、泽泻、茯苓、生姜皮、桃仁、红花、白茅根、车前子、浮萍等。另可根据临床具体症状予以对症加减。如偏于风热者,加板蓝根、桔梗以疏散风热;偏于风寒者,加紫苏、桂枝等以发散风寒。加减:若心悸、唇紫、脉结代者,易甘草为炙甘草,加大用量至30g。

"久病人必有瘀血内停",杨霓芝主任处方中常在上述中药方中加入桃仁、红花、泽兰、当归、三七等活血化瘀之药。有时临床并不能找到舌脉之瘀象,但血、尿 FDP,血液流变学指标,均提示治疗本病时活血化瘀的必要性。把宏观辨证与微观辨证结合起来,扩大了"瘀血"证的范畴和活血化瘀中药的应用指征,临床实践证明能有效减缓病情的进展。

大量蛋白尿是肾病综合征疾病的典型表现。大量蛋白尿可直接或间接作用损伤肾小球,导致肾功能的进一步下降,对于减少蛋白尿的排出,在临床上可根据药物的药理分类加以辨证选择,如:①具有激素样作用的中药:如熟附子、肉桂、冬虫夏草、生地黄、制何首乌、杜仲、补骨脂、菟丝子、淫羊藿、肉苁蓉、枸杞子、仙茅、鹿茸、巴戟天、紫河车、秦艽等;②具有免疫抑制作用的中药:熟地黄、天冬、天花粉、北沙参、五味子、泽泻、黄芩、柴胡、夏枯草、山豆根、牡丹皮、红花、穿心莲等;③具有血管紧张素转换酶抑制作用的中药:柴胡、赤芍、牛膝、土鳖虫、水蛭;④具有非甾体类抗炎作用的中药:防己、细辛、羌活、桂枝、防风、柴胡、丹参、牡丹皮、芍药、益母草、毛冬青、三七、桃仁、红花、牛膝、秦艽、夏枯草、黄芪、党参、当归、麦冬、女贞子等。以上药物,临床可结合患者的不同中医分型辨证选用。

而临床上,由于肾病综合征的患者往往伴有高度水肿、高脂血症、高黏血症的特点,临床用药可酌加选用相应对症药物力加减予以治疗。如可选用茯苓皮、猪苓、泽泻、玉米须、地肤子、白茅根、金钱草等予加强利尿,促进水、钠排出,或选用泽泻、丹参、女贞子、杜仲、枸杞子等降低血脂;或酌加当归、川芎、赤芍、红花、水蛭等具有抗凝血、抗血栓形成作用的中药,予抑制血栓形成。

《黄帝内经》云:"人之所有者,血与气耳。"指出了人之根本乃气与血。"血气不和,百病乃变化而生"。王清任在《医林改错》中指出:"元气既虚,必不能达于血管,血管无气,必停留而瘀。"气为血之帅,血为气之母,气虚无力推动血液运行,血不行则为瘀;血瘀阻碍气机,日久必致气虚。肾病综合征病程绵长,"久病入络","久病多瘀"。杨霓芝教授认为气虚血瘀是慢性肾脏病中一种常见的病理类型,其因气虚而发病,因血瘀而致疾病迁延难愈,虚与瘀贯穿于疾病过程的始终。《素问·阴阳应象大论》:"血实宜决之。"因此,杨霓芝教授倡导将"益气活血法"作为治疗慢性肾脏病的基本法则。"益气活血法"是指在疾病治疗中既要注重补气,也要注重活血化瘀,立足于气虚血瘀,同时兼顾湿热、湿浊、气滞、浊毒等兼杂之症,力求达到机体气血阴阳的平衡。

"方因法立,法随证变",中医辨证讲究天人合一,三因制宜。不同时间、不同地点、不同的人,即使有相同或近似的症状,都有可能病因有所不同。肾病综合征的治疗也因人、因病情而异。如脾胃气虚兼痰阻气滞者予香砂六君子汤,肾阳虚者予济生肾气汤,脾阳虚者予实脾饮加减,肾阴虚水停者予六味地黄汤,阴虚水停而兼有内热者予猪苓汤,湿重于热者予大橘皮汤,三焦湿热弥漫、湿热并重者予杏仁滑石汤,湿热弥漫三焦、湿重于热者予三仁汤,血瘀水停证予加味当归芍药散加减。

中医辨证治疗具有很大的优越性,但也有其局限之处。辨证论治毕竟受历史条件的局限,存在着不足之处,应借助于现代科学之诊断手段,中医辨证与西医辨病相结合,才会大大开阔诊治的思路。杨霓芝教授对辨证与辨病的认识是:中医擅长"辨证治疗",西医擅长"辨病治疗",两种治疗方法各有特色。辨证治疗从患者的具体证候特点去确定疾病的属性、部位,从而确定疾病的治疗。杨霓芝认为辨病治疗本也是中医固有的一种治疗方法,这种方法起源于《黄帝内经》,创立于《伤寒杂病论》。清代徐大椿明确指出:"欲治病者,必先识病之名。能识病名,而后其病之所由生;知其所由生,又生辨其生之因各不同而病状所因异,然后考其治之之法。一病必有主方,一方必有主药",充分说明辨病治疗的重要性。杨霓芝教授在临床上注重辨证与辨病的密切结合,提倡辨证必须先识病,在识病的基础上运用辨证论治的方法确立疾病的证型,分清病性的虚实,以指导临床治疗。

(三) 中医切入点

中医辨证与西医辨病相结合,拓宽诊治的思路,这是时代赋予中医的新的意义。加强治疗效果,减轻西医治疗过程中的副作用,防止复发,是肾病综合征治疗过程中的切入点。由于激素治疗分起始足量、缓慢减量、后期维持至停药三个阶段,另一方面激素又为阳刚温燥之品,其长时间使用及用量的调整均能影响到机体阴阳的变化。因此,杨霓芝教授认为肾病综合征患者的中医发病机制亦遵循"阴虚燥热—气阴两虚—气虚血瘀"的规律,而临床治疗也应根据阴阳的变化做出相应调整,以更好地辅助提高临床疗效,达到治疗的目的。在激素足量阶段,患者常表现为面赤,精神亢奋,五心烦热等阴虚火旺之象,治疗上宜选用知柏地黄丸为主以滋阴清热,从而减轻患者因大量糖皮质激素带来的副作用,增加其依从性;激素减量过程中,由于患者阳气渐弱,疾病易出现反复,临床上常表现为气阴两虚症状,治疗上要注重养阴益气,方用参芪地黄汤加减,佐以活血化瘀药,以利于病情好转;激素维持至停用阶段,病情相对稳定,此时用药重点在于巩固疗效,防治复发,证型主要为气虚血瘀,治疗上要注重补益脾肾之气,兼活血化瘀,补后天之虚土以养先天之不足,养气活血并行,可选用四君子汤合桃红四物汤加减。另外,感冒是肾病综合征的常见诱因,因此,治疗上要注意固护肺卫,预防感冒,可选用玉屏风散加减来提高机体免疫力。杨霓芝教授认为中医中药可以通过大补元气、脾肾双补的方法,扶助机体的正气,可以明显改善患者的症状,提高机体免疫力,多采用补气法,使肾气、肾阳得升,脾胃得健,吸收更多的水谷精微,从而改善患者的低蛋白血症。在临床运用中激素配合中药服用,可明显提高激素疗效,并减轻或避免其副作用的产生,增加患者依从性,这是中医独特的优势。

(四) 中医入药思路特点

通过总结杨霓芝教授治疗原发性肾病综合征的用药特点,得出杨教授治疗肾病综合征的核心药物有旱莲草、女贞子、泽兰、黄芪、熟地黄、桃仁、丹参和甘草。其中,女贞子、旱莲草同属补阴药,《本草备要》中记载,女贞子"益肝肾,安五脏,强腰膝,明耳目,乌须发,补风虚,除百病"。《本草正义》言墨旱莲"入肾补阴而生长毛发"。《医方集解》:"二至丸,补腰膝,壮筋骨,强阴肾,乌髭发。"杨霓芝教授常用二至丸加减来治疗慢性肾脏疾病,疗效可观。泽兰有活血调经,利水消肿之功,《本草纲目》言:"泽兰走血分,故能治水肿"。其对瘀血阻滞、水瘀互结之水肿尤为适宜。黄芪具有补气健脾、益卫固表、利水消肿之功,为治疗气虚水肿之要药。现代药理研究表明,黄芪有明显的利尿作用,并能增强和调节机体免疫力,还可降低血小板黏附力,减少血栓的形成。熟地黄善滋补肾阴,为补肾阴之要药,《本草纲目》言,熟地黄能"填骨髓,长肌肉,生精血,补五脏内伤不足"。激素为阳刚温燥之品,多用易致阴虚,故杨霓芝教授在治疗肾病综合征时善用熟地黄,尤其是应用激素治疗的患者。桃仁善泄血滞,祛瘀力强,为治疗瘀血阻滞病证的常用药,因其"散而不收,泻而无补。过用之及用之不得其当,能使血下行不止,损伤真阴",故杨霓芝教授对桃仁的用量十分慎重,常用5g,以达活血而不伤血、润肠通便的目的。丹参具有活血祛瘀、凉血消痈之功,且能改善血流,降低血液黏度,抑制血小板聚集和凝血,同时具有改善肾功能、保护缺血性肾损伤的作用。甘草具有补脾益气、清热解毒、调和诸药的作用,能"助参芪成气虚之功",为"和中益气,补虚解毒之药",由于长时间大剂量服用甘草可能导致水钠潴留,引起水肿,因此多用小剂量(3~5g)以发挥其调和药性的作用。

从核心药物属性及功效可以看出,杨霓芝教授在治疗肾病综合征时侧重益气养阴、补脾益肾、活血化瘀,这也进一步表明本病病机是以脾、肺、肾三脏虚损为本,以水湿、湿浊、湿热、瘀血等为重要病理因素。

(五) 预防调护

根据"未病先防,既病防变,瘥后防复"的治病思想,杨霓芝教授重视肾病综合征的早期预防,肾病综合征患者处于免疫功能低下的状态,易受外邪感染,因此,在急性期应避免到公共场所,预防感染。病情稳定者应适当活动,防止深静脉血栓形成。水肿明显者应适当限制水钠摄入,每日盐的摄入以 <3g 为宜,并应限制水的摄入量。由于大量蛋白尿会进一步加重肾小球损伤,因此,建议给予肾病综合征患者 0.8~1.0g/(kg·d) 的优质蛋白饮食,以动物蛋白为主,少摄入植物蛋白。严格控制血压对于伴有蛋白尿的肾脏具有保护作用,根据

KDIGO 指南推荐,当蛋白尿 <1g/d 时,血压控制目标为 <130/80mmHg;蛋白尿 >1g/d 时,血压控制目标为 <125/75mmHg。由于肾病综合征患者常伴有脂肪代谢紊乱,易导致高脂血症发生,高脂血症反过来又进一步加重肾小球硬化,因此,对于伴有血脂异常的肾病综合征患者,应适当加用调脂药物。肾病综合征患者由于凝血因子的改变及激素的使用,常处于高凝状态,易形成血栓,因此,在治疗过程中应重视活血化瘀药物的应用。

在运用药物治疗之外,要加强饮食、劳作的宣教,提高患者自我防病保健意识。注重"三分治疗七分养"的原则,除药物治疗外,增加食物疗法,提高身体免疫力,预防感冒,防止病情反复发作。

常用食疗方

1. 赤小豆煲白鲫鱼汤　30~50g 赤小豆,白鲫鱼一条约 250g,加水 1000ml,水煮半小时,吃鱼肉补充蛋白质,喝汤利尿化湿,用于肾病综合征早期水肿明显,低蛋白血症明显者。

2. 玉米须煲瘦肉汤　15g 玉米须,100g 瘦肉,加水 1000ml,水煮半小时,吃瘦肉补充蛋白质,喝汤利尿化湿,用于肾病综合征早期水肿明显,低蛋白血症明显者。

3. 冬虫夏草炖水鸭汤　冬虫夏草 3~5 根,水鸭半只,加水 200ml,隔水炖 1 小时,吃鸭肉补充蛋白质,喝汤补肾滋阴,用于肾病综合征治疗中后期,激素逐渐减量时。

4. 西洋参炖瘦肉汤　西洋参 3~5g,100g 瘦肉,加水 200ml,隔水炖 1 小时,吃瘦肉补充蛋白质,喝汤健脾益气,用于肾病综合征治疗后期,激素逐渐减量时,预防感冒。

5. 鱼腥草(干品)100~150g,加水 1000ml,浸泡半小时后代茶饮,日一次,用于肾病综合征各种证型。

6. 母鸡一只约 900g,黄芪 120g,共炖烂,喝汤吃肉,隔日或 3 日吃 1 只鸡,每只鸡分 2 日食完。适用于血浆白蛋白低下显著而水肿消失缓慢者。

(六) 典型医案

案 1. 患者李某,男,42 岁,因"反复双下肢水肿 4 年余"于 2014 年 1 月 8 日初诊。患者 4 年余前无明显诱因下出现双下肢水肿,伴泡沫尿,乏力,未经系统诊治,上述症状时有反复,2013 年 12 月 28 日因双下水肿加重于外院就诊,查尿常规:尿蛋白(+++),肝肾功能:血清白蛋白 12.9g/L、尿酸 458.9μmol/L、血肌酐 239μmol/L,血脂:总胆固醇 12.83mmol/L、甘油三酯 18.56mmol/L。诊断为"肾病综合征"。予泼尼松每次 30mg,每日 1 次、吗替麦考酚酯每次 0.5g,每日 2 次等药物治疗。现患者为求中医治疗来我院就诊,就诊时肾穿刺病理结果尚未回复,症见:疲倦乏力,双下肢水肿,无颜面部红斑,无关节疼痛,口苦,咳嗽,咳少量黄痰,纳食差,舌淡红,苔薄黄,脉滑数。既往 3 岁时曾患肾炎(具体不详);无高血压、糖尿病、肝炎等病史,无特殊用药史。根据检查结果,诊断为肾病综合征、慢性肾衰竭。中医辨证为气阴两虚、水湿瘀阻证。治以益气养阴,利水渗湿活血。处方:女贞子 15g、旱莲草 15g、白术 20g、茯苓 20g、鱼腥草 15g、石韦 15g、苦杏仁 15g、黄芩 15g、泽兰 15g、白芍 15g、甘草 3g。水煎服,日一剂。西药随外院医嘱。

二诊:2014 年 1 月 15 日患者咳嗽症状明显改善,双下肢仍有水肿,泡沫尿,舌淡黯,苔薄黄,脉滑。治疗上加用益气活血药,处方:黄芪 20g、熟地黄 20g、当归 15g、白术 15g、泽兰 15g、丹参 15g、石韦 30g、蒲公英 15g、茯苓皮 30g、桂枝 5g、甘草 3g。水煎服,日一剂,并予三芪口服液口服加强益气活血之功,激素、吗替麦考酚酯用量同前。

三诊:2015 年 11 月 4 日患者乏力,口干口臭,无口苦,腰膝酸软,纳差,夜尿 2~3 次,大便正常,舌淡红,舌边齿印,苔微黄,脉滑。就诊前外院查:尿酸 436μmol/L、血肌酐 111μmol/L、总胆固醇 2.57mmol/L、甘油三酯 5.43mmol/L,激素用量为每次 5mg,每日 1 次、吗替麦考酚酯每次 0.25g,每日 2 次。辨证为脾肾气虚,湿热瘀阻,治以补益脾肾,清热利湿,活血化瘀。处方:黄芪 15g、太子参 15g、女贞子 15g、旱莲草 15g、泽兰 15g、丹参 15g、桃仁 5g、白芍 15g、郁金 15g、蒲公英 10g、甘草 5g。水煎服,日一剂。

四诊:2016 年 2 月 24 日患者仍有乏力,腰膝酸软,纳食可,夜尿 2~3 次,大便调,舌淡胖黯,边有齿印,苔薄白,脉滑,尺脉弱。激素、吗替麦考酚酯已停服,辨证为脾肾气虚,湿浊瘀阻。治疗以补脾益肾,利湿泄浊兼活血为主,处方:守上方去太子参、郁金、蒲公英清热之品,加熟地黄 15g、白术 15g,加强补脾益肾之力。水煎服,日一剂。病情稳定,定期复诊,中药随证加减。

按语:本病案病程较长,早期疲倦乏力,双下肢浮肿,无颜面部红斑,无关节疼痛,口苦,咳嗽,咳少量黄痰,纳食差,舌淡红,苔薄黄,脉滑数,杨霓芝教授辨证属"水肿"范畴,中医辨证为气阴两虚、水湿瘀阻证,治以益气养阴,利水渗湿活血,并予三芪口服液口服加强益气活血之功,西药治予激素和免疫抑制剂治疗;中期由于激素的副作用,患者出现口干口臭,无口苦,腰膝酸软,纳差,夜尿 2~3 次,大便正常,舌淡红,舌边齿印,苔微黄,脉滑。辨证为脾肾气虚,湿热瘀阻,治以补益脾肾,清热利湿,活血化瘀,后期激素和免疫抑制剂减量至停药,患者乏力,腰膝酸软明显,舌淡胖黯,边有齿印,苔薄白,脉滑,尺脉弱。中医辨证为脾肾气虚,湿浊瘀阻。治疗以补脾益肾,利湿泄浊兼活血为主,处方:前方去太子参、郁金、蒲公英清热之品,加熟地黄15g、白术15g,加强补脾益肾之力,整个过程标本兼治,随着激素剂量的变化"首剂量—减量—停用",机体相应出现"阴虚—气阴两虚—阴阳两虚"的病理改变,中药的辨证治疗也随之改变,减轻激素副作用,防止疾病复发,达到满意的临床疗效。

案2. 患者关某,女,52岁,因"双下肢水肿7个月余"于2015年11月4日初诊。患者7个月前无明显诱因下出现双下肢水肿,于外院就诊,查尿蛋白(+++),后行肾穿刺活检,病理类型为微小病变型,予激素每次50mg,每日1次口服治疗3个月,尿蛋白未转阴,2015年7月3日加环孢素每次100mg,每12小时一次口服,尿蛋白仍未控制,2015年8月环孢素加至每次500mg,每12小时一次口服,2周后发现血肌酐升高,当时为159μmol/L。2015年9月4日再次行肾穿刺活检术,病理结果仍提示微小病变型,2015年10月7日复查血白蛋白为30g/L,24小时尿蛋白定量为6.79g/24h。2015年10月14日查血肌酐升至214μmol/L,遂停用环孢素及激素。患者为求进一步诊治于今日来我院,就诊时见:疲倦,双下肢水肿,小便夹泡沫,无咳嗽、关节痛等,纳食可,二便调。舌淡红,苔黄,脉沉细。既往无高血压、糖尿病、肝炎等病史。诊断为肾病综合征(微小病变型)。中医辨证为脾肾气虚,湿热瘀阻证,治以补肾健脾,清热利湿活血。处方:黄芪20g、山茱萸10g、菟丝子20g、党参15g、当归15g、茯苓皮20g、丹参15g、泽泻15g、石韦15g、桃仁5g、甘草5g。水煎服,日一剂。

二诊:2015年12月31日复查24小时尿蛋白定量2.058g/24h,2016年1月6日复诊,症见:疲倦,双下肢水肿较前减轻,小便夹泡沫,纳可,二便调。舌淡红,苔薄黄,脉沉细。患者水肿减轻,在原方基础上去掉茯苓皮、泽泻,加芡实、泽兰,以增加固涩、活血之力。处方:黄芪20g、山茱萸10g、菟丝子20g、党参15g、当归15g、芡实15g、丹参15g、泽兰15g、石韦15g、桃仁5g、甘草3g。由于患者尿蛋白定量较多,在中药基础上加用吗替麦考酚酯每次0.5g,每日2次、泼尼松每次30mg,每日1次口服。

三诊:2016年5月16日复查24小时尿蛋白定量为1.76g/24h,血肌酐91μmol/L,2016年6月20日复查尿蛋白定量为1.18g/24h。2016年6月22日复诊,症见:疲倦乏力,腰酸,怕冷,双下肢无水肿,纳食欠佳,夜尿频,大便正常。舌淡红,苔白,脉细弱。辨证为脾肾阳虚、水湿瘀阻证。治以温补脾肾、利水渗湿活血。在原方基础上加大补气力度,加菟丝子、覆盆子、金樱子补肾收涩。处方:黄芪30g、山茱萸10g、菟丝子30g、党参30g、覆盆子15g、芡实30g、丹参15g、泽兰15g、石韦15g、桃仁5g、金樱子15g、熟地黄20g、甘草3g。吗替麦考酚酯、泼尼松剂量同前继续维持。

四诊：2016年7月21日复查尿蛋白定量为1.03g/24h,血肌酐正常。2016年7月27日复诊,患者仍有乏力,双下肢不肿。治疗上,守上方继续服用,激素、吗替麦考酚酯继续巩固。患者病情稳定,定期门诊复诊,规律服用药物。

按语：肾病综合征的病因病机总属本虚标实、虚实夹杂。杨霓芝教授认为,本病的发生发展主要责之于正虚邪实,其中以肺、脾、肾三脏亏虚为主,湿热、瘀血、水湿等实邪为标,标证是导致疾病发生或病情进展的重要因素。其病程迁延,"久病多虚","久病多瘀",虚与瘀贯穿于本病过程的始终,也是导致该病缠绵难愈的重要因素。因此,在整个治疗过程中要注意益气活血法的应用。由于激素及免疫抑制剂的特殊性及其本身的副作用,应用中医中药时须分清疾病所处的不同阶段:大剂量激素阶段重在清热养阴,激素减量阶段养阴益气为主;激素维持至停药后需加大补脾益肾之力,有助于提高机体免疫力,促进肾病综合征的恢复,防止其复发,并在一定程度上改善患者的临床症状。

结语：由于肾病综合征的发病机制复杂,并发症多,病程可快速进展,而西医的治疗模式较单一,加之激素、免疫抑制剂及细胞毒类等药物的副作用较明显,使得肾病综合征的治疗未突破实质性进展。多年来,杨霓芝教授利用辨病与辨证相结合的中医治法,发挥中医中药在治疗肾综原发病、减轻激素副作用和治疗并发症等方面的优势,重视"未病先防,既病防变,瘥后防复"的治病思想,为改善患者临床症状、提高患者生活质量等方面做出了较为突出的贡献。

（王文凤　白艳洁　罗粤铭）

参考文献

[1] 刘淑红,高尚社.国医大师裘沛然辨治肾病综合征验案赏析[J].光明中医,2011,26(4):654-656.

[2] 孙元莹,郭茂松,姜德友.张琪治疗肾病综合征经验介绍[J].辽宁中医杂志,2006,33(8):920-922.

[3] 李栋,梁峻尉,焦安钦.隗继武教授应用自拟健脾活血汤治疗原发性肾病综合征的临床经验[J].中医药学报,2013,41(6):34-35.

[4] 李爱峰.基于复杂网络与互信息的聂莉芳教授治疗原发性肾病综合征经验研究[D].北京:中国中医科学院,2012.

[5] 张全乐,张红霞,关光普,等.难治性肾病综合征中医病机纂要[J].中国医药导报,2015,12(19):85-88.

[6] 陈洪宇.王永钧教授治疗原发性肾病综合征临证经验[J].中国中西医结合肾病杂志,

2007,8（8）：438-439.

［7］许筠.刘宝厚教授对肾病综合征分阶段论治的经验［J］.中国中西医结合肾病杂志，2003,4（1）：4-5.

［8］潘莉，魏华娟，董绍英，等.赵玉庸教授辨治肾性水肿经验［J］.中华中医药杂志，2015,30（1）：137-139.

［9］耿建国.肾性水肿辨证论治探讨［J］.陕西中医学院学报，2004,27（1）：10-11.

［10］杨金苹，田代华.丹溪学说中的阴虚体质思想［J］.山东中医学院学报，1992（3）：27-30.

［11］叶太生，陈国权.《金匮要略》水气病气、血、水三分辨证探析［J］.国医论坛，2004,19（5）：1-2.

［12］蔡广研.糖皮质激素治疗肾脏疾病临床经验［J］.中国实用内科杂志，2013,33（10）：771-774.

［13］杨倩春.杨霓芝治疗肾病综合征经验［J］.中医杂志，2003,44（5）：335-337.

［14］侯海晶，杨霓芝.中医药在原发性肾病综合征防治中的作用［J］.中国中西医结合肾病杂志，2015,16（6）：537-538.

［15］白艳洁，王文凤，杨霓芝.杨霓芝教授治疗原发性肾病综合征临床经验介绍［J］.中国中西医结合肾病杂志，2017,18（2）：100-101.

［16］钟丹，杨霓芝.杨霓芝教授运用益气活血法治疗慢性肾脏病的经验［J］.中国中西医结合肾病杂志，2005,6（11）：10-11.

［17］金晓，王文凤.杨霓芝教授运用加味二至丸治疗肾脏病的临床应用举隅［J］.中国中西医结合肾病杂志，2015,16（3）：192-193.

第三节　IgA 肾病

IgA 肾病（IgA nephropathy）是一组不伴有系统性疾病，病理组织上以 IgA 为主的免疫复合物在肾小球系膜区沉积，临床上以反复发作性肉眼血尿或镜下血尿为主的慢性肾小球肾炎，可伴或不伴有蛋白尿、高血压和肾功能受损。经肾活检可确诊。IgA 肾病是全球最常见的原发性慢性肾小球肾炎，被认为与黏膜免疫系统功能失调有关。15%~40% 的 IgA 肾病患者在确诊后 10~20 年可进展为终末期肾病。IgA 肾病属中医"尿血""虚劳""腰痛""水肿"等范畴。

一、中医病因病机

（一）病因

IgA 肾病无特定的中医病名，大多归属于"尿血""水肿""腰痛""虚劳"等范畴。IgA 肾病的发生多因患者禀赋不足，加之饮食不节、思虑劳倦过度、房室所伤、调护失当等而致脏腑气血阴阳亏虚,水湿、湿热、寒湿、痰浊、瘀血等病理产物蓄积,或不慎外感风热或湿热之邪,外邪循经下扰所致。本病多属本虚邪实。

IgA 肾病多以血尿为主症。而《济生方·失血论治》认为失血可由多种原因导致,"所致之由,因大虚损,或饮酒过度,或强食过饱,或饮啖辛热,或忧思悲怒"。IgA 肾病的内因是禀赋不足、素体虚弱,外因是感受外邪、饮食不节、劳倦所伤等。内因是发病的基础,外因是发病的条件,内外因相互作用,而发为本病。

(二) 病机

鉴于 IgA 肾病的血尿有反复发作与迁延的特点,一般将其病程分为急性发作期、慢性迁延期。

急性发作期以邪实为主。一般分为外感风热证及下焦湿热证。外感风热证多因患者起居不慎,外感风热之邪或风寒化热,外邪犯及肺卫,症见发热或微恶风寒、咽喉肿痛、咳嗽、头痛,而热邪循经下扰,伤及肾与膀胱血络,症见小便红赤或镜下血尿、泡沫尿。下焦湿热证为患者外感湿热之邪,或饮食不节,嗜食膏粱厚味,湿热内生,犯及下焦,损伤脉络所致。《太平圣惠方·治尿血诸方》云:"夫尿血者,是膀胱有客热,血渗于脬故也。血得热而妄行,故因热流散,渗于脬内而尿血也。"故湿热下注,灼伤血络,膀胱气化失调而症见小便短赤或镜下血尿、小便频数灼热;湿热内蕴而症见大便腥臭稀溏、脘腹胀闷、口干口苦等。

慢性迁延期以虚证为主,可夹杂各种兼证。主证可分为肺脾气虚证、气阴两虚证、肝肾阴虚证、脾肾阳虚证;兼证可包括水湿、痰湿、湿热、寒湿、血瘀、肝郁。张锡纯的《医学衷中参西录·理血论》曰:"中气虚弱,不能摄血,又秉命门相火衰弱,乏吸摄之力,以致肾脏不能封固,血随小便而脱也"。盖肺主气,脾主运化为气血生化之源,肾主纳气,而"气为血之帅,血为气之母",故肺脾肾气虚,则气虚不能摄血,统摄无权,血失所藏,从小便而出,发为血尿。肝体阴而用阳,肝藏血,肾藏精,"乙癸同源",精血皆属阴分,故肝肾患病,多发为肝肾阴虚,而阴不制阳,虚热灼络,封藏失职,血及其他精微物质下泄,而症见镜下血尿或伴见蛋白尿、五心烦热、咽干而痛、头目眩晕、耳鸣腰痛、大便偏干等。而阳虚为气虚之甚者,且阴阳互根,故久病气虚或阴损及阳,可出现脾肾阳虚,命门火衰,《黄帝内经》曰:"阳虚则寒",或阳虚寒凝,而致固摄无权,精关不固,血溢脉外。

而水湿、痰湿、湿热、寒湿、血瘀、肝郁可因疾病本身所致,反过来又可加重病情发展。肺脾肾气虚,水液输布失常,易生湿化痰,遇寒化为寒湿,遇热则可化为湿热,而痰湿内停,日久可发为水饮,而痰湿水饮内停,阻碍气血运行,气失固摄,血失所藏。久病入络、久病多瘀,盖气血虚损,或阳虚寒凝,或热邪炎灼,易致血液凝滞,瘀血内生,而瘀血阻络,肾络血瘀,血不行经,则出血难止,可反过来加重病情,《血证论》云:"离经之血,虽清血鲜血,亦是瘀血"。久病易心情压抑,情绪失和,日久肝气不舒而致肝气郁滞,而肝主疏泄,肝郁则机体疏泄失调,升降开合失常,封藏失职,而致精微物质从小便外泄。

二、中医各家学说

对 IgA 肾病,古往今来,众多医家对其病因病机的认识及中医诊疗积累了宝贵的经验,值得我们借鉴。

中医古籍中有众多关于血尿的记载。《脉经》:"尺脉芤,下焦虚,小便去血。"可知脏腑亏虚可致尿血。《素问·气厥论》:"胞移热于膀胱,则癃溺血。"《诸病源候论·小便血候》:"若心家有热,结于小肠,故小便血也。下部脉急而弦者,风邪入于少阴,则尿血。尺脉微而芤,亦尿血。"《三因极一病证方论》:"病者小便出血,多因心肾气结所致,或因忧劳,房室过度,此乃得之虚寒。"故外感内伤等众多因素均可使脏腑功能失调而出现血尿。正如《血证论》:"其致病之由,则有内外二因。一外因,乃太阳阳明传经之热。结于下焦……一内因,乃心经遗热于小肠,肝经遗热于血室。"由此可知,古代对血尿早已认识到禀赋不足、脏腑亏虚、感受外邪、脏腑热盛、气机郁结、劳倦内伤等均可导致尿血。

而近现代医家多认为 IgA 肾病为本虚标实,临床上多按急性发作期及慢性迁延期辨证施治。如邹燕勤教授关注肺脾肾,重视咽部情况,认为 IgA 肾病的发生发展常与肺、脾、肾三脏的功能状态有关,在治疗过程中应关注此三脏的生理病理变化;肾络与咽相通,咽部病变可影响到肾,故邹教授继承家学,对IgA 肾病每个临证患者皆观察其咽部,有咽部情况者从咽部论治。如对肺气失治常伴见咽痒咳嗽或咽喉肿痛者,以咽部红肿明显为辨证要点者以清热利咽为治法;以咽部黯红、肿痛不明显为辨证要点者以养阴利咽为治法。而脾失健运常伴见纳少便溏、苔薄或腻,以健脾助运、健脾化湿两大治法治之;肾失气化常伴见腰膝酸痛、肢体浮肿者,以益肾清利为治法。

时振声教授认为 IgA 肾病病位主要在肾,本虚以肾阴虚或气阴两虚为多,但往往由虚致实,而瘀、湿、热、毒为其标邪的四大特点,而恰如其分地调整虚实之间的辨证关系是治疗的关键所在,不可偏废其一方面。名中医彭培初认为 IgA 肾病病位在少阳,当以和解法治之,对改善 IgA 肾病蛋白尿及血尿有一定的疗效。

张大宁教授认为 IgA 肾病肾虚与血瘀不是孤立存在的,肾虚必兼血瘀,瘀血加重肾虚,肾虚血瘀贯穿于肾性血尿的始终,瘀血与肾性血尿关系密切。肾性血尿是慢性虚损性疾病,脾肾两虚,因虚致瘀,瘀血阻于肾络,使血不循脉道而行,从肾脏外溢,而见肉眼血尿或镜下血尿。治疗 IgA 肾病血尿,他强调除了补肾固涩外,要重视健脾益气升提和活血化瘀止血;IgA 肾病虽为出血性疾病,但不能单纯止血,应化瘀止血,使"止血不留瘀"。

聂莉芳教授也认为血瘀与 IgA 肾病血尿密切相关。其在治疗 IgA 肾病血尿时,往往根据药物的寒热温凉之性与归经来选择使用止血药,并常应用少量散血和血之品,使"止血不留瘀"。

三、中医治则治法

IgA 肾病中医辨证:首先辨分期(急性发作期、慢性迁延期),再辨别主证、次证;先辨正虚,再辨邪实。IgA 肾病患者急性发作期,表现为感受风热外邪或湿热之邪,则应以祛邪为主,待外邪清除后再扶正。慢性迁延期以正虚为主,则当以补虚扶正为主。而慢性迁延期以气阴两虚证为最常见证型。

(一) IgA 肾病辨证论治

1. 风热犯肺证 发热微恶风寒,头痛咳嗽,咽喉肿痛,尿红赤或镜下血尿。舌边尖红,苔薄白或薄黄,脉浮数。治法:疏散风热,清热解毒。推荐方剂:银翘散(《温病条辨》)加减。

2. 下焦湿热证 腹痛即泻,心烦口渴,或小便频数、灼热涩痛,腰腹胀痛,大便干结,尿红赤或镜下血尿。舌红,苔黄腻,脉滑数。治法:清利湿热。推荐方剂:小蓟饮子(《济生方》)加减。

3. 气阴两虚证 镜下血尿或伴见蛋白尿,神疲乏力,腰膝酸痛,手足不温或手足心热,自汗或盗汗,易感冒,心悸,口不渴或咽干痛,大便偏干或溏薄。舌淡红,边有齿痕或舌胖大,苔薄白或薄黄而干,脉细数而无力。治法:益气养阴。推荐方剂:参芪地黄汤(《沈氏尊生书》)加减。

4. 肝肾阴虚证 镜下血尿或伴见蛋白尿,五心烦热,咽干而痛,头目眩晕,耳鸣腰痛,大便偏干。舌红,苔干,脉细数或弦细数。治法:滋养肝肾。推荐方剂:知柏地黄汤(《医宗金鉴》)加减。

5. 脾肾气虚证 镜下血尿或伴见蛋白尿,神疲乏力,腰膝酸软,夜尿偏多,大便溏薄或腹泻,口淡不渴,舌淡胖边有齿痕,苔薄白,脉沉弱。治法:健脾补肾。推荐方剂:参苓白术散(《太平惠民和剂局方》)加减;补中益气汤(《脾胃论》)加减;大补元煎(《景岳全书·新方八阵》)加减。

6. 瘀血阻络证　病程日久,腰部刺痛,血尿不断,蛋白尿增多,面色晦暗,舌质黯,边有瘀斑,脉沉涩。治法:活血化瘀。推荐方剂:血府逐瘀汤(《医林改错》)加减;补阳还五汤(《医林改错》)加减。

(二) IgA 肾病的中医辨证分型

1. 急性发作期　急性发作期多有诱因,以邪实为主。

(1) 外感风热证

主症:发热或微恶风寒,咽喉肿痛,小便红赤或镜下血尿,泡沫尿,诱发因素多为上呼吸道感染。

次症:咳嗽,头痛。

舌脉:舌红或舌边尖红,苔薄黄,脉浮数。

(2) 下焦湿热证

主症:小便短赤或镜下血尿,小便频数灼热,大便腥臭稀溏。

次症:口干、口苦,脘腹胀闷,腰部疼痛。

舌脉:舌红,苔黄腻,脉滑数。

2. 慢性持续期(慢性迁延期)　慢性持续期以虚证为主,可夹杂各种兼症,亦可被外邪、内伤等诱因诱发而进入急性发作期。

(1) 肺脾气虚证

主症:面色苍白或萎黄,神疲懒言,纳少、腹胀,颜面或肢体水肿,易感冒。

次症:口淡不渴,自汗,大便溏薄。

舌脉:舌淡红,质胖大边有齿痕,苔薄白,脉细弱。

易夹兼证:水湿,痰湿,血瘀,浊毒。

(2) 气阴两虚证

主症:气短乏力,盗汗、自汗,腰膝酸软,手足心热。

次症:口干、神疲。

舌脉:舌淡或淡红,质胖大边有齿痕,少苔偏干,脉沉细或细数而无力。

易夹兼证:血瘀,湿热。

(3) 肝肾阴虚证

主症:目睛干涩或视物模糊,耳鸣、腰痛,头目眩晕,潮热盗汗,五心烦热。

次症:口干、口苦,失眠多梦,梦遗或月经失调。

舌脉:舌红,苔薄黄而干或少苔偏干,脉细数或细弦数。

易夹兼证:肝郁,血瘀,湿热。

(4) 脾肾阳虚证

主症:面色㿠白或黧黑,神疲乏力,畏寒肢冷,肢体水肿,夜尿增多。

次症:口淡不渴、或喜热饮,纳少,腹胀,小便清长或尿少,大便溏薄。

舌脉:舌淡,质胖边有齿痕,苔薄白,脉沉弱或沉细。

易夹兼证:寒湿,痰湿,血瘀,浊毒。

3. 兼证辨证 有水湿、痰湿、湿热、寒湿、血瘀、肝郁、浊毒。

(1) 水湿:症见肢体、颜面水肿,肢体困重,纳差,腹胀,舌淡润苔白,脉沉。

(2) 痰湿:症见体胖,口黏口腻,胸闷痰多,眩晕困倦,舌胖,苔白腻,脉滑。

(3) 湿热:症见小便赤,大便溏,口干口苦,脘腹胀闷,舌红苔黄腻,脉滑数。

(4) 寒湿:症见腰骶部及四肢关节酸冷,肢体困重疼痛。

(5) 血瘀:症见面色黧黑,唇色紫黯或有瘀斑,定位刺痛、夜间加重,腰痛,肢体麻木,肌肤甲错,经色黯,多血块,舌淡黯、舌有瘀点、瘀斑,舌下脉络瘀紫,脉细涩或涩。

(6) 肝郁:症见胁肋胀满,口苦,郁郁寡欢,善太息,月经失调。

(7) 浊毒:症见恶心呕吐,头晕头痛,口有尿味,小便少,胸闷气促,皮肤痒。

四、西医学诊治

IgA 肾病(IgAN)的发病与多种因素有关,目前较为认可的是免疫调节异常和遗传因素。IgAN 常常于呼吸道感染、胃肠道感染后发生或加重,故目前大多学者认同黏膜免疫反应是 IgAN 的主要发病机制。

(一) 诊断

IgA 肾病的确诊依赖于肾活检免疫病理检查。但临床上有下列线索应考虑 IgAN 可能:①上呼吸道感染或扁桃体炎发作后出现肉眼血尿或尿检异常加重;②典型的畸形红细胞尿合并不同程度蛋白尿;③血清 IgA 值增高。

IgAN 病理表现为以 IgA 为主的免疫球蛋白在肾小球系膜区呈团块状或颗粒状弥漫性沉积。IgAN 病理分类多采用 Lee 氏分级、Haas 氏分级、参照狼疮性肾炎 WHO 病理形态学分类的分级及 Katafuchi 半定量积分,但均有一定的局限性。还须注意,必须除外各种继发性 IgA 肾病才能诊断为原发性 IgA 肾病。过敏性紫癜、系统性红斑狼疮、病毒性肝炎、肝硬化、类风湿关节炎、银屑病等是常见的引起继发性 IgA 肾病的原发病。继发性 IgA 肾病和原发性 IgA 肾病的鉴别主要依靠病史和辅助检查。

(二) 治疗

IgAN 发病机制尚未完全明确,且临床表现、病理改变、治疗反应及预后存在多样性。目前尚无特异性治疗方法。IgA 肾病的治疗目的是控制血压,减少尿蛋白,延缓肾损害发展,维持肾功能稳定。

1. 积极祛除加重因素 对 IgAN 伴呼吸道感染、消化道感染等,应注意休息,积极去除加重因素,必要时可使用抗生素治疗。伴急性肾损伤(AKI)的 IgAN 患者病情较重,且 AKI 分期越重,肾病发展的风险越高,预后越差,因此应积极治疗 AKI。同时注意避免使用肾毒性药物。

2. 血管紧张素转换酶抑制剂(ACEI)及血管紧张素受体拮抗剂(ARB)类药物 蛋白尿是 IgA 肾病的独立危险因素之一,ACEI 和 ARB 是目前减少蛋白尿的主要措施。ACEI/ARB 能改变肾小球血流动力学,抑制系膜细胞增生,减少肾小球细胞外基质蓄积,延缓肾纤维化进展,有独立于降压之外的肾脏保护作用。但目前不推荐两者联合用药。2012 年改善全球肾脏病预后组织(KDIGO)临床实践指南推荐当 24h 尿蛋白 >1g/d 时,使用长效 ACEI 或者 ARB治疗(证据强度:1B 级);如果患者可以耐受,建议 ACEI 或 ARB 逐渐加量以控制尿蛋白 <1g/24h(证据强度:2C 级);若尿蛋白为 0.5~1.0g/d,建议使用 ACEI或者 ARB 治疗(证据强度:2D 级)。

3. 糖皮质激素及免疫抑制剂治疗 目前一般认为单纯性血尿且肾功能正常的 IgA 肾病远期预后可,不推荐应用激素及免疫抑制剂治疗,但须定期监测尿蛋白、肾功能等的变化。对于进展型 IgA 肾病,如蛋白尿增多、血肌酐升高、细胞新月体形成等,积极免疫抑制治疗可能改善预后。而对于肾功能较差,且肾活检提示疾病慢性化程度高者如大量肾小球硬化、广泛的肾小管萎缩及间质纤维化,因应用激素及免疫抑制剂可能获益较低而风险增高,不建议使用。2012 年 KDIGO 指南建议已采用最佳支持治疗(ACEI/ARB 及血压控制良好)6个月以上而尿蛋白仍 >1g/d 且 GFR>50ml/(min·1.73m^2)的 IgA 肾病患者,应接受 6 个月疗程的糖皮质激素治疗(证据强度:2C 级)。对激素疗效不佳时可考虑联合应用免疫抑制剂。常用药物有环磷酰胺(CTX)、硫唑嘌呤(AZA)、环孢素(CsA)等。但在 KDIGO 指南中,除新月体性 IgA 肾病伴肾功能迅速恶化外,GFR<30ml/min 的患者不建议免疫抑制剂治疗。

4. 血小板聚集及抗凝药物 抗血小板聚集及抗凝药物,如双嘧达莫、阿司匹林、华法林,其治疗肾病可能与阻断血小板释放的 5- 羟色胺与血小板衍化生长因子(PDGF)有关。但因缺乏可靠的临床研究,目前对其疗效无法恰当评价。

5. 扁桃体切除术 IgA 肾病患者肉眼血尿往往在黏膜感染后诱发。如患者反复扁桃体炎发作,诱发反复肉眼血尿或镜下血尿加重,则可考虑行扁桃体切除术,这对减轻血尿及保护肾功能可能获益,但需要进一步的前瞻性研究予以明确。

6. 深海鱼油 深海鱼油含有丰富的多聚不饱和脂肪酸,一些研究发现其有抗炎和防止肾小球硬化的作用,具有降低蛋白尿及保护肾功能作用,但深海鱼油对 IgA 肾病的疗效尚有争议。2012 年 KDIGO 指南建议对尿蛋白 >1g/d 的 IgA 肾病患者,除了 3~6 个月的最优支持治疗外,服用鱼油治疗有肾脏保护作用(证据强度:2D 级)。

7. 中医药治疗 恰当辨证,合理应用中医药,如中成药、中药汤剂、针灸治疗等,对 IgA 肾病患者,可调节患者免疫功能,减少感染,有利于控制蛋白尿及血尿,保护肾功能,提高患者生活质量。

五、杨霓芝教授学术思想

(一)认识病因病机

中医学无 IgA 肾病的记载,以其临床表现,当属中医的"尿血""水肿""腰痛""虚劳"等范畴。杨教授认为患者素体阴虚、气虚或气阴两虚,而又感受风热邪毒或湿热邪毒等外邪,以致气血运行失常,少阳三焦枢机不利,影响到脾、肺、肾三脏的功能,而使水湿浊邪内壅,久之湿热瘀血等标实之证形成。因此本病的主要病机特点为本虚标实,虚实夹杂。其中本虚以气阴两虚为主,标实以湿热瘀血为重。素体气虚卫外不固,则易反复招致外邪侵袭;风热犯肺,母病及子,则热邪入肾,肾经上络于咽,热邪循经亦可入肾。本病病位在肾与膀胱,主要病机为热蓄肾与膀胱。火热之邪的形成,有内外之分,生于外者,多为外感风热之邪或肺胃热毒壅盛或寒邪入里化热,热结肾与膀胱,络破血溢而尿血;生于内者,多因饮食失常,嗜食肥甘厚味,湿热内生或情志内伤,郁而化热,湿热下结膀胱,伤及脉络而血随尿出。IgA 肾病病位在肾,其病机以热伤脉络及脾肾不固为中心。然火热有虚实之分,如外感风热、湿热内蕴、肝郁化火等皆属实火,而阴虚火旺之火属虚火。气虚之中又以脾肾气虚及气阴两虚为多见。IgA 肾病属本虚标实、虚实夹杂之证。本虚多为气虚表卫不固,外邪袭络,脉络受损为主;标实多为久病必瘀,阴虚生内热,以瘀、热为主。

瘀血被认为是 IgA 肾病病情发展恶化的主要病理因素,又是 IgA 肾病迁延不愈的病理根源。血尿是 IgA 肾病最重要的临床表现。由于 IgA 肾病病程较长,一般患者都有不同程度的瘀血存在。血尿为离经之血随尿而泄所致,其瘀血的形成有虚、实两端:一是因虚致瘀是形成瘀血的始动因素,二是湿热毒邪是加重瘀血的继发因素。肾脏是 IgA 肾病主要的受累器官,肾脏的血液灌流量大,肾小球由毛细血管网组成,并有肾素内分泌和肾小球血流量等调节系统,在病理状态下,血管细长,血流阻力增大,血流速度缓慢,血液黏稠度增高,使气血运行不畅,渐致肾脏瘀阻络伤,形成肾脏瘀血证,使肾脏疾病产生和加重。IgA 肾病从发病之初即以肾为病变中心,日久入血,继则出现血的运行失常而形成血瘀。

IgA 肾病为一病理诊断名称,临床症状与病理表现可能不对称。因此有必要在对其进行中医辨证施治的同时,借鉴现代医学对该病的微观认识以提高疗效。

该患者禀赋不足,加之平素起居不慎、饮食不节、房劳过度等因素而致脏腑气血阴阳亏虚,水湿、痰湿、湿热、寒湿、血瘀等病理产物蓄积所致。本病多为本虚标实。本虚以脾肾气虚或肝肾阴虚为主,且该病多因虚致实、因邪恶化,而湿热血瘀是影响疾病发展的重要因素。宏观上:反复发作的血尿、蛋白尿,不同程度的咽痛、水肿,病情缠绵难愈,这些 IgA 肾病的表现符合湿热、瘀血的特点;微观上:体液免疫紊乱引起的肾脏局部炎症反应可以说是一种湿热的表现,肾小球系膜增生、纤维化、硬化、球囊粘连,肾小管萎缩及间质损害,符合瘀血的特点。

(二) 中医辨证与辨病治疗

IgA 肾病大多病情缠绵难愈,临床上相应治疗疗程较长。因此,杨霓芝教授在选方用药上力求平稳,强调以平为期,过犹不及。不单纯追求消除血尿、蛋白尿,更注重保护患者肾功能,改善患者预后。故临床上用药精简,中药汤剂多不超过 12 味,持之以恒,多可取得稳定的疗效。

西医学认为,肾脏疾病过程中有机体血液的"浓、黏、聚、凝"的特征,这一病理过程当属于中医学的血瘀范畴。瘀血是 IgA 肾病进展过程中的必然产物,亦是肾小球硬化及肾小管间质纤维化的重要物质基础。IgA 肾病的临床特征为反复发作的肉眼血尿或持续性镜下血尿,部分伴有蛋白尿,血尿是其重要的临床表现,其病程较长。IgA 肾病患者日久多见面色晦暗、腰痛、舌质紫黯或有瘀斑、瘀点、舌下脉络迂曲、脉细涩等血瘀证表现,说明其体内瘀血的存在,亦符合中医久病入络的病机理论。可见瘀血贯穿于 IgA 肾病发展的过程中。通过辨证论治可以大大提高肾病的治疗疗效,但目前辨证分型差异较大,多数学者采用第四届全国中医肾病专题学术会议通过的分型标准:本证分为肺肾气虚型、脾肾阳虚型、肝肾阴虚型、气阴两虚型;标证分为外感、水湿、湿热、血瘀、湿浊。

IgA 肾病是一组不伴有系统性疾病、病理组织上以 IgA 为主的免疫复合物在肾小球系膜区沉积,临床上以反复发作性肉眼血尿或镜下血尿为主、或伴有不同程度蛋白尿为特征的原发性肾小球疾病。在我国发病率约占 15%~32%，约 30% 易于发展为肾衰竭。本病的发病机制尚未明确，因此西医学至今仍无有效的治疗方法。杨霓芝教授多年来，在临床上开展中医药或中西医结合治疗 IgA 肾病，积累了丰富的临床经验，并在实际工作中加以具体运用，收效良好。

　　中医认为，IgA 肾病的发生多因患者禀赋不足，加之起居不慎、饮食不节、房劳过度等致脏腑气血阴阳亏虚。但本病有本虚标实的特点，以水湿、瘀血、湿热、痰浊、热毒等为标，其虚涉及肾、脾、肺、肝诸脏。从目前研究资料来看，大多数医家治疗该病大多在以上认识的前提下，根据望、闻、问、切进行辨证分型，再依据自己的经验进行组方用药。但 IgA 肾病是种纯粹的病理诊断，临床表现不典型，临床与病理的表现程度不对称，若以传统中医宏观认识疾病的方法进行诊治，虽然能取得一定疗效，但难以形成统一的辨证诊断标准，疗效的客观性、稳定性难以保证，而且难以借鉴西医学对该病微观的认识而提高中医药的疗效。杨霓芝教授重视宏观辨证与微观辨证相结合，在本虚方面，强调以脾、肾气虚为本，这种观点的形成得益于以下研究结果：黏膜免疫功能的异常或缺陷与 IgA 肾病有关已得到公认，研究表明中医的"脾"与西医学的免疫调节功能有很大关系，胃肠免疫功能的低下及免疫调节功能异常与脾气虚弱有关。西医学认为以血尿为主 IgA 肾病的产生机制，可能与肾小球毛细血管基膜的断裂有关，中医学强调人身气血不仅需要充盛，更"贵在通调"，在止血的前提下，少佐和血散血之品。

　　IgA 肾病是以虚实互见为特点的疾病，然而祛实易伤正，补虚易助邪，因此，在治疗时需要虚实兼顾，补泻并用。该病为临床上的疑难病，临床表现不典型，呈多样化，甚至很多临床与病理的表现程度不一致，虽中医或者西医治疗都有一定疗效，但一般疗程较长，存在为消除血尿、蛋白尿而不合理用药、重复用药等问题。因此，杨霓芝教授在临床施治中，以改善患者预后为目的，强调应以平为期，过犹不及。围绕标实本虚的消长而变化，治疗力求用药平稳，合理配伍西药，同时嘱患者注意休息、舒畅情志、清淡饮食，药虽平和，往往可取得稳定的疗效。调节肾的阴阳平衡，以扶助正气辅以活血化瘀祛除湿浊以除邪，截断病邪的进展，扭转病势获得转机向愈，是治疗 IgA 肾病的关键。杨霓芝教授根据自己对 IgA 肾病的认识，以临床症状结合西医学实验检查，将辨病分期、分级与辨证有机地结合起来，摸索出一套较为完整的、有效的诊治方法。

　　杨霓芝教授分期辨证，明辨虚实。IgA 肾病分为急性发作期与慢性迁延期。

一般,IgA肾病急性发作期以邪实为主,血尿、蛋白尿明显,还可伴有发热咽痛、咳嗽、肉眼血尿、尿频、腰酸、脘腹胀闷等症。此时须辨别湿热、瘀血的偏盛,以祛邪为主,使"邪去正安",同时还须兼顾脏腑气血阴阳亏虚可能影响疾病转归及预后之"虚"。慢性迁延期则病变相对缓和,以正虚为主,此时须辨别气血阴阳亏虚的不同,还须注意到病情缠绵难愈可能合并痰湿、瘀血等病理产物的存在。因此临床上常虚实兼顾,分期不同各有侧重。

急性发作期IgA肾病患者兼有风热、火热、湿热外邪,而表现为鼻塞、流涕、咽痛、咳嗽、咳痰、发热、腹痛、腹泻等呼吸道、肠道感染者,因其可引动内邪,促使内外合邪,加重病情,在这种时候当急则治其标,处方以祛邪为主,兼顾正气。如上呼吸道感染,常选银翘散、银蒲玄麦甘桔汤加减,用药多选用金银花、板蓝根、玄参、射干、蝉蜕、蒲公英、山豆根、野菊花等;同时应用活血清利之品,以治疗内在湿热瘀血之邪,扶正作为辅助用药,一两味即可,不必重投,常用平补气阴之品,如太子参、麦冬、黄精、女贞子等。如果是肠道感染引起,则当从芳香化湿、清肠止泻着手,以藿香正气散加减,药选藿香、佩兰、半夏、陈皮、砂仁、白蔻仁、蒲公英、布渣叶、火炭母、黄柏等药,同时亦应配伍清湿热、祛瘀血之药,使邪气内外分消,扶正药多选用白术、茯苓、山药、山萸肉等健脾益肾之品。对于体虚易感者,立足平时补气固卫,玉屏风散之类固可应用,但注意休息,改正不良生活习惯,调摄情志、饮食等也同样重要。

慢性持续期IgA肾病(Hass分级:Ⅲ~Ⅳ级)的患者,病理炎症细胞浸润明显,肾小球系膜弥漫性增生硬化、新月体形成、玻璃样变,肾小管萎缩及间质损害,临床常表现为肾病综合征。这类患者就诊时,大多已应用激素或免疫抑制剂治疗,而这类药物类似中药温燥有毒之品,对肾脏炎症反应突出的湿热之证有较好疗效,虽同时有化热伤正之弊,但若有效,可继续应用,此时中药应侧重健脾益肾、活血利湿、清热解毒,基本处方:太子参、黄精、生地黄、女贞子、山萸肉、丹参、泽兰、石韦、七叶一枝花、甘草。偏于温燥的补脾药黄芪、党参若需应用可适当减量;补肾药中旱莲草、何首乌等凉润之品可继续应用,同时可选用牛膝、石斛、菟丝子、金樱子、覆盆子;利湿可选用泽泻、猪苓、车前草;清热解毒可选用黄柏、土茯苓、板蓝根;也可选用知柏地黄丸等中成药。若西药无效则应尽快停用,可换用雷公藤总苷、昆明山海棠、火把花根片等作用类似,但毒性相对较小、药性偏凉的新型中成药制剂,并配合中药汤剂治疗,经处理多可使病情稳定,延缓肾功能损害进展。

(三)中医切入点

根据传统中医的观点,IgA肾病的发生多因患者禀赋薄弱,加之饮食不节、房室所伤等致脏腑气血阴阳亏虚,水湿、瘀血、湿热、痰浊、热毒等病理产物蓄积所致,具有本虚标实的特点,其虚涉及肾、脾、肺、肝诸脏。但IgA肾病是一种纯粹的病理诊断,临床表现不典型,临床与病理的表现程度不对称,若以传统中医宏观认识疾病的方法进行诊治,虽然能取得一定疗效,但难以形成统一的辨证诊断标准,疗效的客观性、稳定性难以保证,而且难以借鉴西医学对该病微观的认识而提高中医药的疗效。

IgA肾病的症状以血尿为主,血瘀在IgA肾病中有着重要的地位,但临床上不能见血止血。清代唐宗海的《血证论》瘀血条下表明:"离经之血,与好血不相合,是谓瘀血",提出通治血证之大纲有四,其中以消瘀为第二法,即以去瘀为治血之要法,即使由其他原因引起的出血,在治本的同时,也要适当配伍化瘀之品,以防止血留瘀,变生他患,提出了化瘀为治疗血证的重要法则。

《先醒斋医学广笔记》提出治血二法,第一法即"宜行血不宜止血","行血则血循经络,不止自止,止之则血凝,血凝则发热恶食,病日痼矣"。杨霓芝教授不断汲取西医及现代中医有关的研究成果,重视以宏观辨证与微观辨证相结合的方法来重新认识该病,并形成了自己的一套观点。在本虚方面,强调以脾、肾气虚为本,这种观点的形成得益于以下研究结果:黏膜免疫功能的异常或缺陷与IgA肾病有关已得到公认,研究表明中医的脾与西医学的免疫调节功能有很大关系,胃肠免疫功能的低下及免疫调节功能异常与脾气虚弱有关。另外,IgA肾病的发病,有明显的体质特异性,不同人群(人种)产生IgA的数量不同,组织内补体活化途径与免疫球蛋白的状况与种族之间存在着密切关系,这些先天因素与中医先天之本的肾是有密切关联的,是肾气不足在微观上的表现。杨霓芝教授认为,该病因虚致病、因邪恶化,其中湿热瘀血之实是影响其病情变化、发展的主要因素。

(四) 中医入药思路特点

杨霓芝教授治疗IgA肾病,抓住患者病机,常常用到黄芪、党参、女贞子、旱莲草、生地、制首乌、三七、泽兰、白茅根、茜草等药。女贞子和旱莲草为二至丸,有补益肝肾,滋阴止血之功效。杨霓芝教授常用其加减来治疗慢性肾脏病,《医方集解》:"二至丸,补腰膝,壮筋骨,强阴肾,乌髭发,价廉而功大"。生地功效:清热凉血、养阴生津;制首乌功效:补益精血、乌须发、强筋骨、补肝肾。IgA肾病患者病程长,多兼有湿热,湿热易灼伤血络,伤及阴津,故生地与何首乌适用于IgA肾病阴虚火旺所致之尿血。黄芪有益气固表、敛汗固脱、托疮生肌、利水消肿之功效,李时珍谓:"芪者长也,黄者色黄,为补者之长,故名。"党参有补中益气、健脾益肺之功效,故黄芪、党参适用于气虚容易外感之IgA肾病。

三七有散瘀止血、消肿定痛之功效,泽兰功能活血祛瘀、利水消肿;三七、泽兰适用于IgA肾病之血瘀者。白茅根甘,寒,归肺、胃、膀胱经,有凉血止血、清热利尿之功效。茜草有凉血活血、祛瘀、通经之功效,《本草正义》曰:"茜根性寒,所主多血热失血之症。古今说解,都无异之"。故白茅根、茜草适用于IgA肾病之血热尿血者。综上所述,IgA肾病多为本虚邪实,本虚以脾肾气虚或肝肾阴虚为主,往往兼有水湿、湿热、寒湿、痰浊、瘀血等病理产物。

(五) 预防调护

IgA肾病大多病情缠绵难愈,病情容易反复发作或加重。因此,杨霓芝教授认为平素应首重防范,预防外感及其他加重因素。应改正不良生活习惯,调畅情志,劳逸合宜,调摄冷暖,饮食适度,避免使用肾毒性药物等,同时嘱患者可长期口服三芪口服液以益气活血。平素可用黄芪、山药、冬虫夏草等煲汤服用以益肺固卫预防外感。

一般而言,水肿明显者,本虚标实;体质强盛者,多实多热;体质虚弱者,多虚多寒。慎起居,避风邪,注意劳逸结合,保暖防寒。冬季寒冷刺激会使血管收缩,血压升高,若腰部受寒后血流量减少,使肾脏功能降低,尤其是感冒会加重病情,出现严重的并发症。因此,要根据季节的变化,及时增加衣服,防寒保暖,预防感冒,提高人体对气候变化的适应性,创造幽静舒适的休养环境,保持病室阳光充足,空气流通和清新,室温在18~22℃,湿度为50%~70%,应注意与呼吸道感染患者隔离,避免被传染。

饮食上,注意进食高热量高维生素低盐易消化饮食。有水肿、高血压和心功能不全者,应进低盐饮食,每天摄盐应少于5g,严格限制水钠的摄入。有氮质血症的患者,应限制蛋白的摄入,碳水化合物和脂类饮食比例应适当增加。水肿明显、大量蛋白尿而肾功能正常者可适量补充蛋白质饮食。由于肾脏病的特殊性,饮食中蛋白质要适中,过多的蛋白质摄入会加重肾脏负荷,使肾功能不全或病情恶化,但过少又可能导致营养不良和低蛋白血症。通常每天不宜超过1g/kg(每瓶牛奶约含蛋白质6g,每只鸡蛋约含6g蛋白质,每50g米饭约含4g植物蛋白质)。优质蛋白质要达到50%以上。由于部分患者限制了蛋白质,其热能的供给要以碳水化合物和脂肪作为主要来源,能量供给视劳动强度而定。休息者,成人每日可供给126~147kJ(30~35kcal)/kg。并要满足患者活动的需要,控制钠盐的摄入。严重水肿及高血压时,钠盐的量要控制在2g/d以下,甚至给予无盐饮食。由于本病病程较长,辅助食疗普遍为常选之法。临床上,药疗辅食疗,对患者康复大有裨益。

常用食疗方

1. 黄芪鲫鱼汤　黄芪 10g,鲫鱼 1 条。将鲫鱼去鳞,内脏,洗净,与黄芪同入砂锅,小火炖至鱼熟离火,吃鱼喝汤,每日 1 剂。适用于 IgA 肾病蛋白尿、水肿、血尿者。

2. 芡实肉汤　芡实 30g,莲子 30g,瘦猪肉 100g。加水适量,三者同煮汤,分 2~3 次服用。适用于 IgA 肾病蛋白尿、血尿者。

3. 车前茅根汤　车前草及白茅根各 30g,可酌加白糖。水煎取汁,代茶饮。适用于 IgA 肾病阴虚火旺所致之尿血。

(六) 典型医案

案 1. 患者赵某,男,21 岁,以"尿中带泡沫 1 个月余"为主诉。患者于 2013 年 12 月 3 日感冒后于医院就诊发现尿检异常,查尿常规示:潜血(+++),尿蛋白(+++)。2013 年 12 月 13 日行肾活检:符合局灶增生硬化性 IgA 肾病,HASS Ⅲ 型,M1S1E0T1,2013 年 12 月 7 日开始服用激素。为求进一步中西医诊治,至我院门诊就诊。现症见:神清,疲倦乏力,腰部酸软,时有胃痛,大便呈咖啡色,尿泡沫多,伴尿频,尿不急,无尿灼热感,夜尿一次,舌红,苔黄,脉弦滑。既往史:无肝炎、肺结核病史。过敏史:无药物过敏史。体格检查:神清,双肾区无叩击痛,双侧肋脊点及肋腰点无压痛,双侧输尿管行程区无压痛,双下肢无水肿。辅助检查:2014 年 1 月 13 日查:尿常规:尿潜血(+++),尿蛋白(+++),尿蛋白肌酐 2 项:蛋白 / 肌酐:0.83,蛋白浓度:2203mg/L。本病西医诊断:IgA 肾病;中医诊断:尿浊(脾肾气虚,湿热瘀阻)。以补脾益肾,清热利湿,活血化瘀为治法。处方:黄芪 15g、女贞子 15g、旱莲草 15g、生地黄 20g、白茅根 15g、茜草 15g、小蓟 15g、蒲公英 15g、石韦 15g、桃仁 15g、黄柏 15g、甘草 5g。7 剂,每日 1 剂,水煎服。

二诊:经益气活血,清利湿热,患者精神好转,腰酸减轻,尿中泡沫稍减,查尿常规:尿蛋白(++)尿潜血(++),但患者颜面部多处出现痤疮,上方加重楼 10g,加强清热解毒之功。

三诊:服用上方 14 剂后,患者诸证见改善,无腰酸乏力,尿频减轻,无夜尿,睡眠安,尿中泡沫减少,定期门诊复诊,守上方随症加减,随访 2 个月,患者情况均有所改善,复查尿常规:尿蛋白(+),潜血(+)。

按语:IgA 肾病其主要临床表现为血尿,或伴有轻度蛋白尿。杨霓芝教授认为,血尿多与热有关,血尿病机离不开热、虚、瘀。外感风热之邪,或思虑劳倦过度,损伤脾胃,致气血不和,湿热内聚,热伤血络,迫血妄行,发为本病;瘀血阻络,血不循经,则血尿不止。此外邪热下扰肾络,则往往使血尿加重或反复。肾虚不能固涩,精微随尿液下泄而成蛋白尿。本病的发生多在人体御邪能力薄弱时,病情迁延日久,或反复发作,正气损伤,邪气仍盛,故本病的病理性质在发作期火热炽盛,或湿热瘀阻,终致络伤血溢,以邪为主;慢性持续阶段多因脾肾气阴两虚,故辨证以正虚为主,或本虚标实,虚实夹杂。疾病初期,病势颇急,尿血量多,呈肉眼血尿者,尚属易治。而久病血尿,时轻时重,反复发作,肉眼与镜下血尿交替出现,病势虽缓,然治愈颇难。久病血尿,以气虚统摄失职为多,血尿日久必伤阴分,且湿热内停又易灼伤血脉,故杨霓芝教授主张用补脾益肾、益气养阴、利湿清热法施治。

案 2. 患者张某,男,36 岁,以"发现蛋白尿 5 年"就诊。患者于 5 年前体检时发现尿蛋白(++),2013 年 3 月住院行肾活检诊断:"IgA 肾病"。现症见:神清,怕冷,倦怠乏力,纳眠差,夜尿 2 次,大便 1 次 / 日,偏稀,双下肢无水肿,舌质淡有少量齿印,苔白,脉滑。既往史:无肝炎、肺结核病史。过敏史:无药物过敏史。体格检查:神清,双肾区无叩击痛,双侧肋脊点及肋腰点无压痛,双侧输尿管行程区无压痛,双下肢无水肿。Bp135/70mmHg。辅助检查:尿常规:PRO(+),BLD(+),24h 尿蛋白定量:404mg/24h。西医诊断:IgA 肾病,中医诊断:尿浊,证候诊断:气虚血瘀。治法:益气活血。处方:黄芪 20g,山茱萸 10g,菟丝子 15g,泽兰 15g,郁金 15g,白茅根 15g,白芍 15g,丹参 15g,茜草 15g,小蓟 15g,甘草 5g,每日 1 剂,水煎服。

二诊:经益气活血治疗后,患者精神好转,倦怠乏力减轻,尿中泡沫稍减,查尿常规:尿蛋白(+),上方加三七 10g,加强活血止血之功。

三诊:继续治疗 2 周后,复查 24h 尿蛋白定量为 168mg/24h,门诊继续治疗,期间多次复查尿蛋白波动在(±)~(+)。

按语:IgA 肾病是以虚实互见为特点的疾病,然而祛实易伤正,补虚易助邪,因此,在治疗时往往需要虚实兼顾,补泻并用。该病为临床上的疑难病,临床表现不典型,呈多样化,甚至很多临床与病理的表现程度不一致,虽中医或者西医治疗都有一定疗效,但一般疗程较长,存在为消除血尿、蛋白尿而不合理用药、重复用药等问题。因此,杨霓芝教授在临床施治中,在稳定控制患者蛋白尿、血尿的前提下,以改善患者预后为目的,强调应以平为期,围绕标实本虚的消长而变化,治疗力求用药平稳,合理配伍西药,嘱患者注意休息、舒畅情志、清淡饮食,药虽平和,往往可取得稳定的疗效。调节肾的阴阳平衡,以扶助正气辅以活血化瘀祛除湿浊以除邪,截断病邪的进展,扭转病势获得转机向愈,是治疗 IgA 肾病的关键。杨霓芝教授根据自己对 IgA 肾病的认识,以临床症状结合西医学实验检查,将辨病分期、分级与辨证有机地结合起来,摸索出一套较为完整、有效的诊治方法。

　　结语:IgA 肾病为临床上常见的慢性肾脏病,其发病机制复杂,临床表现与病理改变有时不同步,治疗难度大。目前尚没有针对 IgA 肾病的特异性治疗。杨霓芝教授根据多年的临床经验,应用中医中药治疗 IgA 肾病,取得一定的疗效,为广大 IgA 肾病患者减轻痛苦,保护肾功能,延缓疾病发展,提高生存质量做出了突出的贡献。

(王文凤　吴强烨　金玉燕)

参考文献

[1] 周迎晨.邹燕勤教授治疗 IgA 肾病经验[J].长春中医药大学学报,2012,28(5):799-800.

[2] 傅文录,刘宏伟.时振声教授治疗 IgA 肾病的经验[J].河南中医,1994,14(6):344-345.

[3] 王青青,卢嫣,王怡.IgA 肾病的中医治疗现状[J].中国中西医结合肾病杂志,2016,17(11):1021-1023.

[4] 焦剑.张大宁教授治疗肾性血尿的经验[J].天津中医药,2014,31(3):132-134.

[5] 王安新.聂莉芳教授治疗 IgA 肾病的经验[J].四川中医,2001,19(4):4-5.

[6] 聂莉芳,徐建龙,余仁欢,等.IgA 肾病中医临床实践指南概览[J].中国中西医结合肾病杂志,2013,14(7):565-567.

[7] 陈香美,邓跃毅,谢院生.IgA 肾病西医诊断和中医辨证分型的实践指南[J].中国中西医结合杂志,2013,33(5):583-585.

[8] 陈丁,吴杰,陈香美.IgA 肾病的治疗现状及进展[J].北京医学,2016,38(3):257-260.

[9] 张宏.KDIGO 指南解读:IgA 肾病治疗[J].中国实用内科杂志,2012,32(12):925-927.

[10] 马拯华,董正华.中医治疗 IgA 肾病的思路及优势[J].光明中医,2007,22(6):60-63.

[11] Haas M. Histologic subclassification of IgA nephropathy: A clinicopathologic study of 244 cases[J]. American Journal of Kidney Diseases,1997,29(6):829-842.

第四节　膜 性 肾 病

　　膜性肾病(membranous nephropathy,MN)为最常见的肾病综合征病理类型之一,病理特征为肾小球基底膜弥漫性增厚伴有上皮细胞下免疫复合物沉积。根据病因分为特发性和继发性,继发因素包括自身免疫性疾病、感染、肿瘤、药物等,病因不明者则称为原发性膜性肾病。临床上多表现为肾病综合征,少数患者伴有镜下血尿,其中肾静脉及深静脉血栓是膜性肾病最常见的并发症之一。属中医"水肿""尿浊"等范畴。

一、中医病因病机

(一) 病因

中医典籍中无"膜性肾病"病名的记载,按照膜性肾病以水肿、蛋白尿、低白蛋白血症等为主要表现,一般将其归属为中医学"水肿""尿浊"等范畴。其病因主要可以归结为感受风寒热毒之邪、先天禀赋不足、后天劳逸失调、饮食劳倦等。

肺主宣发与肃降,主治节,主通调水道,外感之邪,最易犯肺。风寒热毒之外邪侵犯人体肌表皮毛,首先犯肺,影响其宣发肃降与通调水道之用,水液不能正常循经向外向上宣布,不能向下向内肃降,导致水肿的发生。肾为先天之本,内寓元阴元阳,为主水之脏,能藏精化气,先天禀赋不足则肾失封藏之职与气化之用,精微不藏则从尿外泄可见尿浊、血尿,肾失气化之用则见水气内停,影响膀胱藏津液之用,导致水肿。脾主运化,能够运化输布人体之精微及水液,饮食劳倦失调最易伤脾,脾失健运则水液运化不及,而为水湿之邪,停留体内,外溢肌肤可见水肿;脾虚则固摄无力,血液及精微共下泄而为尿浊、血尿。外感六淫、肺失宣降及禀赋不足、劳逸失调,导致脾肾亏虚,最后导致肺、脾、肾三脏功能失调,共同导致疾病的发生发展。膜性肾病患者临床常见大量蛋白尿,尿中之蛋白来自于经脉之血,属于人体精微,大量蛋白尿的流失,可以损伤脾、肾两脏。且肺为朝百脉之脏,脾能固摄血液之运行,肾为一身气化之源,肺、脾、肾三脏虚损,可以影响血脉之运行,脉中血滞,即为血瘀,膜性肾病患者常见静脉血栓栓塞之病情,即为血脉凝涩表现。

综上所述,本病病因主要为感受外邪、禀赋不足、劳倦失调,导致肺、脾、肾亏虚为本,水湿、湿浊、瘀血为标。膜性肾病之病情复杂,并非单一因素所致病,病位虽在肾,但与肺、脾、肾三脏密切相关,且与之相表里之膀胱、三焦等腑关系密切。

(二) 病机

对于该病的病机,目前学术界主要认为病位主要在肺、脾、肾,病性为本虚标实,病理因素主要有水湿、浊毒、瘀血等。

《黄帝内经》提出了"正气存内,邪不可干","邪之所凑,其气必虚"的病机思想,而对膜性肾病而言,一般认为肺、脾、肾虚损是本病发生的主要原因,是疾病发生发展之本,标实以风邪、水湿、湿热、疮毒、瘀血为标,且多见多种因素相合致病。本虚则外邪有机可乘,诱发或者加重疾病;本虚则湿浊、瘀血内生,内外合邪使得疾病愈加复杂;标实则正气进一步受损,多因素致病则使病机复杂,虚实夹杂,病情缠绵,治疗棘手。因外邪而致水肿者,病变多责之于肺;因内伤而致水肿或感受外邪日久不愈者,病变多责之脾肾。早期多为实证,日久则虚实夹杂。若发病迅猛或久治不愈可见关格、惊厥、喘脱之变证。

本虚方面

肺脾肾虚 《景岳全书·肿胀》言:"凡水肿等证,乃肺、脾、肾三脏相干之病。盖水为至阴,其本在肾;水化于气,其标在肺,水惟畏土,其制在脾。今肺虚则气不化精而化水,脾虚则土不制水而反克,肾虚则水无所主而妄行,故传之于脾而肌肉浮肿……"系统总结了水肿的发病与肺脾肾三脏相关,为后世医家指明了方向。《素问·至真要大论》言:"诸湿肿满,皆属于脾",《素问·逆调论》言:"肾者水藏,主津液",强调脾肾二脏在水肿发病当中的重要性。现代大部分医家认为膜性肾病以脾肾亏虚为本,分为气虚和阳虚,"瘀"和"湿(热)"夹杂其中。因肾主化气行水,脾主运化水湿,而脾之运化又为肾气所主,而肾之气化又赖于脾气不断充养,因此脾失健运、肾失气化是形成水肿的重要原因,脾失健运,水液泛溢肌肤而成水肿,肾气虚水失所主妄行而成水肿;脾主升清失调,脾虚精微不固则下泄,肾虚则精微失藏而外泄,而导致大量蛋白尿,故治疗中偏重健脾补肾。

标实方面

1. 风寒、风热 风邪为百病之长,易袭阳位,肺为水之上源,主一身之表,外合皮毛,最易遭受外邪侵袭,风邪夹热或寒外袭肌表,内舍于肺,肺失宣降,水液不能敷布,风遏水阻,风水相搏,流溢肌肤而成水肿。《素问·水热穴论》言:"勇而劳甚则肾汗出,肾汗出逢于风,内不得入于脏腑,外不得越于皮肤,客于玄府,行于皮里,传为胕肿,本之于肾,名曰风水。"大部分医家都认为风寒、风热在发病及病程进展过程中起着非常重要的作用,而膜性肾病患者常正气不足,肺卫固护肌表之力亦弱,故易受风寒、风热等诸邪侵袭,如《素问·脏气法时论》言:"肾病者,腹大胫肿,喘欬身重,寝汗出,憎风"。

2. 疮毒 《素问·评热病论》言:"邪之所凑,其气必虚"。由于脾虚不能运化则水湿内停,肾虚不能气化则水湿潴留,久则酿生痰浊,加之外感热毒之邪或因糖皮质激素热化,生成疮疡肿毒,若未能清解消透,疮毒内归脾肺,脾失运化,肺失宣降,三焦水道失畅,水液溢于肌肤而成本病,如《济生方·水肿》言:"又有年少,血热生疮,变为肿满。"

3. 水湿、湿热 湿为阴邪,易袭阴位。脾脏,喜燥而恶湿。湿伤脾阳,脾阳不振,水湿不运,泛于肌肤而成水肿,如《素问·六元正纪大论》言:"太阴所至为重胕肿。""土郁发之……民病心腹胀……胕肿身重"。脾失健运,精微无化,下注与溺并出,出现蛋白尿,如《灵枢·营卫生会》言:"泌糟粕,蒸津液,化其精微"。湿邪伤肾,肾失封藏,亦可导致蛋白尿的发生。或长居寒湿之地,伤及元阳,以致肾失开阖,气化失常,水湿停聚而成本病,如《金匮要略·五脏风寒积聚病脉证并治》"肾着之病,其人身体重,腰中冷,如坐水中,形如水状,反不渴,小便自利,饮食如故,病属下焦,身劳汗出,衣里冷湿,久久得之,腰以下冷痛"。感受湿热之邪或湿邪日久郁而化热,影响脾的转输,湿热内蕴,充斥内外而发病。

4. 瘀血 水湿内停,阻滞气机,或久病不愈,由气及血,或肝失疏泄,气滞血瘀,均可伤及肾络。肾络不通,水道瘀塞,开阖不利,可致水气停着,形成水肿,如《金匮要略·水气病脉证并治》言:"血不利则为水"。针对膜性肾病肾静脉及深静脉血栓发生率较高的特点,现代诸多医家认为,瘀血阻络贯穿病程始终。

综上可知,膜性肾病病位主要在肺、脾、肾,脾肾亏虚,是膜性肾病发生、发展的基本病机,其中又有气虚、阳虚之侧重不同,水湿、瘀血是膜性肾病发展过程中的主要病理产物,也是膜性肾病进展全过程中的重要致病因素。膜性肾病进展过程中又常因外感或湿热疮毒浸淫等因素使肺失宣降或脾失运化,引起膜性肾病急性发展或加重。其外感常见有风寒、风热;其湿热疮毒,大都因湿邪郁久化热所致,或久用糖皮质激素等因素所致;又常因火热之邪耗气伤阴,出现阶段性的气阴两虚,或肝肾阴虚,或阴虚阳亢等变证。若病情无法有效控制,最终将会发展为湿浊毒邪壅塞三焦,气血阴阳皆损的癃闭、关格、肾衰等病。

二、中医各家学说

中医学的发展史在一定程度上是中医各家学说的形成与发展史,正是特色鲜明的中医各家学说丰富和壮大了中医学宝库。特发性膜性肾病是临床常见病理类型之一,疗程长,在使用激素联合免疫抑制剂治疗前提下常会有感染、复发等,中西医治疗在一定程度上相互配合,有着积极的意义。现就主要现代中医肾病名家经验做一简要概述。

曹式丽教授认为,特发性膜性肾病之大量蛋白尿的临床表现及基底膜上皮细胞下弥漫性免疫复合物沉积伴增厚的病理特征具有宏观层面与微观层面的共性特征;对辨证而言,认为"毒损"贯穿病变全程,尤以风、湿、浊、瘀"毒损"效应突出,对于中医病机的认识,除重视本脏病变外,尚应从肺、从肝予以辨识。在临床实践中,强调从毒论治,并根据患者病变阶段病机要点,分立从风、从湿、从瘀辨治,同时重视肺肝兼调,临证整合,灵活应用,临床每每取得良好疗效。风者,从疏风解表、清热解表论治;湿者,从三焦论治;瘀者,活血破血、益气养血配合,刚柔相济;再兼顾肝、肺等相关脏腑。

聂丽芳教授认为,膜性肾病当属于中医"风水""皮水""正水"的范畴,其主要病机为脾肾两虚,在疾病的演变过程中,瘀血因素贯穿于疾病发展的始终,是影响疾病发展的重要因素之一,在临床实践中,需要以中医辨治为主导,强调辨证求因,要根据不同的发病原因采取不同的治法,注重正气的维护,不轻易使用攻伐之法及攻伐之方药。中医治疗的目的在于调动机体的水液代谢的能力,缓解患者的突出症状,然后再重点控制蛋白尿,提倡以健脾益肾活血化湿法,健脾益胃以参苓白术散、香砂六君子汤加减;补肾涩精以参芪地黄汤为主;活血化瘀以当归芍药散化裁。

对于难治性膜性肾病,黄春林教授提倡要积极有效控制影响疾病发展的感染因素,邪在上焦常用银翘散、败毒散、银翘马勃散等;在中焦则用藿香正气散、半夏泻心汤、龙胆泻肝汤之类;在下焦则常用八正散、桃核承气汤、五苓散之类。进而控制蛋白尿,缓解病情。黄春林教授指出,风湿扰肾是膜性肾病蛋白尿产生的核心病机,应重视祛风治湿治疗,常辨证使用防己黄芪汤、麻黄连翘赤小豆汤加减。最后巩固疗效以防止疾病复发,黄春林教授认为,可从补肾固精、健脾摄精、养肝益肾三法来恢复脏腑之气化,从而有效"塞流",固其根本。在整个治疗过程中,主张中西医结合治疗,在中医辨证的前提下,选择有针对性的符合中医思维及中药药理机制的方药,同时在组方时,要注重发挥中医药优势,缓解或者预防激素及免疫抑制剂的毒副作用等。

吕仁和教授认为,认为本病的病位在解剖学的肾,各种原因导致肾络癥瘕形成,而发生的中医学中的水肿病。中医学认为水肿的发病以肾为本,无论何脏腑受邪,最后均为邪伤于肾而致病情加重。肺、脾、肾脏腑功能失调,三焦水道气化不利等是发病的根本原因,邪气侵袭、机体产生病理产物致脏腑功能失常是本病发生过程中的关键环节。标本虚实随着疾病过程不断转化,需要临证时根据不同表现针对病机各有侧重,多方兼顾,分清主次和轻重缓急。

可见,中医对于膜性肾病的病位认识,多归结为脾肾两脏,涉及肺、肝及三焦等脏腑,病性主要为本虚标实为主;其发生多由素体禀赋不足、饮食不当、过度劳倦、外邪侵袭、药毒伤肾等引起。

三、中医治则治法

针对水肿的治法,《素问·汤液醪醴论》言:"平治于权衡,去宛陈莝……开鬼门,洁净府",即发汗、利尿、泻下逐水三大基本原则,一直沿用至今。《金匮要略·水气病脉证并治》言:"诸有水者,腰以下肿,当利小便;腰以上肿,当发汗乃愈",提出了发汗、利小便的"上下分治"思路。当代医家针对肾风水肿更提出了"从风论治"的思想,并有"风药"之说,如《医宗必读》言:"地上淖泽,风之即干",故常用祛风除湿等法。有研究指出,膜性肾病患者中,以脾肾阳虚、气阴两虚居多,其中气阴两虚较脾肾阳虚型患者病程长,尿蛋白量多,肾小球滤过率低,脾肾阳虚组较之气阴两虚组更容易发生高胆固醇血症或高脂血症,同时可相兼其他脏腑病情;在治法上,主要以补脾益肾,活血利水为主,补脾益肾方面,可有补脾益气、补肾益气、补益脾肾之气的区别,在此基础上,可兼祛风活血、清热活血、活血化湿等;在遣方用药方面,多以补益药、利水渗湿药为主。也有学者指出,基于膜性肾病病情反复的实际,以久病入络之理论为依据,通过扶正通络和祛瘀通络为基本治疗原则指导临床,也有一定疗效。

针对膜性肾病的临床特点,中医治疗膜性肾病并非单一从传统水肿论治,首先针对本病的基本病机脾肾亏虚和主要病理产物水湿、瘀血等,确立基本治疗方法,即温补脾肾、化湿利水、活血化瘀,此可谓辨病论治。同时又根据膜性肾病发展的不同阶段或病变进展过程中出现不同的变证,本着"急则治其标,缓则治其本"的原则进行辨证论治。如出现外感,辨风寒风热等,以祛风散寒或祛风清热为主;若有热毒侵淫,当以清热解毒为主;若有湿热内壅,当以清热利湿为主;若出现肝肾阴虚或见阴虚阳亢,又当以滋补肝肾或滋阴潜阳为主。

激素和细胞毒类药物是治疗膜性肾病常用药,然上述诸药有较大毒副作用,若与中药合用则可减轻毒副作用,并能增效,因此激素和细胞毒类药物联合中药为目前临床上较为成熟的治疗方案。如中药配合激素治疗膜性肾病的具体方法有根据激素足量、减量、维持量的不同剂量给药阶段而出现的不同证型变化,分别给予清热解毒、养阴清热、健脾益气、温肾助阳之品,该治疗方案可增效减毒,保证激素、细胞毒类药物治疗疗程的完成。对于激素撤减阶段、激素抵抗阶段或激素依赖的患者,中医药的治疗应为主要治疗手段。服用细胞毒类药物时配合中药可减轻胃肠反应及肝损伤,减轻骨髓抑制反应。激素停药后,适当服用中药可调整机体功能,增强正气,预防外感,减少复发,针对膜性肾病病程长及伴有低白蛋白血症、高脂血症等特点,常加用活血化瘀药物,有助于病情缓解。

四、西医学诊治

膜性肾病为近年来愈发常见的肾病综合征病理类型。特发性膜性肾病是通过病史、临床表现、实验室检查等手段排除感染、药物、肿瘤、过敏、糖尿病及系统性红斑狼疮等继发因素,并根据肾活检结果所作出的病理性诊断。临床表现不一,大多以肾病综合征表现起病,少数患者有镜下血尿,但肉眼血尿并不常见,伴或不伴高血压、肾功能不全、血栓、栓塞等症状。

(一) 病理特征

膜性肾病按病理特征分为特发性(又叫原发性)膜性肾病和继发性膜性肾病。

1. 原发性膜性肾病 病理特征为肾小球毛细血管基膜广泛增厚伴有上皮细胞下嗜复红物质和钉突形成,电镜下上皮下可见少量或大量电子致密物,免疫荧光可见补体 C3 及 IgG4 颗粒沿着肾小球基膜广泛沉积。

2. 继发性膜性肾病 是指继发其他疾病引起,需要注意与膜型狼疮性肾炎、乙肝相关性膜性肾病、肿瘤相关性膜性肾病、药物及重金属所致膜性肾病等注意鉴别。

(二) 治疗

1. 一般治疗 患者应以卧床休息为主,尤其是严重水肿、低白蛋白血症患者。但要适当活动预防深静脉血栓形成。

适当限盐限水,正常优质蛋白饮食 0.8~1g/(kg·d)(富含必需氨基酸的动物蛋白)。另外要保证充分的热量,不应少于 126~147kJ/(kg·d)〔30~35kcal/(kg·d)〕。

2. 对症治疗

(1) 利尿消肿:水肿明显,限盐限水后仍未消肿者,可选用利尿剂,但不宜过快过猛,以免造成有效血容量不足,加重血液黏度升高,诱发血栓及栓塞并发症。常用药物包括呋塞米、氢氯噻嗪、螺内酯等。应用时需注意患者水电解质情况,对于严重低蛋白血症、高度水肿而又少尿患者和伴有心力衰竭患者慎用。

(2) 控制血压减少蛋白尿:首选血管紧张素转换酶抑制剂(ACEI)、血管紧张素Ⅱ受体拮抗剂(ARB),不仅可以控制血压,减少蛋白尿,还具有独立于降压作用之外的肾脏保护作用。若血压控制欠佳则合用上长效二氢吡啶类钙离子通道拮抗剂（CCB）、β 受体拮抗剂、α 受体拮抗剂等。

3. 免疫调节治疗

（1）糖皮质激素：糖皮质激素治疗为临床常用选择方案，常用的糖皮质激素口服药物包括泼尼松、甲泼尼龙等。但是，大量临床研究结果指出，对于符合肾病综合征诊断、无免疫抑制禁忌证的膜性肾病患者，单用糖皮质激素疗效欠佳，需要联合或改用其他的免疫抑制剂。

（2）环磷酰胺：环磷酰胺是常用的肿瘤科用药，具有细胞毒性，以前多用于恶性肿瘤治疗。目前国内外多将环磷酰胺合糖皮质激素作为膜性肾病的初始治疗方案，具有一定的疗效。但是环磷酰胺的毒副作用较多，常见的不良反应包括骨髓抑制、中毒性肝损害、性腺抑制、脱发及出血性膀胱炎等。

（3）吗替麦考酚酯：吗替麦考酚酯，又称麦考酚吗乙酯或霉酚酸酯，一种新型的免疫抑制剂，可选择性抑制 T 细胞、B 细胞增殖及抗体合成，从而达到免疫抑制目的。普遍用于肺孢子虫病、器官移植术后排斥反应、系统性红斑狼疮、类风湿关节炎等疾病的治疗，且不良反应相对较小。但是，此药单药治疗膜性肾病似乎无效。

（4）环孢素：环孢素广泛用于器官移植排异反应，近年来已经被作为膜性肾病的一线用药。其不良反应包括感染、肝肾毒性、高尿酸血症、多毛及齿龈增生等。

（5）他克莫司：他克莫司同环孢素一样属于钙调神经酶抑制剂，但免疫抑制作用更加强大，相当于环孢素的 50~100 倍，比环孢素具有更高的安全性，但价格昂贵，近年来逐渐应用于治疗对激素产生依赖、抵抗或频繁复发的难治性肾病，其中就包括膜性肾病。其不良反应主要包括肾毒性、高血糖、高血压、肢体震颤等。

4. 并发症治疗

（1）感染：控制感染，抗生素选用对致病菌敏感、强效且无肾毒性或肾毒性较小者。

（2）血栓及栓塞：膜性肾病血栓及栓塞发生率较高，一般认为当血浆白蛋白 <20g/L 提示高凝状态，应当开始使用抗凝剂，如肝素钠、低分子肝素等，也可口服华法林，抗凝同时可辅以抗血小板治疗，如双嘧达莫、阿司匹林等，若已发生血栓、栓塞，应尽早给予尿激酶或链激酶全身或局部溶栓，同时配合抗凝治疗，抗凝药一般应用半年以上。应用过程中注意患者出血风险。

（3）急性肾损伤：可危及生命，应积极处理，针对不同原因选择不同治疗方式，如利尿、血液透析、原发病治疗等。

(4) 脂质代谢紊乱:针对高胆固醇血症及高甘油三酯血症之不同可选择相应的 HMG-CoA 还原酶抑制剂(他汀类)、氯贝丁酯类药(贝特类)。

5. 中成药 目前肾炎康复片、雷公藤总苷、黄葵胶囊、百令胶囊等已被广泛用于膜性肾病的治疗,不但能减少蛋白尿,还能保护患者肾功能,临床上常配合糖皮质激素、免疫抑制剂应用。

五、杨霓芝教授学术思想

(一) 病因病机

杨霓芝教授长期从事中医内科临床、科研及教学工作,对膜性肾病的认识及治疗有独到见解。杨霓芝教授认为膜性肾病的基本病机以脾肾亏虚(气虚、阳虚)为本,水湿、湿热及瘀血为标,标实中尤以瘀血为著,为膜性肾病最常见的病理产物,亦为其加重因素,如因虚致瘀,因瘀致虚,病程缠绵,久久难以治愈。

杨霓芝教授认为,本病的病因包括:风邪夹他邪合而伤人,风邪外袭、风寒外束或风热上扰等,肺气失宣,水液不能敷布,则流溢肌肤,发为水肿;时令阴雨或湿邪内侵,易阻碍中焦气机,湿阻中焦,损伤脾胃运化水湿功能,使其不能升清降浊,水液泛溢肌肤,而成水肿;水湿内留日久,阻碍气机,或久病不愈,由气及血,伤及肾络,络脉不通,水道瘀塞,可致水气内停,发为水肿;病情日久或劳倦内伤,耗伤人体正气,精亏血乏,水湿内生,而成水肿。

血、尿中蛋白,属于中医"精"范畴,《素问·通评虚实论》言:"精气夺则虚",而精气不仅有肾中先天之精,亦有源于脾脏化生水谷而产生的后天之精,并由脾气散布到周身。因此,杨霓芝教授认为,蛋白尿的形成,与脾肾两脏的功能失调密切相关,脾失统摄,肾失封藏,精微流失,临床可表现为蛋白尿、低蛋白血症。

(二) 中医辨证与辨病治疗

杨霓芝教授在长期临床实践中,根据慢性肾病患者易感冒、肢体疲乏、腰膝酸软、夜尿多、舌淡黯齿痕苔薄白、脉沉细尺脉弱及血尿、蛋白尿等临床症状及中医证候,遵循中医辨证思维方法,提出气虚证是慢性肾病的主要病机。"气虚血瘀"的学术思想和"益气活血"为主的治疗思路是杨霓芝教授临证肾病的学术特色之一,这同样符合于膜性肾病的病机特点并应用于临床。据临床观察报道,几乎所有的肾病综合征患者不同程度地存在着瘀血的病理状态,其中大部分的肾病综合征患者易出现舌下络脉瘀紫、血浆纤维蛋白原、红细胞聚集指数均增高等明显的血液高凝倾向,说明瘀血阻滞经脉是肾病的基本病机之一。"久病入络","久病多瘀",而久病亦多虚,其中以肺、脾、肾三脏亏虚为主。杨霓芝教授之益气活血法是将益气法和活血化瘀两大治疗法则相结合治疗,在治疗过程中,必须重点抓住"虚""瘀"二字,本虚乃肺、脾、肾三脏之气虚,因虚致瘀,因瘀而正愈虚。杨霓芝教授主张治疗本病时需"益气"与"活血"并举,并贯穿本病治疗始终,气为血帅,气能生血,气行则血行,血为气母,血能载气;气血关系中,气为主导,杨霓芝教授提倡之益气活血法,将益气放在首要位置,突出了气在气血关系中的主导性作用,血能养气,瘀血内停一方面阻滞气的运行,同时也可以耗损正气。根据脾肾在该病中的关键作用,首选补益脾肾之气之药,又因为该病为慢性病程,需要服药时间长久,选方多见平和。益气以健脾为先,因脾为后天之本,后天充足则先天得养;肾为先天之本,先天者,与生俱来,生即是定数,古语既有补肾不如健脾之说,脾气得补,则土能涵水养水,水足则土气得养,脾肾之气得补,中焦得充,精微得固,气得生化之源,气盛推动有力,水湿得化以行,同时活血化瘀,使瘀血得以化生,脉络得以通畅,使得"气行血行","气行水化",即是治病求本之法。杨霓芝教授经验,对于瘀血证候表现不是突出、病情疑难、疗效不佳的病例,通过活血化瘀方药的应用,其体征与尿常规化验及肾功能却能有明显改善,因此杨霓芝教授在临床实践中,不管有无"瘀"的外候,都采用活血化瘀法。临床观察随访表明,早、中期坚持适量的应用活血化瘀的患者,复发极少,缓解期明显延长。恰如西医学认为免疫反应是引起肾小球疾病的关键,由免疫反应介导的凝血启动是病变持续发展和肾功能进行性减退的重要因素。益气活血类方药可有效地调整机体的免疫功能,改善血液流变学,从而延缓肾脏疾病的病程。正如《读医随笔》中云:"叶天士谓久病必治络,所谓病久气血推行不利,血络之中必有瘀凝。"因此,杨霓芝教授在临证膜性肾病的实践中,活血之品一般选择药性平稳如丹参、当归、白芍、桃仁等,而不选择三棱、莪术等破血行气之药。益气方面当选用黄芪、党参、白术等。基于以上理论,杨教授以"益气活血"为特发性膜性肾病治疗大法,拟定基本方:北黄芪 20g,党参 15g,白术 15g,熟地黄 15g,盐山茱萸 10g,菟丝子 20g,丹参 15g,泽兰 15g,当归 15g,桃仁 5g,红花 5g,白芍 15g,甘草 3g。其中北黄芪、党参、白术、熟地黄、山茱萸、菟丝子共奏益气健脾、补肾填精之功效,丹参、泽兰、当归、桃仁、红花活血化瘀佐以利水;关于芍药,《名医别录》有曰:"通顺血脉,缓散恶血,逐贼血",故其有和营理血、充养血脉之功效,甘草调和诸药。并在此基础上,临证加减:

水肿甚者,加泽泻 15g,茯苓皮 30g,猪苓 15g 以利水消肿。

肿甚而喘者,加葶苈子 15g,大枣 10 枚,桑白皮 15g,茯苓皮 30g,桂枝 10g,

泽泻 15g 等。

阳虚肢冷者,加淫羊藿 15g、肉桂(焗服)2g 以温阳补肾利水。

纳呆者,加陈皮 5g、砂仁(后下)10g 以健脾理气。

湿热内蕴者,可加蒲公英 15g,石韦 15g,生薏苡仁 30g 等以清热利湿。

补气重用黄芪,《汤液本草》中记载:"黄芪,治气虚盗汗并自汗,即皮表之药;又治肤痛,则表药可知;又治咯血,柔脾胃,是为中州药也;又治伤寒尺脉不至,又补肾脏元气,为里药。是上、中、下、内、外三焦之药"。即黄芪是里药,不只补脾肺气,还补肾脏元气。甄权在《药性论》中记载:"黄芪其补肾者,气为水母也。"现代药理研究表明,黄芪含有氨基酸、微量元素、多糖、黄酮及黄酮类似物等多种生物活性成分,具有免疫调节、清除自由基、降低尿蛋白、增加蛋白质净合成、调节血脂代谢、改善血液流变学、抗纤维化等作用。黄芪一味兼具益气健脾补肾、活血化瘀的功效,故杨霓芝教授常重用黄芪治疗本病,取其补气兼活血,用量常 30g。

(三) 中医切入点

根据循证医学及膜性肾病免疫抑制治疗方案最新专家共识,杨霓芝教授结合多年的临床经验提出以下治疗建议。

1. 低危患者 中医药治疗为主,降低尿蛋白和保护肾功能。尿蛋白 <3.5g/d 的为低危患者,此阶段治疗目标为降低尿蛋白和保护肾功能,以中医辨证治疗为主,必要时辅以 ACEI 或 ARB 类药物。

2. 高危或中危患者 治疗 6 个月无缓解,尿蛋白 >6g/d(高危)或尿蛋白 3.5~6g/d 患者(中危)但肾病综合征症状突出或肾功能不全者,应给予免疫抑制治疗,如激素联合雷公藤总苷片,或激素联合环磷酰胺或联合他克莫司、吗替麦考酚酯等,此阶段中医药治疗的重心是配合免疫抑制治疗,发挥增效减毒的作用。

(1) 免疫抑制剂治疗起始阶段 - 中药滋阴清热解毒:此阶段患者多兴奋、五心烦热、潮热、痤疮、口干苦,甚至失眠,舌红,少苔,脉弦细等气阴两虚、阴虚内热之象。杨霓芝教授认为激素乃纯阳之品,长期大剂量使用易化热化火,以及耗气伤阴,此阶段应在上述基本方基础上加用滋阴清热类的中药,如生地黄、知母、黄柏、地骨皮、麦冬、牡丹皮等,或联合知柏地黄丸加减等;兼见湿热者加蒲公英、栀子、赤芍、生薏苡仁等;阴虚内热者可联合玉女煎加减;伴湿热明显者,可联合五味消毒饮加减。

(2) 免疫抑制剂减量及小剂量维持阶段 - 中药益气养阴或益气(温阳):此阶段数患者表现乏力肢倦、面色少华、腰膝酸软、头晕耳鸣、纳少腹胀、夜尿增多等症,舌质转为淡红少津,脉细弱,提示由阴虚火旺证转化为气阴两虚或脾肾气虚,与西医学皮质激素撤减综合征相符。此阶段治疗应在基本方基础上加大益气养阴、健脾补肾力度,如加大党参、北黄芪、白术等用量,加用芡实、太子参、沙参、麦冬等。如此期患者疲乏、形寒肢冷、腰酸耳鸣、月经不调、舌质淡红、舌体胖大、脉沉细等脾肾气(阳)虚表现,则应加大健脾补肾益气(温阳)力度,加大黄芪、党参等用量,加用淫羊藿、菟丝子、制何首乌、制附子、肉桂等温阳之品。

3. 慢性肾衰竭患者 - 中药益气活血蠲毒法　对于血肌酐 >352μmol/L 或已有慢性肾小球硬化、广泛间质纤维化的本病患者,此阶段治疗目标为延缓慢性肾衰竭的进展,杨霓芝教授主张益气活血蠲毒法的中医综合疗法治疗为主,而不再给予免疫抑制治疗,如补肾健脾益气活血辨证中药汤剂口服,联合辨证中药灌肠等。

(四) 中医入药思路特点

1. 益气活血,贯穿始终　针对膜性肾病患者常血液高凝、易栓塞等特点,杨霓芝教授主张多途径应用活血化瘀药。常选活血药有丹参、桃仁、红花、川芎、三七、益母草等植物类中药,临证用药时尚需针对导致瘀血的病因进行辨证选药,如气虚血瘀者,治以补气活血,如黄芪、党参;阴虚血瘀者,治以养阴活血,如生地黄、玄参;气滞血瘀者,治以理气活血,如延胡索、艾叶等。由于膜性肾病脾肾亏虚为本,故活血之品以轻缓之剂为宜,慎用峻猛、破血之品,以免伤及正气。

常用益气活血药对:

(1) 黄芪、党参配当归:党参其性平,味甘、微酸,归脾、肺经,《本草从新》记载:"补中益气、和脾胃、除烦渴。中气微弱,用以调补,甚为平妥"。当归味甘、辛、苦,性温,归肝、心、脾经。明代张介宾撰《本草正》谓:"其(当归)味甘而重,故专能补血,其气轻而辛,故又能行血,补中有动,行中有补,诚血中之气药,亦血中之圣药也。大约佐之以补则补,故能养营养血,补气生精,安五脏,强形体,益神志,凡有形虚损之病,无所不宜。"《本草新编》谓:"当归,味甘辛,气温,可升可降,阳中之阴,无毒。虽有上下之分,而补血则一。入心、脾、肝三脏。但其性甚动,入之补气药中则补气,入之补血药中则补血,无定功也。"对于配伍方面,《得配本草》有云:"上党参,得黄芪实卫,配石莲止痢,君当归活血,佐枣仁补心"。故黄芪、党参配伍当归可起到健脾固表、益气活血之功。基于此,杨霓芝教授教授在临床上常选用党参、黄芪配伍当归治疗本病证属脾肾气虚血瘀型,其中黄芪用量常为 15~30g,党参 15~20g,当归 15g。

(2) 黄芪配三七：三七味甘、微苦，性温，归肝、胃经，《本草纲目拾遗》记载其："去瘀损，止吐衄，补而不峻"，"三七补血第一"。黄芪和三七药配伍是益气活血法的代表，据此原理杨霓芝教授制成的三芪口服液(黄芪、三七等，广东省中医院院内制剂)，研究表明该药在抑制肾小球系膜细胞增生、减少尿蛋白方面效果显著。在此基础上，杨霓芝教授经常在辨证基础上选取黄芪、三七药对，及三芪口服液治疗，尤其适用深静脉血栓形成、高龄，以及有使抗凝禁忌、甚至有出血的患者，用药比例常为 1∶1 或 2∶1。

(3) 黄芪配当归、白芍：黄芪当归药对已有近千年的使用史，最有名要数金元时期李杲所创制的"当归补血汤"，其中芪归比例为 5∶1。黄芪补脾肾之气、益肺气，是气中之要药，当归善补阴血，为血分之要药，两者联用可起到气血双补的功效，"以无形之气，补有形之血"。白芍，也称白花芍药，味苦、酸，性凉；入肝、脾经。《神农本草经》中云："主邪气腹痛，除血痹，破坚积，治寒热疝瘕，止痛，利小便，益气。"《名医别录》中云："白芍，通顺血脉，缓中，散恶血，逐贼血，去水气，利膀胱、大小肠，消痈肿。"《滇南本草》载："白芍，收肝气逆痛，调养心肝脾经血，舒经降气，止肝气疼痛。"另外，当归配白芍方面，古代早有当归芍药散记载，如《金匮要略·妇人杂病脉证并治》有谓："妇人腹中诸疾痛，当归芍药散主之"。当归芍药散中重用芍药敛肝和营，又佐以当归以调肝和血，两者合用，敛肝活血，颇为适用于血瘀致病的膜性肾病。此外，关于黄芪配当归，现代药理研究表明，黄芪、当归在体外对正常人及大鼠的血小板聚集均有显著的抑制作用，还有较好的促解聚作用，且当 1∶1 配伍时此作用最强，有明显协同作用，对防止疾病状态下血栓或栓塞的发生以及改善凝血功能异常具有重要影响，白芍则可以改善巨噬细胞功能。故杨霓芝教授在临床上多选用黄芪配当归、白芍，三者相生为用，可共奏益气健脾、活血养血，以及疏通气机、畅达三焦之功，使得"气行血行"，"气行水化"，适用于特发性膜性肾病证属脾肾气(阳)虚、瘀血内阻日久，伴气机郁滞的患者，其中黄芪、当归、白芍比例常为(5∶1∶1)~(2∶1∶1)。

2. 健脾补肾，固摄精微　通过总结杨霓芝教授治疗膜性肾病的用药特点，得出其治疗膜性肾病的核心药物有北黄芪、党参、熟地黄、山茱萸、菟丝子、丹参、泽兰、当归、桃仁、红花。其中，黄芪具有补气健脾、益卫固表、利水消肿之功，为治疗气虚水肿之要药。现代药理研究表明，黄芪有明显的利尿作用，并能增强和调节机体免疫力，还可降低血小板黏附力，减少血栓的形成。党参其性平，味甘、微酸，归脾、肺经，《本草从新》记载："党参，补中益气、和脾胃、除烦渴"，中气微弱，用以调补，甚为平妥。泽兰有活血调经，利水消肿之功。熟地黄善滋补肾阴，为补肾阴之要药，《本草纲目》记载，熟地黄能"填骨髓，长肌肉，生精血，补五脏内伤不足"。激素为阳刚温燥之品，多用易致阴虚，故杨霓芝教授在治疗肾病综合征时善用熟地黄，尤其是应用激素治疗的患者，常配合二至丸以滋补肾阴，培本下元。针对膜性肾病病程较久患者，常喜用补肾固摄药物，如山茱萸、金樱子、覆盆子等。山茱萸，味酸，性微温，归肝、肾经，《日华子本草》："暖腰膝，助水脏"，《雷公炮炙论》："壮元气，秘精"，《药品化义》：山茱萸，酸能收脱，敛水生津，治遗精、白浊，阳道不兴，小水无节，腰膝软弱，足酸疼"。金樱子，味酸、涩，性平，入肾、膀胱、大肠经。《名医别录》："止遗泄。"《滇南本草》："治日久下痢，血崩带下，涩精遗泄。"《蜀本草》："治脾泄下痢，止小便利，涩精气。"覆盆子，味甘、酸，性温，归肾、膀胱经。《本草衍义》："益肾脏，缩小便。"《本草蒙筌》："治肾伤精竭流滑。"这些药物均以酸温为主，酸能收敛，涩可固脱，尿蛋白为精微下注，久病失其固摄则缠绵难愈，因此在健脾益气基础上，加用补肾固摄收敛之品可达标本兼治之效。

（五）预防调护

根据"未病先防，既病防变，瘥后防复"的治病思想，杨霓芝教授重视肾病综合征的早期预防。

1. 肾病综合征患者处于免疫功能低下的状态，易受外邪感染，因此，在急性期应避免到公共场所，预防感染。病情稳定者应适当活动，防止深静脉血栓形成。水肿明显者应适当限制水钠摄入，每日盐的摄入以 <3g 为宜，并应限制水的摄入量。

2. 由于大量蛋白尿会进一步加重肾小球损伤，因此，建议给予肾病综合征患者 0.8~1.0g/(kg·d) 的优质蛋白饮食，以动物蛋白为主，少摄入植物蛋白。

3. 严格控制血压对于伴有蛋白尿的肾脏具有保护作用，根据 KDIGO 指南推荐，当蛋白尿 <1g/d 时，血压控制目标为 <130/80mmHg；蛋白尿 >1g/d 时，血压控制目标为 <125/75mmHg。

4. 由于肾病综合征患者常伴有脂肪代谢紊乱，易导致高脂血症发生，高脂血症反过来又进一步加重肾小球硬化，因此，对于伴有血脂异常的肾综患者，应适当加用调脂药物。

5. 肾病综合征患者由于凝血因子的改变及激素的使用，常处于高凝状态，易形成血栓，因此，在治疗过程中应重视活血化瘀药物的应用。

在运用药物治疗之外，要加强饮食、劳作宣教，提高患者自我防病保健意识。注重"三分治疗七分养"的原则，除药物治疗外，增加食物疗法，提高身体免疫力，预防感冒，防止病情反复发作。

常用食疗方:

对于符合肾病综合征临床诊断的膜性肾病患者,杨霓芝教授常用食疗方同肾病综合征;对于表现为少量蛋白尿的膜性肾病患者,杨霓芝教授建议食疗方如下:

1. 黄芪赤小豆白鲫鱼汤　生黄芪 15~30g,赤小豆 30~50g,白鲫鱼一条约250g,加水 1000ml,吃鱼肉补充优质蛋白,喝汤健脾益气,利水化湿,用于水肿明显,低蛋白血症明显者。

2. 单纯玉米须煎汤　玉米须 30~50g,煎水代茶饮,可以利水消肿,可以作为水肿较为明显的患者辅助治疗;

3. 芡实莲子汤　芡实、莲子各 15~30g,加水适量,健脾补肾,宁心安神,适用于蛋白尿兼见睡眠不佳的患者。

(六) 典型医案

案. 熊某,男,44 岁,2012 年 10 月 31 日因双下肢水肿在东莞市人民医院就诊,行肾穿示"Ⅰ期膜性肾病",24h 尿蛋白定量 4513mg/24h,血肌酐水平正常,服用缬沙坦胶囊、百令胶囊、双嘧达莫、辛伐他汀等治疗。2013 年 1 月 23日 24h 尿蛋白定量:1419mg/24h。

首诊,2013 年 2 月 1 日,症见疲倦,双下肢水肿,纳眠可,大便每日两次,小便调。舌淡黯,苔黄,脉细。查体:BP:120/70mmHg,双下肢轻度水肿。诊断:中医诊断:水肿——阴水(脾肾气虚,湿热瘀阻),西医诊断:膜性肾病(Ⅰ期)。处理:中成药予昆仙胶囊 2 粒,3 次 / 日;三芪口服液 1 支,3 次 / 日。中药处方:黄芪 15g,熟地黄 15g,盐山茱萸 10g,菟丝子 15g,丹参 15g,泽兰 15g,白芍15g,蒲公英 15g,石韦 20g,桃仁 5g,甘草 5g。水煎服,1 剂 / 日。

二诊,2013 年 2 月 22 日,症状及查体基本同首诊。2 月 16 日尿常规:PRO(+),BLD(++);肝功能:TP 58g/L,ALB30.9g/L;血脂:TC 7.6mmol/L,TG2.97mmol/L;中药处方在上方基础上加大黄芪、熟地黄及菟丝子的用量至20g。

三诊,2013 年 3 月 15 日,疲倦好转,双下肢仍轻度水肿,偶有下肢肌肉抽搐,口干,纳可,眠一般,梦多,大便每日 2 行,夜尿 1~2 次,舌淡黯,苔白,脉弦细。中成药同前,中药汤剂于原方基础上加大黄芪用量至 30g,去蒲公英、桃仁,加当归 5g。

四诊,2013 年 3 月 25 日,疲乏较前好转,双下肢无水肿,口干,纳可,眠一般,梦多,大便每 2 日一行,夜尿 1~2 次,舌淡黯,苔白,脉弦细。3 月 17 日尿常规:蛋白(++);血白蛋白 33.7g/L;肌酐 73.63μmol/L。中成药三芪口服液加至

2支,3次/日;雷公藤总苷片2片,3次/日。中药处方于原方上加大当归用量至10g。

五诊,2013年5月13日,少许疲倦,口干,纳可,眠一般,梦多,大便日2行,夜尿1~2次,双下肢无水肿,舌淡黯,苔白,脉弦细。中药处方于上方基础上菟丝子加至30g,当归加至15g,加七叶一枝花5g。

六诊,2013年6月3日,症见双下肢无水肿,双下肢乏力,少许口干,纳可,梦多,大便每日2行,夜尿1~2次,小便中较多泡沫,舌淡黯,苔白,舌下脉络迂曲,脉弦细。5月22日外院24h尿蛋白定量212mg/24h,生化:TP 63.1g/L,ALB 38.4g/L,AST 24U/L,ALT 48U/L;6月2日外院尿常规:蛋白(++)。原处方上七叶一枝花加至10g,加土茯苓15g。

七诊,2013年6月17日,症状基本同前,舌淡黯,苔微黄,舌下脉络迂曲,脉弦细。6月12日24h尿蛋白定量452.01mg。中药于原方上黄芪减量至20g,石韦加大至30g,加茯苓30g,菟丝子减量至15g。

八诊,2013年7月15日,小便泡沫较前减少,双下肢无水肿,余症基本同前,舌淡黯,苔微黄,脉弦细。6月23日24h尿微量白蛋白75.5mg/24h;ALB 33.8g/L。中药处方原方黄芪继续减量至15g,石韦减至20g。

按语:本患者起病时表现为大量蛋白尿(4513mg/24h),血肌酐水平正常,病理明确诊断为膜性肾病,外院予ARB类药物治疗3个月后,就诊时临床表现为中量蛋白尿,属于低危患者,此阶段应以中医药辨证论治为主。此患者辨证为脾肾气虚、湿热瘀阻,故杨霓芝教授以膜性肾病基本方基础上进行加减,黄芪、熟地黄、盐山茱萸、菟丝子益气补肾健脾;湿热内阻,暂去党参、白术、红花防温燥化热,加蒲公英、石韦清热利湿;丹参、桃仁、泽兰、白芍以活血化瘀、通脉利水。在后续随诊过程中根据辨证加减,如脾肾气虚明显者,则加大黄芪、党参、菟丝子用量,湿热明显者,加大石韦用量以清热利湿,或加七叶一枝花以清热解毒,且现代医学研究提示七叶一枝花具有调节免疫、抗炎等作用。中药汤剂配以广东省中医院院内制剂三芪口服液益气活血,联合雷公藤总苷片以抑制免疫炎症反应。在主要证候没有变化的前提下,杨霓芝教授强调医生要有耐心和信心,同时在控制严重并发症发生的前提下,坚持守方,平和用药,缓缓图之,最终患者的尿蛋白逐渐减少至正常,血白蛋白亦接近正常低限,病情趋于稳定。

(赵代鑫 蔡寸)

参考文献

［1］毕礼明,陈英兰.特发性膜性肾病中医治疗策略［J］.中国中西医结合肾病杂志,2015,16(11):1017-1019.

［2］雷根平.原发性肾病综合征膜性肾病中医病机及治法探讨［J］.中国中西医结合肾病杂志,2016,17(5):443-445.

［3］窦一田,杨洪涛,曹式丽,等.曹式丽治疗特发性膜性肾病经验浅析［J］.辽宁中医杂志,2017,44(7):1373-1375.

［4］许苑,吴禹池,卢富华.名中医黄春林教授谈特发性膜性肾病治疗的难点与对策［J］.中国中西医结合肾病杂志,2017,18(7):568-569.

［5］李强,林捷,邓丽娥.22例成人膜性肾病的临床特点与中医症候分析［J］.中医临床研究,2018,10(2):18-20.

［6］宋李桃,李亚妤.150例特发性膜性肾病与中医辨证分型的关系［J］.黑龙江中医药,2016,45(5):2-3.

［7］孟曦,王耀光.补脾益肾、化瘀利水方治疗特发性膜性肾病的临床研究［J］.江西中医药,2017,48(8):45-47.

［8］吴侨丰.补气祛风法治疗膜性肾病的理论探讨及临床疗效观察［D］.南京:南京中医药大学,2017.

［9］梁晶.补脾益肾清热活血法治疗特发性膜性肾病的临床观察［D］.石家庄:河北医科大学,2017.

［10］李莲花,陈新昌,张佩青.张佩青教授治疗膜性肾病用药规律挖掘研究［J］.中国实验方剂学杂志,2016,22(12):205-208.

［11］王晓红,马红珍.“久病入络”理论与膜性肾病的中医治疗［J］.黑龙江中医药,2016,45(03):7-8.

［12］聂跃华,叶任高.中西医结合治疗原发性膜性肾炎肾病综合征的临床观察［J］.中国中西医结合肾病杂志,2002(1):18-19,22.

［13］Perna A,Schieppati A,Zamora J,et al. Immunosuppressive treatment for idiopathic membranous nephropathy：A systematic review［J］. American Journal of Kidney Diseases the Official Journal of the National Kidney Foundation,2004,44(3):385-401.

［14］朴胜华,杨霓之.“通脉口服液”延缓肾小管间质纤维化研究［J］.哈尔滨商业大学学报(自然科学版),2010,26(1):9-12.

［15］吴建新,蒋莹,严永清.黄芪、当归及其配伍对大鼠血小板聚集和血小板中 cAMP、cGMP 的影响［J］.中药药理与临床,1992(1):16-17,22.

[16]中国成人肾病综合征免疫抑制治疗专家组.中国成人肾病综合征免疫抑制治疗专家共识[J].中华肾脏病杂志,2014,(6):467-474.

第五节　系统性红斑狼疮性肾炎

系统性红斑狼疮(systemic lupus erythematosus,SLE)是一种表现为全身多系统损害的自身免疫性结缔组织病,其病理表现为自身抗原和抗体结合形成的免疫复合物沉积在肾、皮肤、关节、浆膜、心、肺、中枢神经系统等多部位、多系统而导致的损伤。狼疮性肾炎(lupus nephritis,LN)是继发性肾脏疾病常见的一种,为SLE累及肾脏的表现,约45%~85%的SLE患者有肾脏受累的症状,而在狼疮性肾炎基础上的进行性肾衰竭则是SLE的常见死因。

狼疮性肾炎属中医学之"水肿""虚劳""阴阳毒""肾痹"等病证范畴。

一、中医病因病机

(一)病因

中医学并未有狼疮性肾炎之名,但其类似症状散见于历代文献,如《金匮要略·百合狐惑阴阳毒病证治》云:"阳毒之为病,面赤斑斑如锦纹……""阴毒之为病,面目青,身痛如被杖,咽喉痛",依据狼疮性肾炎的临床表现,求诸文献,可将其纳入水肿、阴阳毒、虚劳、腰痛、痹证、红蝴蝶、日晒疮、鬼脸疮、阳毒发斑、丹疹等范畴。中医学认为本病的形成是由先天禀赋不足,加之外因毒邪侵入。其内因多为先天禀赋不足,导致阴阳气血失调,肝肾亏虚,尤以阴亏为要。外因多与感受邪毒有关,邪毒以热毒最为关键,而病后体虚、劳累过度、外感六淫、阳光曝晒、七情内伤均为该病的重要诱因。总之,狼疮性肾炎的发病,患者先天禀赋不足,肾精亏虚是疾病发生的内在基础,感受外界六淫疫疠之邪为疾病发生的外部条件。此外有医家将本病归于温病学的伏气温病范畴,认为邪热郁毒炽盛为其致病的外因,邪热日久,耗气伤阴,肾气阴两虚而发病。

(二)病机

中医学认为LN病机为本虚标实证,以先天禀赋不足,肝肾亏虚为本,以风湿、湿热、瘀血客于机体为标。肾精亏虚始终贯穿于整个发病过程,风湿、湿热、瘀血三者相互影响,是诱发疾病活动、加重疾病进展的因素,两者相互影响,使疾病反复发作,缠绵不愈。本病如若治不及时,病变可弥三焦,致使五脏六腑俱损,若上入巅顶,则为危证。如果病情迁延,正气愈虚,邪气愈盛,日久则可发生癃闭、关格、肾衰等病。

1. 热毒炽盛　急性发作期以热毒炽盛为主,多表现为阳热燔灼,邪毒内扰之象;热毒炽盛损伤血脉导致血溢脉外而为瘀血,热瘀内结可见局部斑疹黯红、皮下紫斑。

2. 阴虚火旺　邪热伤阴则可导致阴虚火旺,主要表现为腰酸膝软、目睛干涩或视物模糊、头晕耳鸣、乏力、口干、盗汗、脱发、手足心热及月经不调或闭经等。

3. 瘀血　是伴随本病而产生的病理产物,并作为继发性致病因素而进一步影响本病的发展。瘀血停滞是贯穿疾病始终的特征性病机。本病导致血瘀的因素较多,如初期热毒炽盛损伤血脉致血溢脉外而为瘀血,后期则常可因气阴两虚致瘀血,瘀血阻络,可发为腰痛。瘀血也可致水肿的病机,正如《妇人大全良方》说:"夫妇人肿满,若先因经水断绝,后至四肢浮肿,小便不通,名曰血分。水化为血,血不通,复化为水"。《金匮要略·水气病脉证并治》中记载"血不利亦为水"说明瘀血内停,亦可发为水肿。

二、中医各家学说

目前对狼疮性肾炎的中医病因病机和治疗有许多不同的见解,现代多数医家认为该病辨证总属本虚标实,但又有偏实与偏虚的不同,疾病的初期或是活动期应以标实为主,多以热毒和血瘀等邪盛为主要表现,在疾病缓解期则以正虚为主,多以肾虚和气血阴阳不足为主要表现。

张大宁教授认为 LN 发病以本虚标实,虚实夹杂为特点,本虚为肝肾阴虚,脾肾阳虚,标实为热毒炽盛,瘀血阻络,主张分别采用"清""补""温"的治法,并配以"活血化瘀、疏通经络"之法,以"凉血散血、补虚勿忘化瘀"。

邹燕勤教授认为本病是本虚标实之证,病因病机主要是阳邪热邪,火毒之邪侵袭,导致体内阴阳失调,气血运行不畅,瘀凝脉络,热毒燔灼,从而耗血动血,迫血外溢。若热邪火毒之邪久留不去,进一步损伤阴液,累积脏腑,可逐渐出现本虚标实之象。因而治疗本病必须注意扶正与祛邪兼顾,在热毒炽盛时期,固然以祛邪为要,但亦需顾及正气,可酌加益气护阴之品,如选用太子参、灵芝等。在病情稳定之后,大多出现气阴两虚之证候,宜调整阴阳,补益气血,但亦不应忽视祛邪,由于热毒之邪入侵,故在发病初期或疾病过程中常有高热。因此,无论在邪盛或邪退正虚之时,皆以护阴为要。

周仲瑛教授认为本病以肝肾亏虚、阴血耗损为本,风毒痹阻、络热血瘀为标。患者先天禀赋不足,肝肾本虚,情怀久郁,肝郁化火,耗伤肝、肾之阴,或接触某些化学毒物,损伤气血,使脏腑气阴亏虚,成为发病之基础。久则可致阴伤及阳,致脾肾两虚。阴血耗损,郁热内起,化生风毒,毒热痼结,郁于血分,络损血瘀,脏腑受戕,而致低热绵绵不退;或风毒瘀热内郁,而致高热鸱张,甚或神昏,腰酸胁痛,心悸气喘,尿多浊沫。辨证分4型:①风毒瘀热证:治宜祛风解毒、凉血化瘀,犀角地黄汤化裁(现犀角用水牛角代);②血热阴伤证:治宜清透血热、益气养阴,清骨散加减;③阴虚风毒证:治宜培补肝肾、祛风解毒,自拟狼疮肝肾方;④阳虚水毒证:治宜补肾健脾、活血行水,自拟狼疮脾肾方。陈以平教授认为本病辨证特点是本虚标实,以先天肾阴亏损、阴虚火旺为本,病因主要是阳邪、热邪、火毒之邪的侵袭,导致体内阴阳平衡失调,气血运行不畅,痰凝脉络,热毒燔灼,治疗应当中西合璧,扶正与祛邪并举,治疗过程中处处注意顾护阴液,治疗时将LN分为热毒炽盛型、脾肾阳虚型、阴虚内热型、气虚血瘀型4型,主张疾病急性活动期以清解热毒,透热凉营为主;缓解期应当滋阴养液或益气养阴,同时活血化瘀贯穿始终。

叶任高教授认为LN的发病以肾虚为本,热毒内蕴,瘀血停滞是贯穿疾病始终的特征性病机,常在辨证论治的基础上加用丹参、半枝莲、白花蛇舌草、全蝎等清热解毒、活血祛瘀之品。并依据LN患者中医证型特点分为:热毒炽盛、阴虚内热、气阴两虚、气血亏虚、脾肾阳虚5型。治疗方面,一般在急性或亚急性阶段,以治标为主;轻度活动或缓解期以治本为主,但在整个疾病阶段均应注意护阴。并根据狼疮性肾炎的发病特点自制了叶氏狼疮方:蜈蚣2g,乌梢蛇9g,白花蛇舌草15g,紫草根10g,半枝莲15g,无花果10g,瞿麦10g,配合激素及免疫抑制剂治疗,临床疗效显著。叶任高教授强调中西医结合治疗狼疮性肾炎,中西医结合不只是简单的中西药堆加,而是根据疾病发展的不同阶段,药物治疗的不同阶段合理配伍中药治疗。针对临床大剂量使用激素时,患者会有肾阴虚表现,叶任高教授认为此时应使用滋养肾阴药,以滋阴降火,减轻大剂量激素引起的阴虚火旺之症,减少满月脸、水牛背、库欣综合征表现。激素撤减又可出现不同程度的皮质激素撤减综合征,主要表现为肾阳虚、气虚,宜加用益气温阳之类,如菟丝子、补骨脂、仙灵脾、肉苁蓉、黄芪、党参等,促使体内肾上腺皮质激素分泌,减少反跳现象,有助于巩固疗效。

盛梅笑教授提出根据LN病程的不同阶段进行辨证分型的,即活动期分热毒炽盛证、阴虚内热证和湿热壅滞证;缓解期分肝肾阴虚证、气阴两虚证、气血亏虚证和脾肾气(阳)虚证,湿热、瘀血、水湿等作为兼证。疾病后期则与其他肾脏疾病发展至终末期时的表现类似,可分为阴阳两虚证、浊阴上逆证等。宋绍亮教授结合 LN 患者西医的发病机制,认为免疫复合物的沉积即是中医讲的"内伏之毒",患者先天不足或后天失养,加之感受外邪,毒邪内侵,伏于肾而致病,总结出"正气亏虚,邪毒内伏"的基本病机。钟嘉熙教授将本病归于"伏气温病"的范畴,认为 LN 患者肾虚为本,邪气内伏,后因化热化毒自行发出,或因感受外邪诱发而致病,符合《黄帝内经·素问·生气通天论》所说"冬伤于寒,春必温病"。

三、中医治则治法

首先要坚持尽早治疗原则,《金匮要略·百合狐惑阴阳毒病证治》谓阴阳毒"五日可治,七日不可治"。临床实践提示早期发现,及时治疗则病情易于控制,有助于延长生存期乃至根治;反之,则邪盛正虚,病趋难治。施治时,还应注意"急则治其标,缓则治其本"和"标本兼治"。对阴阳毒的治疗,需时时紧扣热、毒、瘀 3 个病理关键,同时兼顾肝肾之虚、脾肾阳虚。急性发作期,宜清热解毒、凉血祛瘀为主,慢性缓解期,重在治本,宜以滋养肝肾、健脾补肾为主。

系统性红斑狼疮全身各系统损害的病理特征与《灵枢》中周痹相符合。《灵枢·周痹》中提出对周痹的治疗原则:"视其虚实,大络之血结而不通,及虚而脉陷空者而调之。"认为本病应以虚实辨证治疗。刘完素《黄帝素问宣明论方·周痹证》载:"《黄帝针经》云在血脉之中,随脉上下,本痹不痛,能上下周身,故以名之,大豆蘖散主之。"对于痹证的治疗,后世医家亦有论述与补充。《杂病源流犀烛·诸痹源流》有"或由风毒攻注皮肤骨髓之间,痛无定处,午静夜剧,筋脉拘挛,屈伸不得,则必解结疏坚,宜定痛散。或由痰注百节,痛无一定,久乃变成风毒,沦骨入髓,反致不移其处,则必搜邪去毒,宜虎骨散。"王清任提出"总滋阴,外受之邪归于何处? 总逐风寒、去湿热,已宁之血更不能活。如水遇风寒,凝结成冰,冰城风寒已散,明此义,治痹证何难",并提出主方身痛逐瘀汤。

对于阴阳毒的治疗方面,在《金匮要略·百合狐惑阴阳毒病证治》中治疗阳毒提到,"升麻鳖甲汤主之";治疗阴毒,则用"升麻鳖甲汤去雄黄蜀椒主之"。对阴阳毒的预后是"五日可治,七日不可治"。《诸病源候论·伤寒病诸候》认为阴阳毒的预后是"若发赤斑,十生一死,若发黑斑,十死一生。"对于热痹的治疗,刘完素主方为升麻汤:"阳气多,阴气少,阳热搏其阴寒故痹,脏腑热寪然而闷也,升麻汤主之。"

狼疮性肾炎的皮肤症状与《温病条辨》提到的温毒发斑类似,而对其治疗做了以下论述:"太阴温病,必发斑疹,汗出过多者,必神昏谵语。发斑者,化斑汤主之;发疹者,银翘散主之。神昏谵语者,清宫汤主之,牛黄丸、紫雪丹、局方至宝丹亦主之"。对于热甚伤筋者,宜育阴潜阳。"下焦温病,热深厥甚,脉细促,心中澹澹大动,甚则心中痛者,三甲复脉汤主之。"对于湿热痹的治疗,则选用宣痹汤:"温聚热蒸,蕴于经络,寒战热炽,骨骺烦疼,舌色灰滞,面目萎黄,病名湿痹,宣痹汤主之"。

现代多数医家对狼疮性肾炎的治疗有许多不同的见解,认为该病辨证总属本虚标实,但又有偏实与偏虚的不同。辨证方面,多采用分期辨证,在疾病的不同时期,应该分清其标本虚实的主次。疾病的初期或是活动期应以标实为主,多以热毒和血瘀等邪盛为主要表现,临床上将其辨证为热毒壅盛型,治疗以清热解毒、活血化瘀为主;热盛耗气伤阴,故佐以补肾健脾养阴之品以扶助正气驱邪外出。在疾病缓解期则以正虚为主,多以肾虚和气血阴阳不足为主要表现,临床上又根据症状的不同,将其辨证为脾肾阳虚型、肝肾阴虚型及阴虚内热型,治疗以健脾补肾、补益肝肾、滋阴降火为主。也有医家主张活动期以阴虚内热证为主,缓解期以脏腑气血阴阳俱虚为主,同时湿热、瘀血、水湿等作为兼证,按阴阳两虚、瘀浊阻络辨证。

总之,LN 的本虚源自脾、肾,标实多见热、毒、瘀。脾虚不能升清降浊,清气不升反而下泄;肾虚封藏失司,固摄无权,精微下流,加之外感热邪、毒邪、瘀血等,导致肾失封藏,水湿内停,气化不利,瘀阻肾络,精气不能畅流,壅而外溢,精微外泄,从而引起临床上常见的血尿、蛋白尿、水肿等症状的产生,所以治疗上应标本兼治,多从脾、肾入手,在清热、解毒、活血化瘀中有所侧重,又不可偏废。

四、西医学诊治

系统性红斑狼疮(SLE)是一种累及多系统、多器官的具有多种自身抗体的自身免疫性疾病。狼疮性肾炎(LN)是 SLE 较常见且严重的并发症。根据肾脏病理检查,结合免疫病理和电镜检查,发现几乎所有的患者均可出现肾脏受累,有 5%~20% 的患者 10 年内进展为终末期肾脏病。LN 是决定 SLE 预后最重要的因素之一,LN 的正确诊治对提高 SLE 患者的生存率、改善 SLE 的预后具有非常重要的意义。

(一)LN 的诊断

1. SLE 及 LN 的诊断 目前通常采用美国风湿病学会 1997 年修订的分

类标准,分别为:蝶形红斑、盘状红斑、光敏、口腔溃疡、非侵蚀性关节炎、胸膜或心包炎、肾炎(蛋白尿、血尿和管型尿)、神经精神系统损伤、血液系统疾病(溶血性贫血、白细胞/淋巴细胞减少、血小板减少)、免疫学异常(抗-dsDNA 抗体、抗-Sm 抗体阳性等)、荧光法抗核抗体阳性等,11 项标准中符合 4 项或以上即可确诊该病。一旦 SLE 诊断成立,且临床上出现持续性蛋白尿 >0.5g/d 或多次尿蛋白≥(+++),和(或)细胞管型尿(可为红细胞、血红蛋白、颗粒管型或混合性管型),临床上即可诊断为 LN。值得注意的是,部分病例临床表现或实验室证据不典型,不完全满足上述诊断条件,对疑似病例应加强随访,观察动态变化,及时做出正确的诊断,对于高度疑似病例应及时进行肾脏活组织检查以明确诊断。

SLE 病情活动情况可以采用 1992 年制订的 SLEDAI 评分系统来判定:抽搐 8 分,精神异常 8 分,器质性脑病 8 分,视觉异常 8 分,脑神经病变 8 分,狼疮性头痛 8 分,脑血管时间 8 分,血管炎 8 分,关节炎 4 分,肌炎 4 分,管型尿 4 分,血尿 4 分,蛋白尿 4 分,白细胞尿 4 分,新发红斑 2 分,脱发 2 分,黏膜溃疡 2 分,胸膜炎 2 分,心包炎 2 分,低补体血症 2 分,抗 ds-DNA 抗体高滴度 2 分,发热 1 分,血小板减少 1 分,白细胞减少 1 分。0~4 为基本无活动,5~9 分为轻度活动,10~14 分为中度活动,≥15 分为重度活动。

2. 肾脏病理分型 国际肾脏病学会和肾脏病理学会(ISN/RPS)2003 年联合制订的狼疮性肾炎的病理组织学分类,将其分为 6 型:Ⅰ 型:轻微系膜型 LN,光学显微镜下基本正常;免疫荧光检查见免疫沉积物。Ⅱ 型:系膜增生型 LN,光镜检查见弥漫性(>50% 肾小球受累)肾小球系膜细胞增生及系膜基质增宽,免疫荧光检查系膜或者系膜毛细血管壁见免疫沉积物。Ⅲ 型:局灶型 LN,光镜检查见肾小球呈局灶性(<50% 肾小球受累)、节段或球性(病变范围 <50% 或 >50% 肾小球毛细血管祥)、活动(增生、坏死)或不活动(硬化)病变。Ⅳ 型:弥漫型 LN,光镜检查见肾小球呈弥漫性(>50% 肾小球受累)、节段或球性(病变范围 <50% 或 >50% 肾小球毛细血管祥)、活动(增生、坏死)或不活动(硬化)病变。Ⅴ 型:膜型 LN,以光镜下的毛细血管基膜弥漫性增厚为特点,可伴有系膜细胞和系膜基质增加。特殊染色示特异性"钉突"样结构和膜的增厚。Ⅵ 型:严重硬化型 LN,为 LN 晚期病变,是不活动的慢性不可逆病变,90% 以上肾小球呈球性硬化,伴肾小管萎缩及间质纤维化。

3. 鉴别诊断 本病需与其他原因引起的肾病综合征、肾炎、肾性高血压、肾功能减退鉴别,如慢性肾炎、紫癜性肾炎、糖尿病肾病、痛风性肾病、乙型肝炎病毒(HBV)相关性肾炎等。另外还需与其他结缔组织疾病和药物引起的红斑狼疮相鉴别。

（二）治疗

LN 的治疗多主张采用中西医结合的方法,并应根据病理类型选择治疗方案,实施个体化原则,治疗目标是保护重要脏器功能,防止复发和不良转归,尽可能减少药物不良反应,治疗的目的是要达到疾病的缓解。

临证治疗时,首先要判断狼疮的活动度,病情是处于急性活动期还是维持缓解期。急性活动期应该积极予以糖皮质激素及免疫抑制剂(可选择环磷酰胺或吗替麦考酚酯)的治疗,急性期根据患者治疗的反应维持 4 个月到半年左右。随后进入维持缓解期,推荐小剂量糖皮质激素联合硫唑嘌呤或吗替麦考酚酯维持治疗,一般维持 2 年左右,继续随访。一般在无特殊禁忌证情况下,建议所有 LN 患者均接受羟氯喹治疗,Ⅵ型 LN 仅根据 SLE 肾外表现决定糖皮质激素和免疫抑制剂。近年对来氟米特、他克莫司、利妥昔单抗在 LN 治疗中的应用的研究日渐增多,来氟米特联合泼尼松在增生性 LN 诱导治疗中有效,患者耐受良好。有研究显示他克莫司联合激素能迅速、有效地控制弥漫增殖性 LN 的病情活动,蛋白尿缓解更快,复发率更低,且未观察到严重不良反应,短期应用安全性较好。Sfikakis 等进行的一项开放性前瞻性研究,为利妥昔单抗治疗增殖性 LN 的安全性和有效性提供了初步依据。

五、杨霓芝教授学术思想

（一）认识病因病机

杨霓芝教授从医 40 余年,对狼疮性肾炎的认识也颇为深刻。杨霓芝教授认为,阴虚、热毒、瘀血是狼疮性肾炎的关键病机,阴虚火旺,热毒炽盛,一为虚火,一为实热,两者同气相求,肆虐不已,侵害脏腑,损伤气血,随着病情的迁延和病程的推移,可渐致气血亏虚,从而显现出正虚邪实、虚实夹杂的复杂病机。若邪热耗气灼津,阴液亏耗,正气损伤,则可呈现气阴两虚之征象。后期则常因久病不愈,阴损及阳,致阳气衰微或阴阳两虚。急性发作期以热毒炽盛为主,多表现为阳热燔灼,邪毒内扰之象;邪热伤阴则可导致阴虚火旺,瘀血是伴随本病而产生的病理产物,并作为继发性致病因素而进一步影响本病的发展。本病导致血瘀的因素较多,如初期热毒炽盛损伤血脉致血溢脉外而为瘀血,后期则常可因气阴两虚致瘀血,瘀血阻络,可发为腰痛;"血不利则为水",瘀血内停,亦可发为水肿。杨霓芝教授团队成员赵立琳分析了 172 例 LN 患者中医证候特点,结果显示 LN 实证中以血瘀证(占 73.1%)、湿热内阻证(占 50%)最多见。此外,本病由于邪毒炽盛、脏腑受损、水液代谢的多个环节障碍,气化失司,致水湿内停,也可表现为水肿;脏腑虚损,精微外泄,可见蛋白尿等。

(二) 中医辨证与辨病治疗

对于狼疮性肾炎的中医治疗,杨霓芝教授多采用分期辨病与辨证相结合。她认为狼疮性肾炎发病早期多因热毒作祟,日久入络致瘀,并可灼伤阴津,故狼疮性肾炎咎其病性不外本虚标实,本虚责之肝肾阴虚,津液亏耗;标实则为热毒瘀血,聚而为患。急性活动期多见热毒炽盛,治疗多以清热解毒、凉血活血为则,缓解期多见阴虚内热、气阴两虚、脾肾阳虚,则当益气固本、扶正补虚为要。

1. 急性活动期(热毒血瘀) 该期起病急骤,热势持续不退,或有周身皮疹、红斑或瘀斑,肢体水肿,肌肉关节酸痛,心悸,甚则神昏谵语,或抽搐,或吐、衄、便(尿)血,烦躁口渴,关节疼痛,尿短赤,舌质红绛、苔黄,脉洪数或弦数。杨霓芝教授认为此时治疗宜以"急者治标,缓者治本"为原则,狼疮性肾炎在急性活动期以热毒血瘀为主要矛盾,此期西医多使用大剂量激素治疗,感染风险高,且激素为阳热之品,亦可加重热毒症状。治疗宜治标为主,清热解毒、凉血活血是其有效的治疗方法,亦可减轻激素的副反应。方以犀角地黄汤(《奇效良方》)合五味消毒饮加减,主要药物有水牛角(先煎)30g、赤芍15g、丹皮15g、生地黄15g、知母15g、金银花15g、野菊花15g、紫花地丁10g、青天葵10g、蒲公英15g、甘草5g。加减:热毒炽盛,斑疹鲜红,加大青叶、青黛、紫草、紫珠草等;湿热毒火熏蒸,加黄柏、龙胆草等;瘀热重,加熟大黄、水蛭等;血瘀水停,加泽兰、泽泻、马鞭草、商陆等;关节痹阻疼痛,加威灵仙、秦艽、川牛膝等。

2. 缓解期 该期病情多表现为本虚为主,治疗以扶正为要,治以养阴清热、活血利水。后期阴损及气与阳,当以益气养阴、益气温阳为法。另外,在本病各阶段均有瘀血发生,活血化瘀的中药应贯穿始终。此期随着激素撤减,可出现不同程度的皮质激素撤减综合征,病情易复发,中西医结合治疗可减少反跳和复发。

(1) 阴虚内热:症可见两目干涩,五心烦热,咽干口燥,或长期低热,颧红盗汗,头晕耳鸣,溲赤便结,舌嫩红苔少或光剥,脉细数;治以滋养肝肾兼以清热为法;方用二至丸合知柏地黄汤加减,药用女贞子15g、旱莲草15g、知母15g、黄柏10g、生地黄20g、茯苓15g、山药15g、牡丹皮12g、石韦15g、荠菜15g、丹参15g、白术15g。方中女贞子、旱莲草(二至丸组成药物)补肝肾之阴;知母、黄柏、生地黄、牡丹皮养阴清热;泽泻、荠菜清热利水;茯苓、白术健脾利水;丹参活血化瘀。阴虚重,加炙鳖甲、玄参、知母等;阴虚阳亢,加代赭石、龙骨、牡蛎、白芍等;营血伏毒,加水牛角、赤芍、生地黄等;下焦湿热,加黄柏、萆薢等。

(2)气阴两虚:症见倦怠乏力,少气懒言,恶风易感冒,自汗盗汗,五心烦热,口燥咽干而饮水不多,胃纳欠佳,大便先干后稀,舌黯红,苔少或薄,脉细弱。治法为益气养阴、活血利水。方用生脉散合桃红四物汤加减。药用黄芪15g、麦冬15g、五味子10g、桃仁5g、红花5g、当归15g、川芎10g、赤芍10g、丹参15g。方中黄芪、麦冬、五味子益气养阴;当归、川芎、赤芍、丹参、桃仁、红花活血化瘀通络。若阴阳两虚者,以地黄饮子为主加减;兼痰浊者,可加法半夏、橘红、贝母、瓜蒌;兼湿热者,可配合四妙丸或三仁汤;尿少水肿者加车前子、茯苓。

(3)脾肾阳虚:症见精神萎靡,周身乏力,面色㿠白无华,或见目胞浮肿及下肢明显水肿;形寒怕冷,腰膝酸软,肢体清冷不温;心悸气短,胸腹胀满,纳少腹胀,便溏尿清,苔薄或腻,质紫黯,色偏淡,舌体淡胖有齿痕,脉细弱。本证多见于激素撤减期、晚期或慢性期患者;以益气温阳、活血利水为治法;方用济生肾气丸或真武汤加减,主要药物为制附子(先煎)5g、肉桂3g、熟地黄15g、山萸肉10g、山药15g、茯苓15g、白术15g、猪苓10g、泽泻10g、丹参15g、牛膝15g、车前子15g。"善补阳者,必于阴中求阳,则阳得阴助而生化无穷",方中熟地黄、山茱萸、山药滋阴益精,稍加制附子、肉桂温补肾阳,旨在"阴中求阳,少火生气";茯苓、白术、猪苓、泽泻、车前子利水消肿;丹参、牛膝活血化瘀。若水肿明显且偏脾阳虚者,以实脾饮为主加减;水肿偏肾阳虚者,以真武汤为主加减;若水肿且偏气虚者则加黄芪以补气健脾。小便泡沫多,加石韦、薏苡仁、土茯苓等;瘀血明显,加桃仁、红花、川芎等;气阴两虚,加南沙参、北沙参、麦冬等;阳虚甚,加仙茅、仙灵脾等。

(三)中医切入点及用药思路特点

1. 强调中药的免疫抑制作用 目前现有的西医治疗药物如激素、细胞毒药物、环孢素、吗替麦考酚酯等,均有确切疗效,但由于其毒副作用,患者往往不能耐受或顺应性较差,使西药在临床上应用受限。现代研究表明不少中药也具有免疫抑制和免疫调节的作用,已在市场上推广的火把花根片、雷公藤制剂和昆明山海棠;具有免疫抑制作用的中药如苦参、黄芩、穿心莲、山豆根、穿山龙、蛇床子、天花粉、夏枯草、丹参、红花等已被证实具有增强疗效的作用。具有较强的调节免疫功能的中药,如黄芪双向调节免疫;淫羊藿调节机体免疫功能、提高机体抵抗力;生地黄、玄参、麦门冬、天门冬对形成抗体的 B 细胞有一定的抑制作用；当归、肉桂、大黄、夏枯草、冬虫夏草能抑制抗体的形成；防己、地黄、沙参抑制异常亢进的免疫。杨霓芝教授认为以上单味中药虽均具有免疫抑制或免疫调节的作用，但是在临证应用时仍应首先辨证论治，在准确辨证的前提下使用才能达到提高疗效的目的。此外，对于难治性病例，可根据不同证型分别选用既符合辨证治疗和中药配伍原则，又具有调节机体免疫功能的中药或中药制剂，进行合理组方，以期达到提高疗效的目的。长期的临床实践已表明，中西医结合治疗比单纯西医治疗在控制狼疮活动、缓解症状、改善肾功能、延缓肾功能慢性进行性恶化等方面具有更多优势。

2. 固护正气，减少免疫抑制剂的副作用　杨霓芝教授认为在西药运用过程中，根据不同的用药阶段，配伍以恰当的中医药治疗可以有效地避免或减轻西药的毒副作用，从而在维持或提高原有疗效的基础上保证用药的安全。狼疮性肾炎的初期或活动期，往往需要使用激素及免疫抑制剂治疗，此阶段临床表现为热毒炽盛或阴虚火旺证候时，辅以中药滋阴清热、凉血活血之法，以减轻激素及免疫抑制剂的毒副作用。激素减量阶段患者往往出现气阴两虚的表现，则要加用黄芪、太子参、白术、山药、女贞子等益气养阴之品，并逐渐以中药治疗为主。激素减至维持量，患者可能会出现皮质功能减退综合征时，则宜加用温补脾肾之品，如巴戟天、仙茅、仙灵脾、菟丝子、真武汤、肾气丸等配合治疗。健脾和胃的方药用于减轻免疫抑制剂所引起的胃肠道刺激症状，常用的有香砂六君子汤、半夏泻心汤等方剂以及木香、砂仁、陈皮、枳壳、枳实、柴胡、佛手、苏梗、茯苓、白术、法半夏、鸡内金、神曲、山楂、谷麦芽、布渣叶等。益气补血的方药用于改善免疫抑制剂引起的骨髓抑制症状，常用的有当归补血汤、归脾汤等方剂，可根据临床具体情况选择运用。

3. 配合中药巩固疗效，防止复发　临床上不少患者往往在撤减激素的过程中出现复发，杨霓芝教授认为在撤减西药用量的过程中适当选用中药非常必要，可减少反跳作用。常用的有清热利湿、益气健脾、滋肾填精的方药。如具有清热利湿作用的宣痹汤、甘露消毒丹、三仁汤、疏凿饮子；具有益气健脾作用的香砂六君子汤、补中益气汤、异功散、四君子汤、参苓白术散；以及具有滋肾填精作用的六味地黄丸、大补阴丸、壮骨丸、知柏地黄丸等方剂。并且可酌情选用青蒿、地骨皮、生地黄、白花蛇舌草、鸡血藤、知母、牡丹皮、泽泻、黄芩、黄连、车前草、大黄、黄芪、玄参、太子参、枸杞子、山茱萸、熟地黄、茯苓等中药，可根据临床具体情况选择运用。

总之，杨霓芝教授善根据狼疮性肾炎病因病机，随证加减用药，早中期侧重于清热解毒、益气养阴清热;后期侧重健脾补肾;活血化瘀贯穿疾病始终,临床疗效显著。

(四) 预防调护

1. 加强复诊 SLE 目前尚无根治办法,故必须长期甚至终生治疗。在病情完全缓解时,可以每 1~3 个月复诊 1 次。但在春季,应适当缩短复诊时间,大量医学实践证明,SLE 患者在春季复发,尤其是在接受激素治疗的患者。长期运用激素或免疫抑制剂,会出现一些副作用,切不可因副作用而中止治疗。应在专科医生指导下进行服药,把副作用控制在最低限度。

2. 劳逸结合 急性活动期的患者应卧床休息,慢性期或病情稳定的患者可适当参加工作,注意劳逸结合,动静有度。在体力允许的情况下,适当锻炼,如散步、做操、打太极拳等以增强体质,提高抗病能力,同时尽可能少去公共场所,避免交叉感染。

3. 环境护养 LN 患者由于抵抗力差,易感染,应保持病室空气流通,环境清洁,早晚通风,室内应有窗帘。患者户外活动时应戴太阳镜、太阳帽或撑太阳伞,穿长袖衣裤,在面部涂防晒霜等。

4. 心理调养 本病为慢性病,病程长,缓解与发作交替,长期用药有一定的毒副作用,经济负担亦重。加之多脏器、多系统受损使患者悲观失望,对治疗失去信心,医护人员应加强对患者的观察和理解,以高度的同情心开导患者,以治疗效果好的病例鼓励患者;同时要争取家属给予患者更多的关爱,使其树立战胜疾病的信心。

5. 生育引导 因本病多发于青年女性。故育龄妇女应指导其采取适当的避孕措施,暂缓妊娠。若病情长期稳定,家庭中有迫切生育愿望者可在医师指导下,方可妊娠,但要注意定期复查。

6. 饮食调养 SLE 患者应该节制饮食,做到饥饱适宜,寒热适度,并养成不偏食的习惯。患病期间饮食的宜忌非常重要。

(1) 本病发病时以热毒炽盛及阴虚火旺为多见,因此发病时应忌食羊肉、狗肉、洋葱、辣椒、大蒜、韭菜及烟酒等食物,以免加重 SLE 患者的内热症状。可适时进食一些清凉的饮食,如绿豆、菊花、金银花、西瓜、雪梨、甘蔗、莲藕、荸荠等。

(2) 本病后期以阳虚为主,可进食具有温补作用的食物,如红枣、甲鱼等。

(3) 某些药物及食物,能诱发及加重病情。如人参、西洋参、绞股蓝能提高人体内的免疫球蛋白,加重和诱发 SLE。故人参、西洋参、绞股蓝及其复方制剂、药品保健等均应慎用,一般不宜使用。

（4）补骨脂、独活、紫草、紫浮萍、白蒺藜、白芷等药物能引起光敏感，除非对症治疗需要，可以短期使用，不可常用。胎盘、蜂皇浆及含雌激素的避孕药，能增高人体内雌激素，也应避免使用。

（5）水肿明显者予以低盐饮食；肾病综合征者则予低盐、低脂肪、优质蛋白饮食为主，食疗方可参见肾病综合征章节；肾功能不全者，应按照患者不同情况，予优质低蛋白、低磷饮食等，具体参照慢性肾衰竭章节。

（五）典型医案

案． 患者孙某，女性，30岁。患者1年余前确诊为系统性红斑狼疮，先后予泼尼松、环磷酰胺治疗，效果欠佳。2013年6月2日因"反复面部红斑、四肢关节疼痛1年余，再发1个月余"初诊。症见：疲倦乏力，两颧红斑，脱发，口腔溃疡，口干舌燥，四肢关节疼痛，小便黄赤，大便干结，舌质红，苔薄黄，脉滑数。入科查：尿白细胞20个/HP，潜血（++），红细胞计数87个/HP，蛋白（+++），24h尿蛋白定量3.2g/1600ml，白蛋白30g/L，Cr48μmol/L，补体C3：0.54g/L，ANA（+），抗Sm抗体、抗ds-DNA抗体（+）。行肾穿提示狼疮性肾炎（膜型合并局灶阶段硬化型Ⅲ+Ⅴ型）。西医诊断为：狼疮性肾炎，系统性红斑狼疮，予激素+吗替麦考酚酯治疗。中医辨证为阴阳毒（热毒炽盛，阴虚火旺），以"清热解毒，凉血养阴"为法，选用犀角地黄汤加减，处方：水牛角（先煎）30g、生地黄15g、牡丹皮15g、地骨皮15g、知母15g、蒲公英15g、川牛膝15g、白花蛇舌草15g、芍药15g、桃仁5g、麦冬15g、甘草5g。

二诊：2013年7月6日，面部红斑色黯，纳差，无口腔溃疡，余症状及查体基本同首诊，查：尿潜血（++），尿蛋白（+++），24h尿蛋白定量2.7g/1500ml，补体C3：0.58g/L，维持西医治疗方案，中药处方在上方基础上加黄芪20g、砂仁（后下）10g、白术10g。

三诊：2013年8月11日，满月脸，纳差，时有恶心，舌淡红，苔薄、微黄，脉数。查：尿潜血（++），尿蛋白（++），24h尿蛋白定量2.5g/1700ml，补体C3：0.64g/L，激素开始逐渐减量，中药处方在上方基础上减水牛角、蒲公英，加党参、法半夏，加大黄芪、白术用量。

四诊：2013年11月24日，少气乏力，面部红斑及关节肿痛消退，低热盗汗，咽干口燥，小便短赤，大便偏干，舌淡红，苔少津，脉细数。查：尿潜血（+），尿蛋白（++），24h尿蛋白定量1.8g/1750ml，补体C3：0.76g/L，激素继续减量。中医辨证为阴阳毒（阴虚内热），以"滋阴清热"为法，更方选用二至丸合知柏地黄汤加减，处方：女贞子15g、旱莲草15g、关黄柏15g、生地黄15g、知母15g、玄参15g、牡丹皮15g、茯苓15g、泽泻15g、桃仁5g、丹参15g、白术15g、甘草 5g。

五诊:2013 年 12 月 17 日:胃纳欠佳,眠差,查:尿潜血(+),尿蛋白(+),24h 尿蛋白定量 1.5g/1750ml,补体 C3:0.82g/L。在原方基础上加法半夏 15g、瓜蒌 15g。

六诊:2014 年 3 日 1 日:面色无华,偶便溏,舌淡黯,舌薄白,脉细弱。查:尿潜血(+),尿蛋白(+),24h 尿蛋白定量 0.87g/1550ml,补体 C3:0.89g/L,激素减量至小剂量阶段。在前方基础上减知母、关黄柏、泽泻、白术,加黄芪、党参、菟丝子、盐山萸肉。

七诊:2014 年 4 月 3 日:常感疲惫,不耐劳作,二便调,舌淡红,苔薄白,脉沉细弱。查:尿潜血(+),尿蛋白(+),24h 尿蛋白定量 0.68g/1890ml,补体 C3:0.91g/L,激素小剂量维持。在前方基础上加金樱子、芡实。随诊 1 年,中药续服前方随症加减,病情平稳。

按语:本案例中患者此次起病时表现为大量蛋白尿(3.2g/24h),低补体水平(0.54g/L),血肌酐水平正常,经肾穿病理明确诊断为狼疮性肾炎。对于狼疮性肾炎的中医治疗,杨霓芝教授多采用分期辨病与辨证相结合。该患者狼疮性肾炎处于急性活动期,往往需要使用激素及免疫抑制剂,此阶段为热毒炽盛,邪热伤阴,阴虚火旺,临床表现为两颧红斑,口腔溃疡,口干舌燥,溲赤便结,遵循急则治其标,治以"清热解毒,凉血养阴"为法,方用犀角地黄汤加减(犀角用水牛角代)。激素及免疫抑制剂乃纯热之品,长期大剂量使用易化热,耗气伤阴。随着激素逐渐减量阶段,临床上常表现为乏力,咽干口燥,低热盗汗,舌淡红,苔少津,脉细数,此时热毒炽盛,阴虚火旺转为余毒尚存,肝肾阴虚内热,方选二至丸合知柏地黄汤加减。中药不仅可减轻大剂量激素引起的满月脸、库欣综合征等,减少反跳,防止复发,而且健脾和胃药砂仁、白术也可减轻免疫抑制剂所引起的胃肠道刺激症状。激素减至小剂量维持时,患者可出现皮质功能减退综合征,表现为面色无华,舌淡黯,舌薄白,脉细弱等,此时加用益气补肾之品,如黄芪、党参、菟丝子、盐山萸肉等,可促使体内肾上腺皮质激素分泌,有助于巩固疗效。病情静止期,可见少量蛋白尿持续存在,患者常感疲惫,此时病情较稳定,狼疮性肾炎无活动,治疗以健脾补肾,益气固摄,温补脾肾基础上减活血之力,用芡实、金樱子以加强收涩,长期服用可增强体质,使 LN 病情持续缓解,加速尿蛋白转阴,维持肾功能稳定。

(王立新 范丽花 李虎才)

参考文献

[1] 张大宁. 张大宁谈肾病常见肾脏疾病的治疗和护养之七——系统性红斑狼疮性肾炎 [J]. 开卷有益 - 求医问药, 2015 (2):8-9.

[2] 周迎晨, 曾安平. 邹燕勤教授治疗狼疮性肾炎的经验介绍[J]. 中外健康文摘·医学理论与实践, 2007, 1 (12):97, 93.

[3] 杜新, 王敬卿. 周仲瑛治疗狼疮性肾炎经验[J]. 中医杂志, 2002, 43 (11):814-815.

[4] 刘玉宁, 邓跃毅, 王立红. 陈以平教授治疗狼疮性肾炎的经验[J]. 中国中西医结合肾病杂志, 2003, 4 (8):437-438.

[5] 杜义斌, 吉勤. 叶任高教授中西医结合治疗逆转狼疮性肾炎尿毒症临床经验[J]. 中国中西医结合肾病杂志, 2003, 4 (11):624-625.

[6] 王志良, 杨玲. 叶任高 "狼疮方" 治疗狼疮性肾炎 19 例[J]. 河南中医学院学报, 2003, 18 (3):67.

[7] 盛梅笑, 王身菊. 狼疮性肾炎中医临床证候分型的调研分析[J]. 江苏中医药, 2004, 25 (4):12-14.

[8] 许冰, 宋绍亮. 宋绍亮教授 "伏毒" 论治狼疮性肾炎经验[J]. 云南中医中药杂志, 2012, 33 (2):5-6.

[9] 刘叶, 石建. 钟嘉熙教授应用伏气温病理论治疗系统性红斑狼疮经验介绍[J]. 新中医, 2008, 40 (6):12-13.

[10] Wang H Y, Cui T G, Hou F F, et al. Induction treatment of proliferative lupus nephritis with leflunomide combined with prednisone: a prospective multi-centre observational study [J]. Lupus, 2008, 17 (7):638-644.

[11] Szeto C C, Kwan B C, Lai F M, et al. Tacrolimus for the treatment of systemic lupus erythematosus with pure class V nephritis [J]. Rheumatology (Oxford), 2008, 47 (11): 1678-1681.

[12] Sfikakis P P, Boletis J N, Lionaki S, et al. Remission of proliferative lupus nephritis following B cell depletion therapy is preceded by down-regulation of the T cell costimulatory molecule CD40 ligand: An open-label trial [J]. Arthritis Rheum, 2005, 52 (2):501-513.

[13] 赵立琳, 叶雷, 王立新. 狼疮性肾炎中医证候分布规律研究[J]. 陕西中医, 2011, 32 (8): 955-957.

第六节　糖尿病肾病

　　糖尿病肾病是由糖尿病引起的常见慢性并发症之一,主要临床表现包括肾小球滤过率(GFR)低于 60ml/(min·1.73m²)或尿白蛋白/肌酐比值(ACR)高于 30mg/g 持续超过 3 个月,部分学者将其称为糖尿病肾损伤(DKD,diabetic kidney disease),而经肾脏病理活检证实的由糖尿病引起的肾小球病变称之为糖尿病性肾小球肾病(DN,diabetic glomerulopathy)。近年,我国糖尿病肾病的患病率呈快速上升趋势,2009—2012 年我国 2 型糖尿病患者的糖尿病肾病患病率为 30%~50%,DN 已经成为导致终末期肾病的重要因素。

　　糖尿病肾病属中医"消渴""水肿""尿浊""关格""消肾"等病症范畴。

一、中医病因病机

(一)病因

　　糖尿病肾病一词源于西医学,根据其临床表现,尚可以在中医古籍中寻觅其相似踪迹,如《冯氏锦囊秘录·杂症大小合参·消渴大小总论合参》:"消肾者,燥热消渴,瘦弱面黑,小便浊淋,有脂液如膏者是也"。《景岳全书·杂症谟·三消干渴》:"下消者,下焦病也。小便黄赤,为淋为浊,如膏如脂,面黑耳焦,日渐消瘦,其病在肾,故又名肾消也。"这些描述均与本病相似,仔细考究文献,可以归属于消渴、虚劳、消肾、水肿、下消、尿浊、关格、消瘅、癃闭等病症范畴。一般认为本病病因包括禀赋不足、饮食不节、情志失调或失治误治等。此外,外感六淫毒邪,循经入里,伤及脏腑,致使气血阴阳失调,也会诱发此病,正如《灵枢·五变》云:"余闻百疾之始期也,必生于风雨寒暑,循毫毛而入腠理……或为消瘅"。本病日久不愈,脏腑功能障碍,易内生实邪,如水湿、瘀血、痰热、浊毒等,成为 DN 继续发展的重要因素。总之,本病起缘于内外因素共同作用,病初偏于气阴两虚,多与燥热相关;发展至中期,内由脾肾气(阳)虚,外因水湿、瘀血、寒湿、痰浊聚生;终至末期,脏腑衰败,毒邪肆虐,邪实正衰,发展成为关格、闭证等危急病症。

(二)病机

　　传统中医学认为糖尿病肾病属本虚标实,虚实错杂,在疾病的不同阶段,其侧重点各不相同,病位可涉及五脏,主要与肺、脾、肾三脏密切相关。一般认为本病由"消渴"缠绵不愈,或久服温燥之品,致使燥热内生,气阴亏耗,脏腑经络失其柔润所致,以燥热、瘀血、水湿、痰浊等为标。根据临床症状及病机转化,糖尿病肾病可以分为糖尿病肾病前期、早期糖尿病肾病期、临床糖尿病肾病期、糖尿病肾病终末期等四个阶段。尽管 DN 不同病期的病机各不相同,但肾气不足,阴损及阳是其基本病机,下面将分述不同病期的病机。

1. 糖尿病肾病前期　本期常见烦渴多饮、多食善饥、形体消瘦或肥胖,舌尖边红,少苔,脉细数等症状,其病机为肺胃燥热,气损津伤。肺本为水之上源,主敷布津液,今燥热伤津耗气,则津液不能四散敷布,致使水谷精微随小便排出,故小便频数量多、浑浊,此外,肺不布津,津不上乘则口渴多饮,正如《医学纲目·脾胃门·消瘅门》说:"盖肺藏气,肺无病则气能管摄津液之清微,而津液之清微者收养筋骨血脉,余者为溲。肺病则津液无气管摄,而精微者亦随溲下"。中焦胃火炽盛,耗伤脾胃阴津,阴不制阳,则口渴多饮,多食善饥。

2. 早期糖尿病肾病期　本期常见口干舌燥、烦渴多饮、消瘦乏力,腰膝酸软,舌瘦黯红,少苔,脉细数等症状。病机为气阴两虚。此期由前期传变而来,金水相生,燥热久伤,累及肾阴,故见腰膝酸软,阴伤更甚于前者,故舌瘦黯红,正如《景岳全书》:"下消者,下焦病也,小便……如膏如脂,面黑耳焦,日渐消瘦,其病在肾,故又名肾消也"。

3. 临床糖尿病肾病期　本期常见面色苍白、腰膝酸软、小便清长或频多、肢体浮肿,舌淡胖,苔白黄相间,脉细带滑等症状,病机为脾肾气(阳)虚,水湿痰瘀内生。或脾气虚弱,则清阳不升,不能传输水谷精微,或肾元封藏失职,固摄无权,开阖失度,致使物质精微外漏,随小便而排出体外,故见尿浊或蛋白尿。脾虚不能运化水湿,湿聚又有碍于脾运,终至脾不转输,加之肾阳虚,蒸腾失职,三焦之道不通,导致水湿停滞,溢于皮肤而成肿。此外,《外感温热篇》云:"久则络血,瘀气凝滞……瘀浊水液相混",指出"病久入络,久病必瘀"的论点,脉络瘀滞是糖尿病肾病继续发展的基本病理。

4. 糖尿病肾病终末期　本期常见神疲乏力、胸闷憋气、纳呆呕吐、头晕目眩、面色黧黑或苍白,小便少,甚则尿闭,浮肿,舌淡胖,苔黄腻,脉滑数等症状。病机属肾元虚衰,耗气伤血,致使脏腑气血阴阳俱虚,诸邪蜂起,易致水湿痰瘀浊毒泛滥,气机逆乱,或凌心射肺,上犯清阳,蒙蔽清窍,转为关格、闭证、癃闭、胸痹等危急病症。

二、中医各家学说

糖尿病肾病在历代的文献表述各不相同,但通过研究其临床表现,我们依然可以窥探古代医家有关糖尿病肾病病因病机的探讨。例如:①脾肾虚弱说:一般认为脾为后天之本,血生化之源,肾为先天之本,诸脏腑功用赖之激发,若脾气虚弱,肾精不足,则水谷精微无以化生,精气不得滋助,进一步致诸脏腑失用。清代陈士铎在《辨证录》中云:"夫消渴之症,皆脾坏而肾败,脾坏则土不胜水,败则水难敌火,两者相合而病成,倘脾又不坏,肾又不败,无消渴之症矣",指出本病的基本病机是脾肾虚弱,阴不制阳。②肺气亏虚说:《医学纲目·消瘅》说:"盖肺藏气,肺无病则气能管摄津液之精微,而津液之精微者收养筋骨血脉,余者为溲。肺病则津液无气管摄,而精微者亦随溲下"。糖尿病肾病一般会有持续大量尿蛋白的症状,即是中医所称尿浊,肺失宣降,则精微不敷,下泄膀胱水道,形成浊尿,《灵枢·本脏》又提出"肺脆则苦病消瘅易伤"。故肺损在消肾中也占据一席之地。③气郁化火说:叶桂《临证指南医案·三消》:"心境愁郁,内火自燃,乃消症大病",肝气郁结,郁久化火,火热炽盛,不仅上灼胃津,而且下耗肾阴,扰动肾关,使肾之闭藏失职,精微走失于下而发为消肾。④先天禀赋不足说:《灵枢·五变》:"五脏皆柔弱者,善病消瘅。"《灵枢·本脏》:"心脆则善病消瘅热中……肺脆则苦病消瘅易伤……肝脆则善病消瘅易伤……脾脆则善病消瘅易伤……肾脆则善病消瘅易伤。"说明先天禀赋不足,五脏柔弱,且在内外致病因素的作用下易发生糖尿病肾病。各脏腑功能的虚弱对该病都有影响,尤以脾肾为主,肾为先天之本,脾为后天生化之源,是水谷之海与气机中枢,故脾肾不足是糖尿病肾病发生发展的重要因素。⑤饮食失节说:《素问·奇病论》:"此肥美之所发也,此人必数食甘美而多肥也,肥者令人内热,甘者令人中满,故其气上溢,转为消渴。"《备急千金要方》:"凡积久饮酒,未有不成消渴,然则大寒凝海而酒不冻,明其酒性酷热,物无以加……遂使三焦猛烈,五脏干燥。木石尤且焦枯,在人何能不渴?"说明长期饮食失节,酒食无度,易使脾胃虚弱,不能正常运化,进一步使气血阴阳虚损,故发生糖尿病肾病。《诸病源候论·消渴病诸候》中说:"少服五石诸丸散,积经年岁,石热结于肾中,使人下焦虚热。及至年衰血气减少,不能复制于石,石热独盛,则肾为之燥。"指出过食温燥之品亦是引起本病的重要原因,辛温之品会助邪热,伤津耗阴,故使疾病加重或变生为糖尿病肾病。

现代中医家对糖尿病肾病的病因病机也有许多不同的见解。如吴以岭提出"络病理论"说,认为气阴两虚是糖尿病肾病的发病基础,而络脉瘀阻、脉络瘀塞、络息成积、络虚不荣是糖尿病肾病的主要病理改变;吕仁和教授提出糖尿病肾病"微型癥瘕"说,认为糖尿病肾病的病机是消渴病久病不愈,痰湿、郁滞、热结、血瘀等互相胶结,积聚于肾之络脉,形成的"微型癥瘕";南征等提出"毒损肾络"理论,其认为或因消渴病日久,毒邪(糖毒、脂毒等)入络,伏藏难去,或因机体衰老,毒自内生,或因禀赋不足,胎毒循络为患,伤阴耗气,阴损及阳,致阴阳气血失调,脏腑亏损诱发本病,病变涉及三焦、脏腑、经络,糖尿病肾病病机核心为毒损肾络;时振声认为:糖尿病肾病的基础是阴虚,阴损及阳,易至阴阳两虚,标实则有湿热、水湿、气滞、痰血、浊毒等;李琪等认为:糖尿病肾病的发生与患者气化功能失常密切相关,基本病机是气阴虚损,涉及肝脾肺肾等脏器,而标实以瘀血、水湿、痰浊居多;张琪认为:糖尿病肾病病位始终不离肾脏,随病情进展,出现尿浊、水肿、胀满、关格等一系列表现,但始终贯穿肾元受损的病机;赵进喜认为:糖尿病肾脏疾病早中期普遍存在肾气不足,标实证中以血瘀、热结、痰湿为主,而晚期肾元虚衰,气血亏虚,湿浊邪毒内生。

综上所述,历代不同的医家对糖尿病肾病的病因病机讨论各不相同,其病机总为本虚标实,本虚多与肾元衰微有关,标实多与痰浊、水湿、瘀血、热结有关等。

三、中医治则治法

糖尿病肾病属中医"消肾"的范畴,本病的基本病机为火烁真阴,津液燥竭。《医学心悟·三消》有云:"治下消者,宜滋其肾,兼补其肺",故其基本治疗大法当为滋肾补阴,清热润燥。本病易阴损及阳,且伴水随湿痰瘀等实邪,多为本虚标实之证,故应辨明虚实,故张介宾说:"凡治消之法,最当先辨虚实",根据证候的不同,虚证当以健脾益气、滋补肾阴、温补肾阳等;邪实当以清热润燥、利水渗湿、祛痰活血、排毒泄浊等。

纵观古籍文献记载,认为糖尿病肾病之初多为肺燥胃热,元阴耗损,阴不制阳,虚火上扰,故治以润燥清热,滋肾养阴,正如《明医指掌》中提到"善治者,补肾水真阴之虚,泻心火燔灼之势,除肠胃燥热之甚,济心中津液之衰,使道路散而不结,津液生而不枯,气血利而不涩,则渴证自已矣"。但张介宾也指出:"若由真水不足,则悉属阴虚,无论上、中、下,急宜治肾,必使阴气渐充,精血渐复,则病必自愈。若但知清火,则阴无以生,而日渐清败,益以困矣。"强调治滋阴补肾在肾消(糖尿病肾病)重要性,且不宜过分应用苦寒药。

随着糖尿病肾病迁延日久,病情进一步发展,燥热之邪伤阴耗气更甚,会病及脾肾两脏,"肾为水火之宅",内寓元阴元阳,肾精充足,气血旺盛,才能推动脏腑功能正常运作。脾(胃)同居中焦,主运化输布,能向周身传输水谷精微,濡养脏腑组织。脾肾两脏互资互用,是人体精气的生生之源,故《罗氏会约医镜》曰"肾消,小便甜者为重,是生气泄,脾气下陷于肾中,为土克水也,治宜脾肾两补",常用归脾汤加减健脾益气,补肾固精。消肾可以涉及五脏,但尤以肾脏为显,故《石室秘录》云:"消渴之证,虽分上中下,而肾虚以致渴则无不同,故治消渴之法,以治肾为主",强调治肾当为治疗消渴的关键。

肾阴为诸阴之本,肾阴充足,可上滋于肺,使肺阴充盛。金为水之母,肺阴充盛,可下输于肾,使肾阴充足,总之,肺肾两阴可以互为因果,故临床上肾肺同治,正如《济阳纲目》"治下消者,宜滋其肾,兼补其肺,勿专执本经而治也"。阴阳互根,肾阴受损,阴必损及肾阳,肾阳为诸阳之根本,肾阳虚衰,不能推动气血津液的化生与输布,故张介宾云:"若火衰不能化气,气虚不能化液者",主张以右归饮、右归丸、八味地黄丸之类温肾助阳。

随着疾病的发展,水湿、瘀血等邪实内生,并成为疾病继续病变的重要因素,故在治疗过程中须施以渗湿利水、活血化瘀之法。《圣济总录》:"消渴病久,肾气受伤,肾主水,肾虚衰,气化失常,开阖不利,水液聚体内而出现水肿。"指出疾病的后期,脾肾阳虚,致使水液代谢障碍,潴留于肌肤全身而致水肿,故应温阳利水化湿。一般"久病多瘀","久病入络",糖尿病肾病病程冗长,多致气阴两虚,气虚则运血无力,阴虚则血行艰涩,血液运行不畅而瘀阻络脉,正如《景岳全书·胁痛》:"凡人之气血犹源泉也,盛则流畅,少则壅滞,故气血不虚则不滞,虚则无有不滞者",故辅以活血化瘀亦势在必行。

糖尿病肾病的病变末期,五脏俱损,气化不利,浊毒内蕴三焦,出现小便不通与呕吐并见的临床症状,属中医关格病范畴。现代大部分中医名家认为,此时当采以"缓则治其本,急则治其标"原则进行治疗。若病情发展比较迅疾,威胁患者生命时建议进行透析治疗;若患者病情尚处于稳定期,则应辨证论治。

"不治已病治未病",是中医的重要预防学思想。本病是由糖尿病发展而来的,故应在糖尿病阶段预防。一旦出现持续蛋白尿,病情就会呈进行性发展,容易导致终末期肾衰竭,故也应当早发现早治疗。一般本病本虚标实同见,故应当根据病情的变化,辨别虚实主次,并随之搭配用药,伺机权宜,做到攻补互用、互助。且该病病程较长,病情比较复杂,故宜守方缓图,切忌峻补猛攻,到疾病后期,变证蜂起,则应中西医结合治疗。

四、西医学诊治

糖尿病肾病是糖尿病最主要的微血管并发症之一。一般 DN 患者存在极其复杂的代谢紊乱,一旦发展至终末期,往往比其他肾病更加棘手,且 DN 的肾功能减退的速度是其他肾病的数倍不等,因此,早期正确的诊治对于提高患者预后的生活品质和降低 DN 死亡率的意义重大。

(一) DN 的诊断

1. 诊断　糖尿病肾病防治专家共识(2014 年版):符合下列任何一项者可

考虑为糖尿病肾脏病变(适用于 1 型及 2 型糖尿病):①大量白蛋白尿;②糖尿病视网膜病变伴任何一期慢性肾脏病;③在 10 年以上糖尿病病程的 1 型糖尿病中出现微量白蛋白尿。

诊断时,出现以下情况之一的应考虑其 CKD 是由其他原因引起的:①无糖尿病视网膜病变;②GFR 较低或迅速下降;③蛋白尿急剧增多或有肾病综合征;④顽固性高血压;⑤尿沉渣活动表现;⑥其他系统性疾病的症状或体征;⑦血管紧张素转换酶抑制剂(ACEI)或血管紧张素Ⅱ受体拮抗剂(ARB)类药物开始治疗后 2~3 个月内肾小球滤过率下降超过 30%。

2. 临床分期 Mogensen 根据病程及病理生理演变过程将糖尿病肾脏改变分为 5 期,轻重与肾小球硬化程度呈正相关。Ⅰ期:肾小球高滤过期。以肾小球滤过率(GFR)增高和肾体积增大为特征,GFR 可高达 150ml/min;尿白蛋白排出率(UAE)正常(<20μg/min 或 <30mg/24h);血压正常。病理:肾小球肥大,基膜(GBM)和系膜正常。这种糖尿病肾脏受累的初期改变与高血糖水平一致,是可逆的,经过治疗可以恢复,但不一定能完全恢复正常,此期没有病理组织学的损害。Ⅱ期:正常白蛋白尿期。GFR 增高或正常;UAE 正常(<20μg/min 或 <30mg/24h),应激后可升高,休息后可恢复;血压可正常或轻度升高。病理:肾小球毛细血管基底肾小球滤过膜(GBM)增厚和系膜基质增加。Ⅲ期:早期糖尿病肾病期。GFR 大致正常;UAE 持续增高(UAE 20~200μg/min 或 30~300mg/24h)。血压轻度升高,降低血压可部分减少尿微量白蛋白的排出。病理:GBM 增厚和系膜基质增加更明显,已有肾小球结带型和弥漫型病变以及小动脉玻璃样变,并已开始出现肾小球荒废。此期多发生在病程 >5 年的糖尿病患者。Ⅳ期:临床糖尿病肾病期或显性糖尿病肾病期(DN)。GFR 下降(早期 130~70ml/min,后期 70~30ml/min),平均每月下降 1ml/min;大量白蛋白尿(UAE>200μg/min 或 30~300mg/24h),或持续尿蛋白 >0.5g/24h,为非选择性蛋白尿,约 30% 的患者可出现典型的糖尿病肾病"三联征"——大量尿蛋白(>3.0g/24h)、水肿和高血压的肾病综合征特点;血压增高。病理:GBM 明显增厚,系膜基质增宽,荒废的肾小球增加(平均占 36%),残余肾小球代偿性肥大。Ⅴ期:肾功能衰竭期。GFR 进行性下降,多 <10ml/min;尿蛋白量增多或可因肾小球荒废而减少,血尿素氮和肌酐增高;伴严重高血压、低蛋白血症、水肿以及尿毒症症状。病理:肾小球广泛硬化、荒废,肾小管萎缩及肾间质纤维化。根据以上分期,糖尿病肾病即是指肾脏改变的第Ⅲ、Ⅳ、Ⅴ期,也就是早期糖尿病肾病、临床期糖尿病肾病和终末期糖尿病肾病。

3. 病理分级 病理活检被认为是糖尿病肾病诊断的金标准,不能依据临床病史排除其他肾脏疾病时,需考虑进行肾穿刺以确诊。2010年,肾脏病理学会研究委员会首次提出了糖尿病肾病病理分级标准,在1型和2型糖尿病患者中均适用。根据肾脏组织光镜、电镜及免疫荧光染色的改变对肾小球损害和肾小管/肾血管损伤分别进行分级、分度。肾小球损伤分为4级:Ⅰ级:GBM增厚;Ⅱa级:轻度系膜增生;Ⅱb级:重度系膜增生;Ⅲ级:一个以上结节性硬化(K.W结节);Ⅳ级:晚期糖尿病肾小球硬化。肾小管间质用间质纤维化和肾小管萎缩、间质炎症的程度评分,肾血管损伤按血管透明变性和大血管硬化的程度评分。

4. 鉴别诊断 本病需注意与原发性肾病综合征、糖尿病伴肾损害、高血压肾损害、肥胖相关性肾病、肾淀粉样变等鉴别。

（二）治疗

根据《2014年糖尿病肾病防治专家共识意见》:糖尿病肾病的防治分为三个阶段。第一阶段为糖尿病肾病的预防,对重点人群进行糖尿病筛查,发现糖耐量受损或空腹血糖受损的患者,采取改变生活方式、控制血糖等措施,预防糖尿病及糖尿病肾病的发生;第二阶段为糖尿病肾病早期治疗,出现微量白蛋白尿的糖尿病患者,予以糖尿病肾病治疗,减少或延缓大量蛋白尿的发生;第三阶段为预防或延缓肾功能不全的发生或进展,治疗并发症,出现肾功能不全者考虑肾脏替代治疗。糖尿病肾病的治疗以控制血压、控制血糖、减少尿蛋白为主,还包括干预生活方式、纠正脂质代谢紊乱、治疗肾功能不全的并发症、透析治疗等。

1. 一般治疗 一般治疗包括戒酒戒烟、营养治疗、心理辅导、运动指导等,有利于延缓糖尿病肾病进展,保护肾功能。

2. 西医治疗

（1）控制血糖:糖尿病肾病患者的血糖控制应遵循个体化原则。血糖控制目标:一般人糖化血红蛋白(HbA1c)不超过7%,对中老年患者或者有低血糖风险的患者,其控制目标适当放宽。目前常用的抗高血糖药物包括双胍类、磺脲类、格列奈类、α-糖苷酶抑制剂、噻唑烷二酮类、胰高血糖素样肽1(GLP-1)类似物、二肽基肽酶Ⅳ(DPP-4)抑制剂及胰岛素等。某些经肾脏代谢的药物,在肾功能不全的患者中,其经肾脏的排泄量减少或其活性代谢产物的清除率降低,可引起低血糖等不良反应,因此,这些药物在 GFR 低于 60ml/$(min \cdot 1.73m^2)$时需酌情减量或停药。

（2）控制血压:大量临床观察证实,严格控制高血压能明显减少糖尿病肾病患者尿蛋白水平,并延缓肾功能损害的进展。目前我国临床推荐糖尿病患

第四章 常见病诊治

143

者的降压目标为小于 140/90mmHg,对于伴有尿蛋白的患者理想的血压水平是小于 130/80mmHg。血管紧张素转换酶抑制剂(ACEI)和血管紧张素受体拮抗剂(ARB)是目前被推荐作为治疗糖尿病肾病的一线药物,但两者不能同时使用,且使用期间应监测血清肌酐或 GFR 及血钾水平。当 ACEI 或 ARB 降压效果不理想时,可联合使用钙通道阻滞剂(CCB)、β 受体拮抗剂、噻嗪类或袢利尿剂等降压药物。

(3) 纠正脂质代谢紊乱:目前血脂控制的目标值:低密度脂蛋白胆固醇(LDL-C)水平降至 2.6mmol/L 以下(并发冠心病需降至 1.86mmol/L 以下),甘油三酯(TG)降至 1.5mmol/L 以下。临床首选口服他汀类药物,以 TG 升高为主时可首选贝特类降脂药。在肾功能进行性减退时,他汀类引起肌病的发病风险与其剂量密切相关,故应当视肾功能的减退调整他汀类的剂量。当 GFR 大于 60ml/(min·1.73m^2),他汀类药物的使用无须减量;当 GFR 在 30~60ml/(min·1.73m^2)期间,除普伐他汀限制使用,阿托伐他汀、辛伐他汀、氟伐他汀、瑞舒伐他汀均无须减量;当 GFR 在 15~30ml/(min·1.73m^2)期间,氟伐他汀、瑞舒伐他汀、普伐他汀均应限制使用,辛伐他汀应减量使用,阿托伐他汀可无须减量;当 GFR 低于 15ml/(min·1.73m^2)时应停止他汀类治疗。

(4) 肾脏替代治疗:GFR 低于 15ml/(min·1.73m^2)的糖尿病肾病患者在条件允许的情况下可选择肾脏替代治疗,包括血液透析、腹膜透析和肾脏移植等。

五、杨霓芝教授学术思想

(一)认识病因病机

杨霓芝教授认为糖尿病肾病由消渴病日久发展而来,与禀赋不足、饮食不节、情志失调、劳倦耗伤等密切相关;病位在肺、脾、肾,涉及五脏六腑。糖尿病肾病临床多表现为虚实夹杂,这与其病性本虚标实有关,其病机为肾气不足,阴虚燥热,阴损及阳。肾为先天之本,主藏精,为封藏之本,脾为后天之本,主运化,是水谷精微的供给之源。先天之精的充沛,须得到后天之精的持续供养,而后天之精的生成,又须借助先天之精的协调推动,故先天之精和后天之精是相互资助、相互促进的关系,两者相辅相成,共同维持生命活动。糖尿病肾病病初为阴虚燥热,当久病不治时,会耗气伤阴,阴损及阳,最终导致脏腑气血阴阳俱虚证;脏腑功能的失调,会致使血瘀、痰浊、水湿、湿热、浊毒等实邪内生,而其中痰、瘀等又是糖尿病肾病继续发展的关键因素。痰湿由脾虚不能运化输布津液、肾虚不能蒸腾气化水湿所致的水液代谢障碍而产生,其特性黏滞,必致病患缠绵难愈。此外,久病必瘀,燥热必致气阴两虚,气虚则不能推动血液运行而为血瘀;阴虚则火旺煎熬津液,血行艰涩也可为瘀。痰湿与瘀血可以互为因果,相互影响,若失治误治,必使痰瘀互结,病况更加莫测。在糖尿病肾病早期,临床表现与消渴无异,此期热邪伤阴耗气,致使气阴两伤,气为血之帅,气虚则血滞,且阴虚内热,熏灼脉络,炼液成痰,痰瘀阻络,使经脉不和,肾脏开始形成微型"癥瘕";至中期,临床表现为尿浊、水肿等,脾虚健运失职,又不能升清,则水谷精微不能正常传输,加之日久及肾,肾气不足,失于封藏,精关不固,精微下泄随小便排出而形成浊尿,精微的流失又会使诸脏供养不足,虚衰更甚。阴损及阳,脾肾阳虚,气化失常,不能蒸腾,且开阖不利,水道壅滞,加之血瘀阻络,"血不利则为水",故水湿潴留而泛溢肌肤;晚期时,脏腑虚衰,气血阴阳俱虚,痰湿瘀浊毒涌起,终使三焦闭塞,气机逆乱,不能交通上下,成为关格、闭证、胸痹等危急重症。

(二)中医辨证与辨病治疗

杨霓芝教授在长期临床实践中,发现糖尿病肾病由糖尿病发展而来,病机复杂,病程漫长,属本虚标实,虚实间可互为因果,交互助长,依此杨霓芝教授提出治疗糖尿病肾病的主要观点为:主张发挥中西优势,倡导中西医结合治疗;主张宏观辨证与微观辨病结合。辨证论治是中医的精髓与关键之所在,能从宏观层次把握糖尿病肾病在某一阶段的本质规律,但保守的观点认为辨证的"证"的获取的途径,应仅限传统中医四诊,而四诊存在难以及时准确地发现疾病微小变化的局限,糖尿病肾病早期临床表现以尿白蛋白异常为主,可未见明显症状和体征,因此仅依据中医四诊恐怕难以判别病况,特别是肾病的诊断,必须以肾病病理为金标准;微观辨病即结合症状、体征及西医理化检查结果以及时、准确地了解肾功能减退程度、肾脏病理等微观的变化,明确疾病的诊断及分期,便于从客观上把握糖尿病肾病病程的发生发展规律。宏观辨证与微观辨病结合,即是将宏观证候的演变规律与微观指标的动态变化相结合,可以互通有无,取长补短,使我们更多层次、更全面地把握糖尿病肾病的诊治,理化指标不仅为糖尿病肾病早期诊断、早期干预提供了有力的依据,而且为糖尿病肾病的辨证论治提供了客观依据,可提高中医药治疗的准确性及精准性。

杨霓芝教授根据多年临床经验总结,认为糖尿病肾病早期、临床期和终末期的辨证各有明显侧重,与中医病机的演变有一定的相符之处,因此,对于糖尿病肾病的中医治疗,杨霓芝教授多采用分期辨病与辨证相结合,将糖尿病肾病按"三期三证"来处理,早期糖尿病肾病期,也就是微量蛋白尿期,多辨证为气阴两虚证;临床期糖尿病肾病,即持续蛋白尿期,辨证多属脾肾气(阳)虚证;

终末期糖尿病肾病,即尿毒症期,多辨为阳衰湿浊瘀阻。至于燥热阴虚证,尚未得到规律性的认识,但临床实践提示此证多出现在糖尿病肾病初期。DN前期当缓图其本,宜以补脾益肾,活血化瘀为基本治法,后期宜以"急则治期标,缓则治其本"为原则,适时配合西药予降压、利尿、抗感染等处理,必要时须进行血液透析或腹膜透析治疗。

1. 燥热阴虚型　多见于糖尿病肾病Ⅰ期,即功能亢进期,特征:肾脏增大和肾小球高滤过;或糖尿病Ⅱ期,即肾小球结构改变期,特征为肾小球基膜增厚和系膜区基质增加。主症:烦渴多饮,多食善饥,形体消瘦,舌尖边红,少苔,脉细数。治法:养阴清热润燥。方药:白虎人参汤加味。生石膏 20g,知母15g,太子参 15g,沙参 15g,麦门冬 15g,生地黄 15g,天花粉 15g,桃仁 5g,毛冬青 15g。每日 1 剂,水煎服。加减:口苦、大便干结者加大黄 10g、黄芩 15g、厚朴 12g,以通腑清热;舌红少苔,伴裂纹,脉细数者,加玉竹 12g、玄参 15g、石斛15g,以滋阴养胃;纳差、舌苔厚腻者,加砂仁(后下)5g,苍术 12g,藿香 12g,薏苡仁 15g,以醒脾开胃,芳香化浊。

2. 气阴亏虚型　大部分此型的 DN 患者的尿微量白蛋白排泄率(UAE)在 20~200μg/min;少部分持续出现蛋白尿,UAE>200μg/min。主症:口干舌燥,烦渴多饮,消瘦乏力,尿频清长,尿浊且甜,腰酸腿软,舌黯红,少苔,脉细数。治则:益气养阴。方药:生脉散合六味地黄汤加减。黄芪 15g,太子参 15g,麦冬 15g,五味子 12g,生地黄 15g,山茱萸 15g,山药 15g,丹皮 10g,桃仁 5g,黄精15g,泽兰 15g。每日 1 剂,水煎服。加减:乏力明显者,加黄芪至 30g 以加强益气之功;腰膝酸痛者可加杜仲 15g、桑寄生 15g 以补肾壮腰;夜尿频多表现突出者,可加金樱子 15g、芡实 15g、桑螵蛸 12g 以固肾涩精缩尿;口干甚者可加天花粉 15g、葛根 15g 以清热生津止渴;兼有肝郁气滞者加柴胡、枳壳、枳实;兼下焦湿热者加石韦、生地榆、萆薢等。

3. 脾肾气(阳)虚型　出现进行性的临床蛋白尿(UAE>200μg/min,或尿蛋白 >0.5g/24h),水肿,高血压,肾小球滤过率(GFR)下降(70~10ml/min),或出现肾病综合征。组织学上为肾小球硬化,甚至部分关闭。主症:小便频数或清长,浑浊如脂膏,面色白,腰膝酸软,或少尿,肢体浮肿,舌淡胖,苔白黄相间,脉细带滑。治则:健脾温肾利湿。方药:金匮肾气丸加减。熟附子(先煎)15g,肉桂(焗服)3g,山茱萸 12g,山药 15g,黄芪 15g,白术 15g,泽泻 15g,茯苓 15g,石韦 15g,桃仁 5g。加减:大便溏泻者,加炒扁豆 15g、炒薏苡仁 15g 以益气健脾止泻;失眠者,加柏子仁 12g、炒枣仁 15g 以养心安神;全身窜痛者,用鸡血藤15g 以通络活血;胸痹者,用丹参 15g、降香 12g 以理气活血,通络止痛;若畏寒甚,需久服者去熟附子,加巴戟天、仙灵脾各 15g。

4. 阳衰浊毒瘀阻型　水肿、高血压均趋恶化,病情严重多变。尿蛋白较前减少,氮质潴留,GFR 呈持续下降趋势(<10ml/min),严重时为 0ml/min。此型最恶候,由于肾元虚衰,浊毒内停,耗气伤血,使气血阴阳俱虚,痰瘀互结,水湿浊毒停滞,甚至凌心射肺,上犯清阳,蒙闭清窍。主症:神疲乏力,胸闷憋气,纳呆呕吐,头晕目眩,面色黧黑,小便少,浑浊如脂膏,甚至尿频,腰酸膝软,浮肿阳痿,舌质淡胖,苔黄腻,脉滑数。治则:滋肾助阳,降浊化瘀。方药:真武汤合二陈汤加减。熟附子 12g(先煎),白术 12g,茯苓 20g,淫羊藿 15g,陈皮 6g,法半夏 12g,大黄 6g,桃仁 5g,泽泻 15g,何首乌 15g,肉桂(焗服)2g,每日 1 剂,水煎服。加减:若肾气虚衰,阳不化气,水湿停聚,四肢肿甚,按之凹陷不起,心悸,头晕者,加白术 15g、生姜 15g 以化气利水。若浊阴不降而见神倦头昏,思睡,恶心,甚至口中有尿味者,加枳实 12g、石菖蒲 10g 以理气止呕。若瘀象较甚,肌肤甲错,面色黧黑者,加大黄 6g、红花 6g、丹参 15g 以活血化瘀。若少尿,可加车前子 15g、茯苓 15g、大腹皮 12g 以活血利尿。若呕恶不能食者,加鲜生姜汁 15g、鸡内金 15g、砂仁(后下)6g 以开胃止呕。若皮肤瘙痒,可加地肤子 12g、白鲜皮 15g 以祛风止痒。若肌酐、尿素氮增高者,可用大黄 30g、牡蛎 30g、蒲公英 15g 等中药灌肠治疗,促进毒素排出。

(三) 中医切入点

1. 早期诊断,积极正确治疗　众所周知,糖尿病肾病是国际公认的难治病之一,与其他肾脏病相比,糖尿病肾脏病进展的速度更快,但目前临床上尚无能够延缓该病进展的特效药物或方法,因此,杨霓芝教授主张"早期诊断,积极正确治疗"预防与治疗糖尿病肾病。杨霓芝教授认为糖尿病人群可以通过改变生活习惯、控制血糖等方式,预防或延缓糖尿病肾病的发生,并须定期检测 UAE,一旦发现 UAE>20μg/min 或 30mg/24h,需及时前往正规医院采取有效的综合治疗,以防止向大量白蛋白尿发展及遏制其发展速度,综合治疗方法包括精神调理、饮食调理、运动疗法及中西医治疗等。

2. 益气活血,一以贯之　杨霓芝教授临床发现:气虚血瘀证是糖尿病肾病的基本证型,且贯穿于 DN 的始终,因此,主张以益气活血法为基本治法治疗糖尿病肾病,并应贯穿于糖尿病肾病治疗的全过程。杨教授根据益气活血法治疗糖尿病肾病的临床经验,创制益气活血中药复方通脉口服液(黄芪、三七等),临床研究证明对治疗糖尿病肾病具有良好疗效,可以通过控制血糖、调节脂代谢、减少尿蛋白及改善肾血流动力学以延缓 DN 进程。

3. 抗凝降脂,防治硬化　研究证实:高凝状态和高脂血症是糖尿病肾病

第四章　常见病诊治

患者微血管病变、肾血管硬化的重要因素,杨霓芝教授认为中医药治疗糖尿病的优势并不完全表现在降低血糖的疗效上,其优势很大程度在于有效防治糖尿病所伴发的免疫功能低下、血流动力学和血液流变学异常、脂代谢紊乱等方面。现代药理研究也证明活血祛瘀中药具有改善血液高凝状态、调节脂代谢异常等作用,故临床遣方用药时应予重视,可结合临床具体情况,适当选用活血祛瘀中药,可达到防凝、降脂、防治肾小球硬化的目的。

4. 综合治疗,延缓肾衰　早期糖尿病肾病患者失治、误治可进入临床期,此期患者可有高度水肿、低蛋白血症、大量蛋白尿、高脂高黏血症等肾病综合征临床表现,伴有肾功能进行减退,针对此期患者,杨霓芝教授临床上立足于扶正祛邪并举,避免一味利尿,以免虚虚实实,常以补肾健脾,活血利水为法,同时配合西医的降糖、降压、利尿剂等治疗以积极控制病程进展,延缓进入肾衰期。糖尿病肾病若进入临床蛋白尿期,肾小球滤过率以每月 1ml/min 的速度下降,从出现临床蛋白尿到尿毒症平均时间为 6 年,但目前医学水平尚无特殊药物能够延缓病程进展,杨霓芝教授常采用中西医进行积极的综合治疗,临床可见患者的临床症状、实验室检查有明显改善,生活质量得以提高。一般终末期肾衰患者,由于高凝状态严重会加重血栓发生,此时主张采用益气活血中药配合腹膜透析或血液透析,既可以提高透析疗效及患者的生活质量,又不必忌惮大剂量肝素导致出血等副作用。

(四) 中医入药思路特点

通过总结杨霓芝教授治疗糖尿病肾病的临床经验,得出杨教授治疗糖尿病肾病的用药特点。

1. 辨证用药,善用药对　糖尿病肾病早期患者多辨证为气阴两虚证,治拟健脾益气,滋肾养阴,予以益气滋肾汤加减,该方是由杨霓芝教授长期临床经验总结出的验方,主要用于治疗早中期糖尿病肾病气阴两虚证患者,主要组成为黄芪、太子参、山萸肉、女贞子、丹参、桃仁、红花、山药、茯苓、泽兰,可以依据临床症状加减。晚期辨证多属脾肾阳虚证,多用黄芪、党参、仙灵脾、肉桂、杜仲、菟丝子、怀牛膝、桂枝、白术、茯苓、泽泻等补脾益肾,温阳利水;针对糖尿病肾病的病机病理特点,从杨霓芝教授治疗糖尿病肾病的经验总结常用药对如下:黄精、白术,两药合用能脾肾并补,黄精一药能滋补肺、脾、肾三脏之阴,现代药理研究证实有延缓衰老功效,而白术补脾益气,且能燥湿,同时可防黄精滋腻碍脾;女贞子、旱莲草,二药入肝肾两经,相须为用,互相促进,使补肝肾、清虚热、凉血止血之力增强;丹参、何首乌,何首乌善补以守为主,丹参善行以走为用,两药合用,一守一走,相互制约,相互为用,合用既益肾平肝,又能活血祛瘀通络,对糖尿病肾病患肾虚血瘀证者尤为适用。

2. 依据相关检查或经验用药　糖尿病肾病患者往往伴有血脂、血液流变及微循环障碍等异常现象,一般可以在辨证论治的基础上,适当选择临床经验或参考药理实验对这些指标有特效的中草药,如血脂高可选用鸡内金、泽泻、焦三仙;血流变学异常可用三七、当归、丹参、桃仁、红花、赤芍等。

3. 必用活血化瘀药,巧用通络虫类药　杨教授认为"久病必瘀","瘀"是肾小球硬化的继进性因素,故常须应用活血化瘀药,如赤芍、茜草、炒蒲黄、泽兰、丹参、川芎、桃仁、红花、当归、延胡索等;对于顽固性水肿和尿蛋白者,杨霓芝教授适时巧加水蛭、僵蚕等虫类药物不仅活血通络效佳,而且现代医学研究证明其还具有利尿消肿、减少蛋白尿的功效。

4. 主张用平和之药,守方缓图　治疗过程中避免使用肾损害药物。本病一般本虚标实,若予以峻补,则会有"闭门留寇"之害,若与猛攻,则会有"虚虚实实"之误,故用药轻灵,以平为期。

5. 内服外用、攻补兼施　杨霓芝教授喜欢采用内服外用、攻补兼施的中医药综合疗法,可以从多途径、多方面、多环节给药,从而提高治疗效果,有效地延缓进入肾衰和控制肾衰的进展,如糖尿病肾病终末期时,常通过透析、中药灌肠、口服制剂等多种方法配合,以达到扶正泄浊,延缓肾衰的目的。

（五）预防调护

《金匮要略·脏腑经络先后病脉证》谓:"上工治未病……见肝之病,知肝传脾,当先实脾……中工不晓相传,见肝之病,不解实脾,惟治肝也"。糖尿病肾病早期的临床表现主要以尿白蛋白排泄率增高为主,进一步则会发展形成肾功能下降,终至肾衰竭。杨霓芝教授据多年临床经验认为:糖尿病5~10年以上,肾损害就可能存在,因此定期检测微量白蛋白是最简便的防治方法。她认为糖尿病肾病是糖尿病演变而来的,可以通过早期调整生活习惯及饮食、运动来延缓其向糖尿病肾病发展,对于已确诊为DN的患者,建议中西医结合治疗,同时还须进行运动、饮食等各方面的调护。总之,需做到"未病先防,既病早治,预后调护"。除此之外,须提高患者管理血压、控制血糖等自我防病保健意识。

1. 心理调护　糖尿病患者由于病程较久,思想负担较重,往往加重病情进展,要使患者充分认识自己病情,树立乐观情绪。

2. 饮食调理　糖尿病肾病发展至中晚期,会出现以水肿、高血压、低蛋白、高血脂为表现的肾病综合征,因此有必要进行饮食调治,原则上要须限盐、限水、限蛋白、限脂。水肿明显者应适当限制水钠摄入,每日盐的摄入以 <3g为宜;糖尿病肾病患者须 0.8~1.0g/(kg·d)优质蛋白饮食,但切忌勿以营养不良

为代价,换取尿蛋白的减少。除此之外,还可针对患者病情给予中医药膳,调理脏腑,扶正祛邪,使阴阳平衡。如肾阴虚者宜食桑椹、木耳、枸杞子、龟肉、银耳等食物;肾阳虚者宜常食狗肉、羊肉、核桃等食物;脾虚者宜食白扁豆、怀山药、芡实、莲子等;膀胱湿热者宜食鱼腥草、赤小豆、野菊花等。此外,亦可针对患者病情选用食疗方剂,如水肿可选用薏苡仁粥或黄芪冬瓜汤、薏苡怀山猪肚汤;脾肾两虚可选用芡实薏苡鸡汤、参莲山药汤。

3. 运动治疗　病变早期可采用五禽戏、太极拳、八段锦等传统锻炼功法,适量活动,不宜剧烈运动;肾衰竭者应以卧床休息为主,活动量不宜过大,不可过劳,可选用散步、内养功,以通畅经络,调和气血,平衡人体阴阳为目的,对病体康复有一定辅助作用。

(六) 典型医案

案1. 患者何某,男,56岁,因"反复尿蛋白2年"于2011年6月10日初诊,2年前因体检发现尿蛋白异常,双下肢无明显水肿,伴明显泡沫尿,遂就诊于当地医院,诊断为"糖尿病肾病,糖尿病",2011年5月,24h尿蛋白定量3g,予以缬沙坦(代文)、盐酸贝那普利(洛汀新)、甘精胰岛素注射液(来得时)16iU早餐前,瑞格列奈(诺和龙)2mg,每日3次餐前,阿卡波糖(拜唐平)、甲钴胺(弥可保)、阿司匹林、百令胶囊。现患者为求中医治疗来我院门诊就诊,现症:偶尔腰酸,肢体乏力,舌淡红苔黄腻。既往糖尿病史7年,高血压8年。西医诊断:糖尿病肾病,中医诊断:尿浊。辨证为脾肾气虚,湿浊瘀阻,治以补肾健脾,活血化湿。处方:太子参15g,北芪15g,女贞子15g,白芍15g,丹参15g,桃仁5g,盐山茱萸10g,菟丝子15g,石韦15g,墨旱莲15g,土茯苓15g,甘草5g。水煎服,7剂。西药予以甘精胰岛素注射液、瑞格列奈、阿卡波糖、甲钴胺、阿司匹林、缬沙坦、盐酸贝那普利;中成药予以百令胶囊、黄葵胶囊。

二诊:2011年6月17日,现:偶尔腰酸,易疲劳,纳眠可,二便调,舌淡红苔黄腻。脉沉弱。BP:125/80mmHg。2011年5月,24h尿蛋白定量3g/24h,中药处方:前方加黄芪5g,盐菟丝子5g,土茯苓改生地黄20g。西药同一诊,中成药予黄葵胶囊、三芪口服液、肾炎康复片等。

三诊:2011年7月13日,现:体倦乏力好转,余症同前,二便调,舌淡红苔黄腻,脉沉弱。尿常规:尿白蛋白(+)。中药处方:前方基础上熟地黄改为生地黄15g。

四诊:2011年7月13日,现:体倦乏力较前好转,余症同前,二便调,舌淡红苔黄腻,脉沉弱。中药处方:前方加泽兰15g,水煎内服,共7剂,中成药予以黄葵胶囊、三芪口服液、肾炎康复片。

随访至 2012 年 7 月 27 日,疲倦乏力、泡沫尿明显好转,舌淡红,苔薄白,脉弦滑,尺弱。2012 年 7 月 6 日,24h 尿蛋白定量 1232mg/d;尿蛋白/尿肌酐比:0.99;尿常规:尿蛋白:(+++),肌酐:72μmol/L。

案 2. 患者陈某,女,71 岁。因"双下肢水肿,尿蛋白 2 年余"于 2007 年 11 月 7 日初诊。患者 2 年前开始出现双下肢水肿,遂于当地医院就诊,发现尿蛋白异常,予以吡格列酮、胰岛素、贝那普利等治疗后血糖控制在 9.7mmol/L 左右,现上述症状仍时有反复。2007 年 10 月 25 日外院复查 24h 尿蛋白定量 4.15g/24h,肌酐:138μmol/L,胸片:心影稍增大,左室大为主。既往有糖尿病 16 年,高血压病 3 年。现患者为求中医治疗遂来我院门诊就诊,西医诊断:糖尿病肾病;中医诊断:水肿、消渴。现症见:乏力,双下肢水肿,咳嗽,纳可,舌淡黯,苔白,脉细。辨证为脾肾气虚,湿浊瘀阻,治以补脾益肾,活血化湿,中药处方:黄芪 20g,党参 20g,制何首乌 15g,制山萸肉 10g,黄精 15g,菟丝子 30g,茯苓 30g,泽泻 30g,陈皮 5g,丹参 15g,甘草 3g,水煎服,共 7 剂,同时嘱以通脉口服液、黄葵胶囊、厄贝沙坦片、百令胶囊等药物。

二诊:2007 年 11 月 14 日,症见:乏力,双下肢水肿有所好转,咳嗽,纳可,大便 3 次,舌淡黯,苔白,脉细。BP:178/76mmHg。2007 年 11 月 12 日复查 24 小时尿蛋白定量:3.03g/24h,肌酐:126μmol/L,空腹血糖:8.29mmol/L,胆固醇:7.61mmol/L。中药处方:予以原方继续水煎服,共 14 剂,续与通脉口服液、黄葵胶囊、厄贝沙坦片、百令胶囊,增服非洛地平缓释片、脂必妥片。

三诊:2007 年 11 月 28 日,症见:乏力、双下肢水肿均有所好转,余症同前,舌淡黯,苔白,脉细。2007 年 11 月 26 日:24 小时尿蛋白:2g/L;肌酐:115μmol/L,胆固醇:6.55mmol/L。中药处方:前方基础上加大党参剂量,加用白术,水煎服,共 14 剂,西药、中成药同前诊。

四诊:2007 年 12 月 26 日,症见:肢体乏力,双下肢无明显水肿,2007 年 12 月 24 日:24 小时尿蛋白定量:6.13g/24h,肌酐:116.9μmol/L,胆固醇:6.44mmol/L。中药处方:前方基础上加大黄芪剂量,加肉桂(焗服)1.5g,水煎服,共 14 剂,西药、中成药同前诊。

五诊:2008 年 1 月 23 日,双下肢中度水肿,余症同前,舌淡黯,苔白,脉细。BP:171/70mmHg,2008 年 1 月 21 日,24 小时尿蛋白:5g/d;2008 年 1 月 23 日,血肌酐:115.8μmol/L,胆固醇:6.04mmol/L,白蛋白:38.7g/L,血糖:9.19mmol/L,24 小时尿蛋白定量:3.57g/24h。中药处方,前方加大肉桂剂量,余同前,水煎服,共 14 剂,增服呋塞米片、螺内酯片。

随访至 2009 年 6 月 7 日,双下肢无明显水肿,查 24 小时尿蛋白定量 2.39g/d。

空腹血糖:7.77mmol/L,肌酐299μmol/L,二氧化碳19mmol/L。

按语:一般本病是由于"消渴"缠绵不愈,气阴亏耗,脏腑经络失其柔润发展而来,基本病机主要是肾气不足,耗损阴津,阴损及阳。两患者都具有较长的糖尿病史,长期的病史和未经规范化治疗是发展成为 DN 的主要原因。案例2陈某的糖尿病病史达16年,出现水肿、脂代谢异常等肾病综合征表现,肌酐上升较快,提示陈某GFR正在持续快速下降,陈某现已进入由 DN 临床期向 DN 终末期发展的阶段,急需采取有效的治疗措施遏制其发展。案例1何某现在尚处于持续大量尿蛋白期,肾功能未出现明显减退,只要治疗得当,病情依然能够有效控制。《圣济总录》:"消渴病久,肾气受伤,肾主水,肾虚衰,气化失常,开阖不利,水液聚体内而出现水肿",指出本病中后期,肾气虚衰,会致使水液代谢障碍,潴留于肌肤全身而致水肿。正如陈某的临床表现,杨霓芝教授予以茯苓、泽泻等健脾渗湿,同时配合西医利尿治其标,患者症状明显改善;两位患者都具有大量蛋白尿、肢体乏力、精神疲倦等表现,杨霓芝教授认为此系肾失固摄,精微漏流,日久不愈所致,此时当补肾固精,否则肾精亏竭,正如《证治要诀》云:"三消久而小便不臭,反作甜气,在溺中滚涌,更有浮在溺面如猪脂,此精不禁,真元竭矣"。DN 多为本虚标实之证,故张介宾说:"凡治消之法,最当先辨虚实"。以上案例都辨证为脾肾气虚,湿浊瘀阻证,脾肾气虚是其本,湿浊、瘀血是其标实,治当以健脾益肾,活血化湿为法。《罗氏会约医镜》曰"肾消,小便甜者为重,是生气泄,脾气下陷于肾中,为土克水也,治宜脾肾两补",糖尿病肾病迁延日久,一般会累及脾肾两脏,故杨霓芝教授强调健脾益肾,并认为补其脏体最重要的目的是要调整恢复脏腑的功能,并以此因势利导,振奋生命机制的抗邪能力。又《石室秘录》云:"消渴之证,虽分上中下,而肾虚以致渴则无不同,故治消渴之法,以治肾为主",但尤以治肾为主,案例中用了大剂量补肾滋阴的药物,如女贞子、旱莲草、山茱萸、菟丝子、熟地黄、制何首乌、黄精等。女贞子、旱莲草入肝、肾两经,相须为用,可补肝益肾,清虚热;菟丝子补阳益阴,具有温而不燥、补而不滞的特点,为平补肝、脾、肾之良药;山茱萸酸、涩,性微温,功能补益肝肾,涩精缩尿,合诸补肾药,填精益髓,补敛效宏;黄精能滋补肺、脾、肾三脏之阴,与白术合用能脾肾并补,同时白术燥湿醒脾,可防黄精滋腻碍脾;制何首乌善补以守为主,丹参善行以走为用,两药合用,一守一走,既益肾平肝,又能活血祛瘀通络,对糖尿病肾病肾虚血瘀证者尤为适用。黄芪是杨霓芝教授常用的一味主药,《神农本草经》谓其主"补虚",《名医别录》谓其能"补丈夫虚损,五劳羸瘦,止渴益气",脾为生化之源,肺主一身之气,故黄芪可补一身之气;糖尿病肾病表现为气虚不能固摄,导致精微下注,故黄芪补气固脱，正合机宜。此外，又气为血之帅，气虚则血瘀，黄芪补气可助行血，合丹参、桃仁等活血化瘀中药，共奏益气活血之功，契合DN气虚血瘀的基本病机。杨霓芝教授多年临床及实验研究总结，黄芪能降低血清尿素氮、血肌酐的水平，此外，还有增强患者免疫力、改善肾脏微循环、纠正脂质代谢紊乱、减少蛋白尿等作用。

结语：糖尿病肾病缠绵难愈，中医辨证本虚标实，虚实错杂，而"气虚血瘀"是其主要病机，且在疾病演变过程中可夹杂湿热、水湿、瘀血、浊毒等症，但"虚"和"瘀"始终贯穿疾病的全过程。杨霓芝教授主张抓住主要病因病机，坚持衷中参西，进行辨证论治与辨病施治结合，可达到"纲举目张"，收到"事半功倍"的效果。

（张蕾　李晓朋）

参考文献

［1］吴以岭.络病学［M］.北京：中国科学技术出版社，2004.

［2］丁英钧，潘莉，庞博，等.糖尿病肾病微型癥瘕病理假说及临床意义［J］.新中医，2009，41（1）：1-2，8.

［3］朴春丽，姜喆，南征.从毒损肾络探讨糖尿病肾病炎症发病机制［J］.山东中医杂志，2004，23（10）：582-583.

［4］李琪，高阳，刘启庭.糖肾康治疗Ⅱ型糖尿病肾病的临床研究［J］.辽宁中医杂志，1998，25（3）：114-116.

［5］王晓光，王亚丽，张琪.张琪教授治疗糖尿病肾病经验［J］.陕西中医，2004，25（12）：1116-1118.

［6］庞博，赵进喜，王颖辉，等.糖尿病清热解毒治法探讨［J］.中华中医药杂志，2011，26（7）：1471-1474.

［7］Mogensen C E. Microalbuminuria, blood pressure and diabetic renal disease: origin and development of ideas［J］. Diabetologia, 1999, 42（3）: 263-285.

［8］Tervaert T W, Mooyaart A L, Amann K, et al. Pathologic classification of diabetic nephropathy.［J］. Journal of the American Society of Nephrology: Jasn, 2010, 21（4）: 556.

［9］王立新.杨霓芝主任医师治疗糖尿病肾病经验拾萃［J］.中医药研究，2000，16（6）：36-37.

［10］杨霓芝，王立新，廖平平.248例糖尿病肾病患者分期辨证分析［J］.广州中医药大学学报，1998，15（4）：21-23.

［11］侯海晶，杨霓芝.杨霓芝治疗糖尿病肾病的经验［J］.湖北中医杂志，2012，34（7）：

24-25.

[12] 杨霓芝,李芳,徐大基,等.糖尿病肾病分期辨证治疗的探讨[J].辽宁中医杂志,
1999,26(1):16-17.

[13] 张再康,杨霓芝,王立新,等.杨霓芝应用益气活血法治疗糖尿病肾病的学术思想探讨
[J].中国中医基础医学杂志,2009,15(8):603-604.

[14] 范萍,袁海英,祝勇军,等.益气活血法治疗气虚血瘀型糖尿病肾病临床研究[J].中
国中医急症,2009,18(3):367-369.

[15] 侯海晶,王立新,杨霓芝.三芪口服液对糖尿病肾病大鼠肾小球足细胞及其蛋白表达
的影响[J].湖北中医杂志,2012,34(6):20-22.

[16] 范萍,郝莉,郑发春,等.通脉口服液干预实验性糖尿病肾病模型大鼠的实验研究[J].
中国中医急症,2009,18(1):93-95.

[17] 张再康,杨霓芝,苏敬文,等.通脉口服液防治Ⅱ期糖尿病肾病的药效学研究[J].中国
中医药信息杂志,2009,16(3):32-34.

[18] 王立新,杨霓芝,卢富华.中西医结合治疗糖尿病肾病慢性肾衰竭39例临床研究[J].
实用医学杂志,2002(7):775-777.

第七节　尿酸性肾病

尿酸性肾病是以嘌呤代谢异常,尿酸生成增多或排泄减少引起高尿酸血症,尿酸盐沉积于肾髓质、间质或远端集合管,引起肾损害为特点的临床综合征。尿酸或尿酸结晶沉积可引起三种不同的肾病:急性尿酸性肾病、慢性尿酸性肾病、尿酸性肾结石。本章节主要讨论慢性尿酸性肾病。

慢性尿酸性肾病的临床表现常常不具有特异性,如生化检查见肾功能受损、尿沉渣可以无明显异常、或仅轻微蛋白尿,以及血清尿酸盐浓度通常高于根据肾功能损伤程度预期的尿酸盐浓度。患者可以临床表现以多尿,夜尿,或尿血,尿结石,或肾绞痛,少尿无尿,或贫血,恶心呕吐等为主要临床表现。慢性尿酸性肾病早期以关节红肿热痛表现为主时属于中医的"痹证""痛风""历节"等范畴,而发展到肾衰竭时则属于中医"关格""癃闭""虚劳"等范畴。

一、中医病因病机

(一) 病因

《素问·痹论》指出:"风寒湿三气杂至,合而为痹也。其风气胜者为行痹,寒气胜者为痛痹,湿气胜者为着痹也",说明痹证与风、寒、湿邪外袭相关。另

外还进一步提出了痹证的产生与饮食有关，即所谓"饮食居处，为其本病"。而《儒门事亲·痹论》则提出痹证和生活环境相关，即"此疾之作，多在四时阴雨之时，及三月九月，太阴湿土用事之月……或凝水之地，劳力之人辛苦过度，触冒风雨，寝处浸湿，痹从外入"。中医"痛风"一词最早见于梁代陶弘景《名医别录》："独活，微温，无毒，主治诸贼风，百节痛风无久新者。"金元四大家之一朱震亨创立"痛风"病名。

本病病因可从外因和内因两方面认识。外因主要与风、寒、湿、热之邪侵袭有关；内因主要责之饮食不节、嗜食肥甘厚味、七情等使肺失宣降，脾失健运，肝失疏泄，肾失分清泌浊，气、血、津液等运行障碍，浊邪滞留不去形成高尿酸血症，损伤肾脏，每因饮食不节或劳倦而诱发。其与素体体质、生活环境、饮食条件、气候环境等均有密切关系。正气内虚，卫外不固是痹证发生的内在基础，感受外邪是痹证发生的外在条件。风寒湿之邪，乘虚袭入人体，引起气血运行不畅，经络阻滞，或痰浊瘀血，阻于经络，深入关节筋骨，甚则影响脏腑。细化而言，病因可以分为以下几类：

1. 外邪入侵　风、寒、湿邪侵袭人体，痹阻经络关节，日久不愈，阻滞气血，致气血运行不畅，进而使肺、肝、脾、肾各脏受损。

2. 饮食肥甘　过食肥腻甘甜或素好酒精之品，则易伤脾胃中焦运化，气机失调，从而使痰浊凝聚经隧，内及脏腑。湿浊化热，可导致痰浊瘀热，痹阻关节或灼阴熬液，而成砂石，可见尿血、石淋。若入脏则"穷必及肾"，导致肾气不足，肾络痹阻。

3. 内伤七情　情志不畅，恼怒忧郁，则肝失调达，脾失健运，使血运失畅、生化乏源，而致本病。

4. 劳倦久病　劳则耗气伤津，久病正气虚，而致脾肾亏虚，湿浊内生，发为本病。

（二）病机

本病为正虚邪实，虚实夹杂之证。临床上可分为急性发作期和稳定期，急性发作期以湿热、瘀血为主，亦有病久正气亏虚，复感于邪而急性发病，临床症状以关节疼痛明显，或伴有发热等全身症状为主。稳定期表现为正虚邪恋，以肝肾阴虚、气阴两虚及脾肾气虚为主，若浊毒久稽，损伤脾肾，壅塞三焦以致最终出现关格、溺毒等险象。

本病病位在肾、关节，基本病机为本虚标实，本虚以脾肾两虚多见，其标有湿、热、痰、瘀等邪为患。

风邪夹热邪、寒邪入侵机体，邪气客于肌表，久则入里，伤及营卫，致脏腑虚损;湿邪可因久居湿地、气候潮湿等外感所致,亦可因饮食不节,长期食用膏粱厚味,导致脾胃受损,运化失司内生而成。湿性重浊,缠绵难愈。湿邪重浊黏滞,阻滞气机,可热灼津液,炼液生痰,并进一步导致瘀血的形成。痰浊久滞人体经络关节,则阳气不布,气血痹阻,出现关节肿痛、畸形,关节困重、疼痛等症状。痰浊内蕴,阻痹脉络可形成瘀血,血瘀停聚,脉道阻涩,气血运行不畅而痛,表现为关节肿胀刺痛、久痛不已,行走痛剧等表现。脾肾亏虚,气化不布,浊邪潴留,代谢废物滞留不去,进一步损伤肾脏。

二、中医各家学说

(一)虚损于内

1. 脾肾亏虚　大多数医家都认为,脾肾亏虚是本病的基本病机。不同的是,黄春林教授认为除脾肾亏虚外,急性发作期合并湿热痹阻,慢性期合并湿瘀痹阻。故而治疗需分期而治,并且结合现代药理,使用对痛风及痛风性肾病有效的药对。陈以平教授则基于脾肾亏虚的观点上,深入发挥,认为本病多因脾虚不能运化水湿,肾虚湿浊留滞关节,发为痛风;湿浊蕴结肾络则发为水肿、虚劳。故治疗强调培补脾肾为主。脾肾为先后天之本,肾火不足则脾土不运。董志刚教授也同意此观点。痛风性肾病患者多由于先天禀赋不足,素体肾精阳气较亏虚,易受外淫之邪侵袭。而且由于素体脾胃不足,健运失司,湿浊之邪聚积,客邪与内湿合而为患,而使筋骨经脉痹阻,气血运行不畅,不能濡养筋骨则痛。故本病的发生以脾肾亏虚为本,痰瘀阻滞为标。

2. 肝肾阴虚　刘旭生教授认为本病正虚邪实、虚实夹杂。急性发作期以湿热、寒湿、瘀血为主,其关节疾病明显,或伴有全身症状。稳定期正虚邪恋,除脾肾气虚外,多见肝肾阴虚。

3. 气阴两虚　时振声教授认为本病日久阴虚及气,气虚及阴,即以气阴两虚表现最为突出。这是病机变化过程中的关键,也是本病的基本病机,在临床上最为常见。疾病初起为肝肾阴虚和脾肾气虚,日久则转化为阴阳两虚,呈现阴虚或气虚→气阴两虚→阴阳两虚的动态演变过程。本病尚兼夹湿热、瘀浊、水湿等标证使病机错综复杂。治疗强调标本兼顾,在辨证治本的同时,治标祛邪。

(二)邪实为患

1. 外邪入侵　风、寒、湿、热之邪外侵是本病的发病因素,古人对此早有认识。俞震提出了痹证的两大纲要"湿热与风寒",并记录在《古今医案按·痛风》。张从正进一步说明了风、寒、湿邪之来源:"此疾之作,多在四时阴雨之时，及三月九月，太阴湿土用事之月……或凝水之地，劳力之人辛苦过度，触冒风雨，寝处浸湿，痹从外入"（《儒门事亲·痹论》）。医圣张仲景则于《金匮要略·痓湿暍病脉证治》指出了治疗风、湿之邪的方法及注意事项："湿痹之候，小便不利、大便反快，但当利其小便"，"盖发其汗，汗大出者，但风气去，湿气在，是故不愈也。若治风湿者，发其汗，但微微似欲出汗者，风湿俱去也。"

2. 痰湿为患　龚丽娟教授认为慢性尿酸性肾病病因可责之于内外两个方面：外因为风、寒、湿、热之邪乘虚侵入经脉，导致经脉痹阻，血行不畅，筋骨失养。内因为年高正气亏虚，饮食不节，嗜食肥甘醇酒等，致使脾胃受损，日久酿湿成痰，终致湿痰阻于肾，肾气渐亏，不能分清泌浊。

3. 浊毒伤人　湿为浊之渐，浊为湿之极。毒者，邪气蕴蓄不解之谓。朱良春认为痛风患者多形体丰腴，平时嗜酒，喜食肥甘，痰湿化浊。又关节发痛夜半居多，主要位于下肢末端，日久可见结节或溃烂，甚伴石淋，或尿血甚，而"关格"尿闭频呕。故曰：痛风乃浊毒使然也。但痛风性肾病晚期多伴肾气虚损，在去浊毒之标时，亦重用培本之剂。

4. 痰瘀内阻　刘宏伟认为痰瘀在痛风性肾病的发生发展过程中占有非常重要的地位。多种原因导致的脾肾功能受损后，人体水液不能正常运化，从而聚湿生痰，而痰湿内阻，血行不畅，则易于导致瘀血内生。痰瘀互阻，日久形成恶性循环，变生诸邪，滞留血脉，肆虐为患。若痰浊瘀血等邪随血流注关节，则产生痛风性关节炎；滞留于肾则导致肾脏损害。清代叶桂认为痹久不愈，邪入于络，可用活血化瘀法治疗，并重用虫类药剔络搜风。向少伟则更强调其热性，认为本病乃湿热内蕴，痰瘀内阻，是由风湿热邪外袭兼合饮食不节，迁延日久，酿湿化痰生浊，煎熬阴液成瘀，导致湿、浊、痰、瘀阻于肾脏，肾气渐亏，不能有效地分清泌浊。

三、中医治则治法

尿酸性肾病以脾肾气虚为本，湿、热、痰、瘀为标。其治疗应根据邪正盛衰、标本虚实的不同情况予以祛邪通络、扶正固本。急性期常以标实为主，予以除湿清热，化痰行瘀以祛邪。慢性期常常虚实夹杂，予以补肾健脾或益气养阴以扶正。

关于尿酸性肾病的治法，中国文献早有记载。金元医家朱震亨的《格致余论·痛风论》记载了"夜则痛甚，行于阴也，治法以辛热之剂，流散寒湿，开发腠理。其血得行，与气相和，其病自安"。张仲景于《金匮要略·痓湿暍病脉证治》

提出湿痹的治疗需利小便，微发其汗，以达到祛风除湿之功，代表方有防己黄芪汤、麻杏薏甘汤、桂枝芍药知母汤等。清代叶桂对于痹久不愈，邪入于络，采用活血化瘀法治疗，并重用虫类药剔络搜风，对临床均有较大指导意义。而清代李用粹在《证治汇补·内因门·痹证》提出"风胜加白芷；湿胜加苍术、南星；热胜加黄柏；寒胜加独活、肉桂；上体加桂枝、威灵仙；下体加牛膝、防己、萆薢、木通。"俞震《古今医案按·痛风》言："湿热与风寒乃痹证两大纲。"吴瑭《温病条辨》载有宣痹汤方以清热利湿、宣通经络。

现代研究表明，中医药治疗本病，一方面可以降低尿酸、尿素氮、肌酐水平，改善患者症状，一方面可延缓肾间质纤维化，保护肾功能。国医大师朱良春施治该病倡重视调益脾肾，创泄浊化瘀之治法治则。临证辨治注重清泄湿浊淫邪，常选土茯苓、萆薢之品，使湿热痰浊淫毒之邪及时清泄体外。同时化瘀通络也是其辨治该病"泄浊化瘀"大法的具体体现，常选药泽兰、地龙等化瘀通络之品。刘旭生教授认为本病急性期当治其标，治以清热利湿活血、通淋排石，临床常选用四妙汤加桃红四物汤。好转期治拟温补脾肾，化气行水，兼以清热。缓解期则以补虚扶正为主，兼以祛邪。治拟温阳泄浊，补益脾肾。为了减少长期服用相关西药的毒副作用，减少痛风的发作，王孟庸教授认为，应对本病应灵活应用健脾益肾、扶正固本，化痰祛湿、升清降浊，活血化瘀、利水通络，合理饮食，综合调理等方法。因为本病主要以脾肾亏虚、三焦气化功能失调为本，痰湿瘀浊等机体代谢障碍形成的病理产物为标，故治疗上当分清标本虚实，从脾肾亏虚及痰湿瘀浊的病机和病理特点考虑治疗。黄传兵教授则尤其注重健脾泄浊法，认为健脾益肾治其根，解毒泄浊解其标。急性期以清热利湿、解毒祛瘀为主，同时兼顾健脾化湿；间歇期以健脾利湿为主，辅以活血通络；慢性期以健脾益肾为主，同时注重解毒泄浊、化痰散结。同时内服外敷，注重治疗时医患合作，重视患者健康教育。龚丽娟教授则强调以法代方，在治疗上提出以淡渗利湿、苦寒清热、活血通络三法组合成方。具体而言，先重清热利湿，后化痰祛瘀，兼清湿热，久则补益肝肾，化瘀泄浊。对于风痰入络，痰瘀内阻的患者，张佩青教授认为治宜祛风除湿，化痰通络，方用上中下通用痛风方加减。对于风邪外侵，湿热内阻，则治宜清热通络，祛风除湿，方用大秦艽汤加减。对于脾肾虚衰，湿浊瘀血，治宜益气健脾补肾，化浊解毒活血，方用参芪地黄汤合解毒活血汤加减。

在辅助治疗方面，在急性期关节肿痛明显时可同时配合外洗、外敷中药等外治法以缓解疼痛。尿酸性肾病肾功能不全者可予以中药保留灌肠以清热利湿，通腑排浊。内外结合，充分发挥各自的优势，以提高疗效。

四、西医学诊治

(一) 诊断

尿酸性肾病,是指尿酸盐沉积于肾髓质、间质或远端集合管所致的肾损害,临床以腰酸痛,多尿,夜尿或尿血,尿结石,或肾绞痛,少尿无尿,或贫血,恶心呕吐为主要表现。并伴有跖、趾、膝、腕、手指等关节红肿热痛及发热等肾外症状。本病起病隐匿,进展缓慢,终致慢性肾衰竭,亦可急剧加重,发生急性肾衰竭。

临床上高尿酸血症(hyperuricemia,HUA)可有两种类型的肾损害。一是形成尿酸结石,一是高尿酸引起肾实质的损害。肾实质损害包括慢性尿酸性肾病和急性尿酸性肾病。

1. 慢性尿酸性肾病 高尿酸血症患者出现肾小管功能障碍,如夜尿增多、低比重尿、小分子蛋白尿等,提示存在慢性尿酸性肾病。尿酸升高水平与肾功能损伤程度可不匹配,排除其他慢性肾脏病后可考虑诊断,晚期慢性尿酸性肾病可导致肾小球滤过率下降和慢性肾衰竭。

2. 急性尿酸性肾病 急性尿酸性肾病是严重的高尿酸血症导致过量尿酸沉积并阻塞肾小管引起的少尿或无尿性急性肾损伤。急性尿酸性肾病通常没有尿路相关症状,但如果发生肾盂或输尿管梗阻则可出现腰痛、少尿或无尿。急性肾损伤若合并血尿酸显著升高(血浆尿酸盐浓度一般在 15mg/dl 或 893μmol/L 以上),应考虑急性尿酸性肾病,确诊常需肾活检,排除小管间质性肾炎等。其最常见的原因是淋巴瘤、白血病或骨髓增殖性疾病(例如真性红细胞增多症)患者中尿酸生成和排泄过多,特别是在放疗或化疗引起快速细胞溶解后。肾脏病理可见肾小管不同程度变性、坏死,伴有部分肾小管萎缩和肾间质纤维化。肾小球无明显病变或毛细血管襻缺血皱缩。偏振光显微镜可见到肾小管腔内尿酸结晶沉积。

3. 尿酸性肾石症 尿酸性肾石症常表现为腰痛和血尿。急性梗阻时可引起急性肾损伤,表现为发热、少尿、无尿、肾积水、血肌酐升高等。慢性梗阻可引起肾积水和肾实质萎缩,甚至发展为终末期肾病。

尿酸性肾石症患者尿液 pH 常低于 6.0,尿沉渣检查可见尿酸盐结晶。肾脏 B 超可见高回声区伴声影。尿酸性结石 X 线摄片不显影(阴性结石),CT 对尿酸性肾石症的诊断很有帮助,尿酸结石 CT 值为 300~400HU,低于胱氨酸结石,但高于血块、肿瘤等病变。建议对已排出的结石进行结石成分分析以明确诊断。

(二) 治疗

尿酸性肾病的治疗主要包括高尿酸血症的控制和肾功能的保护。

1. 一般治疗　严格控制高嘌呤食物的摄入非常重要。一般认为动物内脏、啤酒、老火汤等嘌呤含量最高,其次包括大部分鱼类、贝类、肉类及禽类。蔬菜中以菠菜、四季豆、芦笋、菜豆、蘑菇、花生等含量最多。另外要注意多喝水,以促进体内尿酸的排泄。另外血尿酸与体重指数呈正相关关系,故应严禁暴饮暴食,节制每日的进食总量,减轻体重。

2. 药物治疗　治疗方案需个体化、分层、达标、长程管理,逐步调整剂量,避免短期内血尿酸水平波动过大诱发痛风急性发作。

(1) 降尿酸治疗:包括抑制尿酸合成和促进尿酸排泄两类。抑制尿酸生成药物包括别嘌醇和非布司他等。促进尿酸排泄的药物包括苯溴马隆等。对于大多数患者,别嘌醇作为降尿酸治疗的一线药物。使用别嘌醇 3%~5% 的患者会发生不良反应,包括皮疹、白细胞减少或血小板减少、腹泻和药物热。严重的皮肤反应包括中毒性表皮坏死松解症(toxic epidermal necrolysis,TEN)和 Stevens-Johnson 综合征。如果患者为 *HLA-B*5801* 阳性,则应避免对高危人群使用别嘌醇。若患者不能使用或不耐受别嘌醇(或应用别嘌醇批准剂量后不能达到血清尿酸盐目标浓度),且心血管事件风险不高,可以使用非布司他降尿酸治疗。

(2) 碱化尿液:如碳酸氢钠,枸橼酸盐制剂等。

(3) 降尿酸治疗初期的预防性治疗:对于正开始降尿酸治疗的患者,可以口服低剂量秋水仙碱以减少或预防痛风复发。对于无法使用秋水仙碱的患者,建议使用一种非甾体抗炎药(NSAID)。若用于预防,则肌酐清除率为 35~49ml/min 时的秋水仙碱推荐剂量为 0.6mg、一日 1 次,肌酐清除率为 10~34ml/min 时的推荐剂量为 0.6mg、每 2~3 日 1 次。秋水仙碱无法通过透析清除,在肌酐清除率小于 10ml/min 时禁用。不耐受秋水仙碱的患者可选择 NSAID,但目前支持该做法的证据较少。若患者没有痛风石,那么应在血清尿酸达到亚饱和水平后继续应用预防性治疗 3~6 个月。对于有痛风石的患者,预防治疗的疗程尚不确定。

五、杨霓芝教授学术思想

尿酸性肾病的发生与嘌呤代谢紊乱,进而引起高尿酸血症有关。临床上表现多端,治疗宜辨证和辨病相结合,采取多种方法,分期论治。

(一) 认识病因病机

本病初起以四肢关节肿痛、腰痛、尿血为主要表现,或体检发现血肌酐增高而来就诊。杨霓芝教授认为该病病因由于素体湿热,加之饮食不节,过食膏粱厚味,湿热更盛,留滞中焦,流注关节,发为痹证或素体虚弱,卫外不固,复感外邪,内外相因,导致外邪留注经络关节,蕴久化热,炼液成痰,日久缠绵不去,血滞成瘀,痰瘀互结,深入骨骼而现痹证,若痹证进一步发展,病邪郁久化热或病邪由浅入深,由经络而入脏腑则产生相应的脏腑病变。

此外,尿酸盐属于机体的代谢废物,为气血瘀滞所致,病位多责之于肾与膀胱。《诸病源候论·石淋候》:"淋而出石也。肾主水,水结则化为石,故肾客砂石。肾虚为热所乘,热则成淋。"《医宗金鉴·淋证门·石淋》云:"因膀胱蓄热日久所致,正如汤瓶久经火炼,底结白碱也。"肾主水,肾气具有主司和调节全身水液代谢的功能。肾输布和排泄水液的功能失调,或膀胱蓄热,气化不利,导致代谢废物未能跟随水液代谢排出体外而蓄积于内,又可进一步影响肾脏功能。因此,尿酸盐的形成既是痛风肾的过程产物,也是进一步影响肾主水及膀胱气化失司,气血瘀阻的重要因素,临床可表现为腰痛、或尿血、尿结石等症。

(二) 中医辨证与辨病治疗

本病的治疗,当根据本虚标实的具体情况,实则泻之,虚则补之,虚实兼夹者,或先攻后补,或先补后攻,或攻补兼施,灵活立法。攻邪以清利湿热,理气活血,通经活络,通腑降浊为主;补虚以健脾化湿,壮腰补肾为要。关节疼痛明显可酌情选用外治诸法。同时可配合西药抑制尿酸合成,促进尿酸排泄,碱化尿液。对尿酸结石形成,引起梗阻性肾病者,若药物治疗无效,宜及早做手术取石或碎石治疗。后期肾衰竭者,可考虑做透析治疗。

临床上本病分为 4 型,根据病邪主次、邪正盛衰、标本缓急,或扶正治本为主,或祛邪治标为主,或标本兼治。

1. 瘀热痹阻关节

证候特点:四肢关节红肿疼痛,局部肤温灼热,或有发热,口干苦,尿黄赤,舌质红或黯红苔黄腻,脉弦数。多见于尿酸性肾病患者痛风急性发作时。

治疗原则:健脾补肾,清热利湿活血。

常用方剂:四妙散合当归拈痛汤(《医学启源》)加减。

基本处方:生苡仁 30g,苍术 15g,黄柏 15g,川牛膝 15g,羌活 15g,防风 10g,升麻 3g,白术 15g,当归 10g,黄芩 15g,知母 15g,茵陈 15g,猪苓 15g,甘草 3g。

加减法:关节红肿痛甚加威灵仙、延胡索、海风藤、络石藤;疼痛剧烈、关节不温,入夜尤甚,加川乌、乳香、没药;血尿甚者加白茅根、小蓟。

2. 湿热下注,损伤肾络

证候特点:下肢关节疼痛,小便灼热不畅,腰酸疼痛,尿中有时夹有砂石,甚则腰痛尿血,口苦咽干,尿少色黄,舌质红,苔黄腻,脉滑数。多见于尿酸性肾病并尿酸结石者。

治法:清热利湿,通淋排石。

代表方剂:八正散合石韦散加减。

基本处方:萹蓄 15g,瞿麦 10g,车前子(包煎)30g,金钱草 30g,海金沙 15g,石韦 10g,生大黄 10g,山栀 10g,甘草 6g,川牛膝 10g,黄柏 10g,苍术 10g。

加减法:若寒热起伏加金银花 30g,紫花地丁 30g,蒲公英 15g 以清热解毒;血尿量多,尿色深红甚则夹有血块则加小蓟 30g,白茅根 30g,藕节 10g,蒲黄 12g 以凉血止血;若尿血不止,耗伤正气,面色萎黄,舌质转淡,可去大黄,加黄芪 15g,当归 12g,地黄 12g 以调补气血而标本兼顾。

3. 脾肾气虚,湿浊瘀阻

证候特点:关节疼痛不显,面色萎黄,神疲乏力,腰膝酸软,夜尿频多,舌质淡胖,苔白腻或白滑,脉沉缓。常见于尿酸性肾病伴轻度肾功能损伤者(CKD3)

治疗原则:健脾补肾,泄浊活血。

常用方剂:参芪地黄汤加减。

基本处方:黄芪 15g、党参 15g、白术 15g、盐山萸肉 10g、茯苓 15g、泽兰 15g、丹参 15g、桃仁 5g、生苡仁 20g、甘草 3g。

加减法:若关节疼痛加当归,红花,赤芍,桃仁,桑寄生,鸡血藤,黑老虎。

4. 脾肾阳虚,浊毒瘀阻

证候特点:脸色黧黑或晦暗、或面浮肢肿、疲倦乏力、或畏寒肢冷,口中尿臭,胸闷腹胀,纳呆,尿少,大便或溏或结,舌淡黯胖,苔白腻,脉沉,尺弱。常见于尿酸性肾病出现肾衰竭者(CKD4~5)。

治疗原则:健脾补肾,蠲毒活血。

常用方剂:二仙汤合当归补血汤加减。

基本处方:仙茅 15g,当归 15g,巴戟天 15g,黄芪 15g,白术 15g,淫羊藿 15g、制何首乌 15g,知母 15g,丹参 15g,泽兰 15g,茯苓 15g,大黄 5g,甘草 3g。

加减法:气虚甚加用生晒参,重用黄芪;纳呆加陈皮、砂仁;关节疼痛加延胡索、威灵仙。

(三) 中医切入点

1. 在规范降尿酸治疗的同时,中医药如何更好地整体调节改善体质 临床上高尿酸血症的发生一方面和生活方式密切相关,另一方面和患者体质相关。李莉等通过对 1400 例新疆地区高尿酸血症患者进行中医体质辨证,统计发现最常见的中医体质类型是痰湿质,湿热质和瘀血质,且以虚实夹杂体质为主。杨霓芝教授结合多年临床经验,认为针对尿酸性肾病患者,在强化血尿酸规范、长期用药控制达标的同时,也非常重视对患者饮食健康的宣教和中医药调节患者的体质。杨霓芝教授认为高尿酸血症患者以湿热质和气虚质最为常见,对存在痛风表现的患者则清利湿热为主,用药不宜过于苦寒,宜淡渗甘寒为主,宜于久服;而对无关节急性发作的患者,仅以血肌酐增高,伴或不伴高尿酸血症,则强调应该重视健脾补肾,脾为中土,斡旋上下,脾气健则津液得运,精微敷布,无痰湿内生之患,肾气健则水液输注正常,无潴留泛溢之忧,即使用健脾补肾的同时,用药也不宜过于温燥。

2. 在肾功能损伤的患者如何更好利用中医药改善症状、控制血尿酸 中医辨证与西医辨病相结合,拓宽诊治的思路,加强治疗效果,减轻西医治疗过程中的副作用,防止复发,是痛风性肾病治疗过程中的切入点。对肾功能损伤的患者,促尿酸排泄的药物使用受到限制,中医药能够起到降低血尿酸、抑制尿酸合成、减轻肾脏炎性改变、保护肾脏的作用,且不良反应较少。因此,杨霓芝教授认为尿酸性肾病患者的中医调养一方面可以通过降低尿酸水平,改善病情,延缓肾功能恶化。另一方面中医辨证施治还可减轻或消除西药的毒副反应,以更好地辅助提高临床疗效,达到治疗的目的。杨霓芝教授认为中医的经典方剂,如二妙丸、四妙汤等经现代许多学者证实具有降低血尿酸作用,例如有学者利用黄嘌呤和氧嗪酸钾联合腹腔注射的方法建立的高尿酸血症的动物模型,肾损伤严重,黄嘌呤氧化酶含量较高,使用二妙丸及其不同配比类方都能够显著抑制黄嘌呤氧化酶的活性,使尿酸的生成量减少,经肾小球滤过,肾小管重吸收的尿酸相对减少,从而减少尿酸在肾脏的积累,减少肾损伤程度,包括肾小管上皮细胞的萎缩,血管祥分辨不清,炎症因子和致纤维化因子所刺激生成的 T 细胞和巨噬细胞的产生在肾间质的炎细胞浸润等,尤其是苍术和黄柏比例为 1:2 时效果尤为显著。杨霓芝教授指出,在辨证治疗尿酸性肾病的基础上,可以结合现代药理学知识辨病选药治疗,往往可以取得更优异的临床效果。例如:

降低血尿酸,促进尿酸排泄:如土茯苓、萆薢、生薏苡仁、晚蚕沙、泽泻、车前子、威灵仙、地龙、茯苓皮、金钱草、泽泻等泄浊分清之品,亦可采取生大黄灌肠以降低尿酸。

抑制尿酸合成:如泽兰、桃仁、当归、地龙、秦艽等。

溶解尿酸并止痛:威灵仙、秦艽等。

促尿素氮、肌酐排泄:大黄。

降肌酐、保护肾功能:淫羊藿、黄芪、何首乌、川芎、丹参、田七、毛冬青、刺五加等。

降低尿路结石:如金钱草、石韦、生地、滑石等。

提高免疫力:如菟丝子、杜仲、党参、黄芪、茯苓、苡仁、杜仲、桑寄生、淫羊藿等固本扶正之品。另外急性期关节肿痛明显可配合中药外洗、外敷等,对缓解疼痛,降低血尿酸有协同作用。

今后应多运用现代医学手段,深入开展实验研究,探讨中医药作用的机制,完善相关的循证医学证据,进一步发挥中医药治疗尿酸性肾病的优势。

(四) 中医入药思路特点

1. 补泻同施,尤重清利　通过总结杨霓芝教授治疗尿酸性肾病的用药特点,得出核心药物有生地、薏苡仁、土茯苓、白芍、泽兰和菟丝子。其中,生地首载于《神农本草经》,被列为上品,言其功能:"主折跌绝筋,伤中,逐血痹,填骨髓,长肌肉,作汤除寒热积聚,除痹。生者尤良"。作为清热凉血之品,生地有清热生津,滋阴养血之功。现代药理研究表明,生地具有显著的降血糖作用,并能增强免疫功能,降低血压,改善肾功能,抗肿瘤等。薏苡仁有利水渗湿,健脾止泻之功。《名医别录》记载:"主除筋骨邪气不仁,利肠胃,消水肿,令人能食。"现代医学研究表明,薏苡仁多糖的主要功效是降血糖、抑制肿瘤生长及提高免疫功能。《本草纲目》:"土茯苓能健脾胃,强筋骨,去风湿,利关节,止泄泻。治拘挛骨痛"。《本草正义》云:"土茯苓,利湿去热,能入络,搜剔湿热之蕴毒。"现代药理研究表明,土茯苓可减轻由高尿酸血症引起的过氧化氢酶活性增强的氧化应激反应,发挥抗炎作用,此外土茯苓提取物还具有镇痛作用,对痛风性关节炎具有较好的疗效。白芍具有养血调经,柔肝止痛,平抑肝阳的作用。《神农本草经》有言:"味苦,平,主治邪气腹痛,除血痹,破坚积,寒热,疝瘕,止痛,利小便,益气。"现代药理研究表明,白芍的抗炎作用十分明显,并能有一定的镇痛作用,还具有保肝作用。泽兰有活血调经,利水消肿之功。《本草纲目》言:"泽兰走血分,故能治水肿。"现代药理研究表明,泽兰能抑制血栓形成并调节其凝血功能,还具有提高机体免疫力、保肝、抗氧化等作用。菟丝子具有补益肝肾,固精缩尿之功,《本草汇言》记载:"菟丝子,补肾养肝,温脾助胃之药也。但补而不峻,温而不燥,故入肾经,虚可以补,实可以利,寒可以温,热可以凉,湿可以燥,燥可以润"。现代药理研究表明,菟丝子能增强体液免疫及细胞吞噬功能,调节生殖内分泌系统,并能保肝明目。

从核心药物属性及功效可以看出,杨霓芝教授在治疗痛风性肾病时侧重攻补兼施,补脾益肾同时,强调清热利湿祛浊。这也进一步表明本病病机是以脾、肾虚损为本,以痰浊、湿热、瘀血等为重要病理因素。

2. 益气活血,通利关节 针对本病,杨霓芝教授强调初始发病常在关节,在治疗时十分重视活血化瘀,通利关节,故而在辨证施治的同时佐以活血通络药,如当归、丹参、鸡血藤等改善循环。其理论依据源于《格致余论·痛风》。其指出痛风之病因是"瘀浊凝涩"。湿浊凝滞关节,可致关节肿胀、疼痛、麻木、重着、屈伸不利;久病不愈,血脉瘀阻,痰浊瘀血痹阻经络,则可见关节肿大、畸形、僵硬以及关节周围出现结节。久痹不已,复感于邪,内舍于肾,可导致痛风肾。溯其本源,《素问·水热穴论》云:"肾者,胃之关也。关门不利,故聚水而从其类也"。肾气虚则气化无权,津液代谢失常,化为湿邪,湿邪遏制气机,致气滞血瘀,湿瘀内生。《诸病源候论》曰:"血之在身,随气而行,常无停积……血行失度……积聚不散,皆成瘀血。"《血证论》曰:"木气冲和调达,不致遏郁则血脉通畅。"肝气不舒,血行不畅,易生瘀血,血不利则为水。杨霓芝教授更是指出,一方面,湿浊、湿毒久蕴化热,煎熬阴液,血液瘀滞,导致关节疼痛,反复缠绵。另一方面,病延日久,伤及肾络。此时就要应用"益气活血法"。"益气活血法"是指在疾病治疗中既要注重补气,也要注重活血化瘀,立足于气虚血瘀,同时兼顾湿热、湿浊等兼杂之症,力求达到机体气血的平衡。

（五）预防调护

为了减轻尿酸性肾病患者痛苦,除积极应用药物治疗以外,还可通过调整饮食结构,辅以食物疗法,使血尿酸不同程度的降低,达到标本兼治的目的。因此,患者需注意遵循低脂低钠、充足维生素饮食原则。注意避免吃各种嘌呤含量高的食物,如动物内脏、鱼、虾、蛤、蟹等海味,切忌饮酒。患者应以清淡的碱性素食为主,或者适当进食含嘌呤较低的牛奶、鸡蛋等优质蛋白,如果肾功能损伤应选择低蛋白饮食。防止过度劳累,如无水肿时平时宜多饮水。可以用玉米须、薏苡仁等煲水代茶饮频服,以促进尿酸排泄。

选择适当的运动强度很关键。盲目进行运动,会使痛风急性期的不良反应加剧,从而加重病情,所以痛风发作急性期要停止锻炼。通过合理运动,不仅能增强体质、增加机体防御能力,而且对减缓关节疼痛、防止关节挛缩及肌肉失用性萎缩大有益处。

常用食疗方:

1. 薏苡仁粥 薏苡仁 10~15g,配粳米 30g 煮粥,入白糖适量。早晚各服 1 次,10 天为 1 疗程。适用于湿盛而脾胃功能差者。

2. 枸杞子粥 枸杞子 10~15g,配粳米 30g 煮粥。早晚各服 1 次,10 天为

1疗程。适用于肾气不足,肾精亏虚证者。

3. 马齿苋 500g 煮汤内服。具有清热祛湿作用,用于痛风性肾病的辅助治疗。

(六)典型医案

案. 患者苏某,男,21岁,因"反复尿酸升高近1年"于2014年11月26日初诊。患者2014年初体检时查尿酸升高,尿酸 >600μmol/L,尿蛋白(+)。予别嘌醇每次0.1g,每日1次,百令胶囊每次4粒,每日3次,氯沙坦钾(科素亚)每次0.1g,每日1次。口服后复查尿酸正常,遂自行停用药物治疗。2014年11月初患者因跟骨疼痛至当地医院就诊,查肌酐120μmol/L,尿酸601μmol/L,予对症处理后症状缓解,复查蛋白定量0.162g/24h,肌酐102μmol/L,尿酸336μmol/L,尿蛋白(±)。现症见:精神尚可,双下肢无红肿热痛,纳眠可,二便调,舌淡红苔白,脉细。患者既往有头孢类、西林类药物过敏史。诊断为尿酸性肾病、慢性肾脏病2期。中医诊断为尿浊,辨证为肾虚湿热瘀阻。处方:女贞子15g,旱莲草15g,生地黄15g,薏苡仁30g,茯苓15g,白芍15g,泽兰15g,甘草3g。水煎内服,日1剂,共7剂。西药氯沙坦钾每次0.1g,每日1次,服14天。

二诊:2014年12月24日患者精神尚可,近期无痛风发作,纳眠可,小便夹泡沫,大便调,舌淡红苔白,脉细。2014年11月27日尿常规正常;泌尿系B超:双肾实质回声稍增强。处方:女贞子15g,旱莲草15g,熟地黄15g,薏苡仁15g,茯苓15g,泽兰15g,甘草3g。水煎内服,日一剂,共14剂。

三诊:2015年1月7日患者精神尚可,近期无痛风发作,纳眠可,小便夹泡沫,大便调,舌淡红苔白,脉细。2015年1月5日尿蛋白(+),尿酸464μmol/L,肌酐107μmol/L,估算肾小球滤过率85ml/min。

四诊:2015年1月21日患者精神尚可,近期无痛风发作,纳眠可,小便夹泡沫,大便调,舌淡红苔白,脉细。处方:女贞子15g,旱莲草15g,熟地黄15g,白芍15g,泽兰15g,黄芪15g,芡实20g,桃仁5g,菟丝子15g,盐山萸肉10g,甘草3g。水煎服,日一剂,共14剂。氯沙坦钾用量如前。

按语: 尿酸性肾病的病因病机总属本虚标实、虚实夹杂。"水为万物之源,土为万物之母,二脏安和,则一身皆治,二脏不和,则百病丛生。"杨霓芝教授认为,本病的发生发展主要责之于正虚邪实,其中以脾、肾亏虚为主,因脾为人之气血生化之源,肾为人之精气所藏之脏。因此在本病虚证的治疗上,杨霓芝教授更加注重脾肾的功能恢复,以补脾益肾,益气填精治法为主。而邪实是导致疾病发生或病情进展的重要因素,多以湿热、瘀血、水湿等实邪为标。由于患者多脾土素虚,无力运化水湿,可致水湿积聚成实;脾肺亏虚,气机不利,日久可郁而化热,并与水湿相合而成湿热之邪;由于该病病程迁延,"久病多虚","久病多瘀"。概因人之气血阴阳互根,相互依存,《张氏医通》云:"气与血两相维附,气不得血,则耗而无统;血不得气,则凝而不流。"因此,气为血帅,血为气母,若气虚不行,则血无以推动而成瘀证。虚与瘀贯穿于本病过程的始终,也是导致该病缠绵难愈的重要因素。因此杨霓芝教授在本病标实的治疗上,多重视益气活血法的应用,即在补气的方药中酌加活血化瘀之品,往往能起到效如桴鼓的效果。而现代药理研究发现,益气活血类方药具有提高机体免疫功能的作用,以及在一定程度上能促进血液流变学方面的改善。综上所述,在本病的临证治疗上,当遵循急则治其标,缓则治其本的原则,实则泻之,虚则补之,或攻补兼施,灵活立法。攻邪以清利湿热,理气活血,通经活络,通腑降浊为主;补虚以健脾化湿,壮腰补肾为要。同时,杨霓芝教授提倡将中医学与西医学相结合,发挥中西医所长,虽然中医在辨证治疗上具有优越性,但有时仍需辅助结合西医的理论或相关检查指标进行辨病,提高肾脏疾病发展不同阶段诊断的准确性,以免延误病情。在以中医中药为主的辨证治疗中,对于尿酸性肾病患者可适当配合西药抑制尿酸合成,促进尿酸排泄,碱化尿液。在整个治疗过程中要注意益气活血法的应用,有助于提高机体免疫力,促进身体的恢复,防止其复发,并在一定程度上改善患者的临床症状。

结语:尿酸性肾病是临床上常见的慢性肾脏疾病,本病起病隐匿,进展缓慢,终致慢性肾衰竭,亦可急剧加重,发生急性肾衰竭,若早诊断、早治疗,可减轻或延缓肾脏病变发展。杨霓芝教授结合多年临床经验,应用中医辨证与西医辨病相结合诊治的思路,治疗尿酸性肾病取得一定治疗效果,对指导临床上治疗尿酸性肾病具有特殊意义。

(赵代鑫　罗粤铭　陈通文)

参考文献

[1] 杨霓芝,刘旭生.泌尿科专病中医临床诊治[M].北京:人民卫生出版社,2013.

[2] 王钢,陈以平,邹燕勤.现代中医肾脏病学[M].北京:人民卫生出版社,2003.

[3] 吴勉华,王新月.中医内科学[M].北京:中国中医药出版社,2012.

[4] 梁晖,胡晓旋,苏国彬.黄春林教授运用药对治疗痛风及痛风性肾病的经验[J].广州中医药大学学报,2012,29(4):463-465.

[5] 回鲁金,董志刚.董志刚辨治痛风性肾病经验[J].湖南中医杂志,2016,32(4):32-33.

［6］马伟忠.刘旭生辨治痛风性肾病的经验［J］.江苏中医药,2011,43(5):18-19.

［7］倪青,李鲲.时振声辨治痛风性肾病的思路及方法［J］.山东中医杂志,1997,16(6):31-32.

［8］尤永卿,许陵冬.龚丽娟教授治疗尿酸性肾病经验撷要［J］.河北中医,2016,38(4):487-489.

［9］崔应珉.中华名医名方薪传［M］.郑州:河南医科大学出版社,1999.

［10］刘宏伟.尿酸性肾病为何应注重从痰瘀论治？［J］.中医杂志,1998(12):755.

［11］向少伟,赖申昌,蒙宇华.加味三妙散治疗慢性尿酸性肾病的临床研究［J］.中国中西医结合杂志,2009,29(11):979-981.

［12］赫军,何宾,余文宝,等.朱良春国医大师辨治痛风性肾病经验［J］.中国中医急症,2014,24(8):1472-1473.

［13］周道成,赵恒侠,李惠林,等.王孟庸教授治疗尿酸性肾病临床经验总结［J］.中国中医药信息杂志,2017,24(10):99-101.

［14］毛古燧,黄传兵,汪元,等.黄传兵论治痛风经验［J］.中医药临床杂志,2017,29(2):194-196.

［15］李则辉.张佩青教授治疗痛风性肾病的经验浅谈［J］.黑龙江中医药,2016,45(4):25-26.

［16］杨霓芝,刘旭生.泌尿科专病中医临床诊治［M］.人民卫生出版社,2013.

［17］李莉,安冬青,李凯利,等.新疆地区高尿酸血症患者体质类型调查分析［J］.中医临床研究,2012,4(15):100-103.

［18］陈维佳,武毅,徐晨,等.紫外可见光谱及成像方法研究二妙丸药物对高尿酸血症疗效的影响［J］.光谱学与光谱分析,2015,35(4):956-960.

［19］张文青,杨霓芝.杨霓芝论治慢性肾脏病特色［J］.辽宁中医药大学学报,2007,9(4):89-90.

第八节　高血压肾病

　　高血压肾病是指原发性高血压引起的良性小动脉性肾硬化,并伴有相应临床表现的疾病,也称良性肾硬化症,是长期高血压或由于年老而导致血管老化缓慢发展而来的肾脏小动脉硬化。其结果导致肾脏缺血性改变,使肾小球和肾小管功能受到损害,最终发展成为肾功能不全。属中医"眩晕""头痛""水肿""关格""腰痛""虚劳"等范畴。

一、中医病因病机

(一) 病因

　　中医学中并无"高血压肾病"的病名,所以只能根据高血压和肾病所表现的症状和临床演变过程来认识,归属于中医学的"眩晕""头痛""水肿""关格""腰痛""虚劳"等范畴。《素问·至真要大论》:"诸风掉眩,皆属于肝;诸寒收引,皆属于肾",指出本病与肝、肾脏关系密切;本病多见于长期未控制好血压的高血压患者和大于40岁的中老年人。中医认为"年四十而阴气自半也",年老体弱,久病体虚,肾气虚损,肾阴渐耗;或情志失调,肝阳上亢,下汲肾阴,肾阴亏虚,导致肾失封藏,精微下泄而出现蛋白尿,同时兼见头晕眼花、耳鸣、腰膝酸软等肾虚证候;饮食不节,过食肥甘厚味损伤脾胃,健运失司,水谷不化,聚湿生痰,湿浊内阻,气机运行不畅,气滞血瘀或久病瘀血阻络,湿瘀交阻,三焦气化不利,水液代谢失常,发为水肿;或房劳过度,肾阳虚衰不能温煦脾阳,导致脾肾阳虚,肾失气化,脾失健运,湿浊内留,溢于肌肤,而为水肿。

综上,其病因为久病体虚,饮食不节,情志失调,房劳过度等。

(二) 病机

原发性良性高血压多表现为肝阳上亢、阴虚火旺、肝肾阴虚,其病因多为情志失调,饮食不节,内伤虚劳,先天禀赋等,这些因素作用于机体引起肝肾阴阳失调,气血逆乱,血行不畅,形成血瘀;肥甘厚味则损伤脾胃,脾为生痰之源,脾虚失运,则聚湿或痰阻血脉,形成血瘀;肝肾阴虚,阴虚则津亏,煎熬营血,而成瘀血。瘀阻脉络,血行不畅,影响心、脑、肾等脏腑功能,引起多种严重并发症如脑血管病、心血管病,肾络瘀阻,则发生高血压性肾病。可见,血瘀证贯穿在高血压病的整个病程,在高血压的许多重要并发症包括高血压性肾病中均起着重要的作用,是高血压性肾病的重要机制之一。

肾元不足是高血压性肾病的启动因素和发展转归的根本,脾失健运是高血压性肾病转化和发展的重要因素。高血压发展至肾损害时,多为病程较长、年龄较大的患者,肾元已亏。肾为先天之本,赖后天精气充养,由于久病脾气虚弱,不能充养肾脏而加重肾元亏虚。加之高血压多有瘀血证,久病入络,肾络瘀阻,加重肾元亏虚。肾元亏虚,不能固摄,则出现尿频清长,夜尿增多,精微下泄而出现蛋白尿。高血压性肾病后期,脾肾衰败,运化开阖失司,不能通调水道而致水肿,以致湿浊潴留,代谢产物积于体内,出现肾衰竭的症状。湿浊虽为脏腑衰败之产物,而一旦形成,又会反过来加重脾肾虚损,促进病情恶化,形成恶性循环。

综上所述,高血压肾病病位在肝、脾、肾三脏,其病机以肝、脾、肾亏虚为病理基础,气血同源,阴阳互根,所以病变过程中常常互相影响,出现一脏受病,累及他脏。肝阳上亢、痰湿血瘀互结为重要的病理因素,阳亢、痰湿、血瘀互相影响,交互纠结,进一步损伤肾络,肾虚亦甚,病程缠绵,终致本虚标实,虚实夹杂的终末期肾衰竭。邓铁涛指出,肝肾为全身阴阳气血调节中心,长期肝肾失调必导致全身阴阳气血调节紊乱,痰浊、瘀血、内风由此而生,于是发生各种严重并发症。可见,高血压肾病的病机是十分复杂且多元的。

二、中医各家学说

高血压肾病在历代的文献表述各不相同。

(一)肝、脾、肾三脏功能失调

1. 肝肾阴虚　《素问·至真要大论》有云:"诸风掉眩,皆属于肝"。肝肾阴虚是高血压肾病重要的病理基础。多因年老体虚,饮食不节,情志失调,房事不节及消渴等久病迁延致肝肾阴亏,肝阳偏亢。肾虚精亏,腰府失养,肾失气化,分清泌浊失职,精微下注。

2. 气阴两虚　《景岳全书》云:"无虚不作眩",《素问·金匮真言论》云:"夫精者,身之本也"。因年高精亏,体虚久病,肾气亏耗,或房劳过度,阴精亏虚,或肝肾阴亏,阴不养气,病延日久,均可导致肾气阴两虚,肾失封藏摄纳,精微不固,随小溲而下。

3. 阴阳两虚　阴阳互根互用,一方受损,日久必累及另一方。高血压肾病其病程长,日久阴损及阳,阴阳俱伤,主要以脾肾阳虚为主。《诸病源候论·水肿病诸候》提出:"肾者主水,脾胃俱主土,土性克水,脾与胃合,相为表里,胃为水谷之海,今胃虚不能传化水气,使水气渗溢经络,浸渍腑脏……故水气溢于皮肤而令肿也"。

(二)阳亢痰湿血瘀相互影响

唐宗海的《血证论》有云:"血与水素本不相离,病血者未尝不病水,病水者未尝不病血","瘀血化水,亦发水肿,血积即久,亦能化为痰水"。痰湿血瘀往往互结,相合为病。

(三)情志失调,肝阳上亢

《中藏经》说:"肝气逆则头痛、耳聋、颊赤,其脉浮而急,胁支满,眼眩"。叶桂《临证指南医案·中风》有云:"肝为风脏,因精血耗竭,水不涵木,木少滋荣,故肝阳偏亢……"肝藏血,肾藏精,精血互生,肝肾同源,且肝肾阴阳息息相通,相互制约,协调平衡。此外肝的疏泄与肾的封藏之间亦相互制约,相反相成,正可谓同具相火,藏泄互用。肝本体阴而用阳,且喜条达而恶抑郁,具有舒展、升发生理特点。若肾阴虚损,则水不涵木,肝阳失潜,阴不制阳,肝阳上扰清窍,则阳亢为害,则头目胀痛,眩晕耳鸣,面红目赤,头重脚轻,舌红少津,脉弦等,甚则引发中风。

（四）饮食失节，脾失健运

《素问·经脉别论》说："饮入于胃，游溢精气，上输于脾。脾气散精，上归于肺，通调水道，下输膀胱。水精四布，五经并行"。《灵枢·口问》曾说："中气不足，溲便为之变"。患者由进食肥甘厚味，饮食不节或饮酒过度，酿痰生湿，中焦气机受阻，脾胃运化失常，气血不能上荣于脑，髓海不足而致眩晕。

（五）久病入络，瘀血内结

中医认为"久病必瘀"，如上所述，高血压肾病肾气亏虚是病发之本，并常伴见脾胃气虚、肝阳上亢。如《读书随笔·承制生化论》说"气虚不足以推动血行，则血必有瘀"；《不居集》则指出："血不自行，随气而行。气滞于中，因血停积，凝而不散"。高血压患者到后期出现肾病时多病程较久，阳气不足，阴寒内生，失于温煦，血行缓慢而为瘀血。或肝气郁结，或肝阳上亢，血行凝滞而为瘀血，《素问·生气通天论》说："大怒则形气绝，而血菀于上，使人薄厥"。清代叶桂提出"初病气结在经，久则血伤入络"，为高血压肾病患者活血化瘀提供了治疗的理论依据。

现代中医家对高血压性肾病也有许多不同的见解。

古炽明等认为，高血压病的病理变化规律早期以阳亢或阴虚为主，后期阴损及阳，则多见阴阳两虚或气阴两虚。赵奕等认为本病的发生与肝肾关系密切，病位在肝，病根在五脏，脏腑病证之间具有相互传变、交叉错杂的特点。冯向阳提出独到见解，认为五脏皆可"升压"，非独肝也，而痰、瘀为两大致病因子。他认为，高血压病以眩晕、头痛为主症，以血压升高为标志，其发病首责之于肝。无论肝阳之亢肝阴之虚，皆可致血压上升，甚或化风扰脑，酿成中风急症。据冯向阳临床所见，尚有脾气虚而致者、心脾两虚而致者、心肾不交而致者，亦有素体肾阳虚而致者。可见血压之升降，亦关乎肾、脾、心诸脏。而肺金之清肃，又关乎肝木之升降与水液之敷布、百脉之来朝，亦不可谓肺脏与血压无关。

综上所述，历代不同的医家对高血压性肾病的病因病机讨论各不相同，病机总为本虚标实，肝脾肾亏虚的阴阳偏重及程度有差异，但以脾肾气虚、肝肾阴虚、气阴两虚及阴阳两虚患者占绝大多数。

三、中医治则治法

由于肾元亏虚、血瘀络阻是本病的主要病机，因此补肾益气、活血化瘀为高血压性肾病的治疗原则。由于活血化瘀中药能抑制组织增生，改善肾小球血流动力学，减轻肾小球囊内压，改善肾功能，防止肾小球硬化等作用，因此，活血化瘀药贯穿于治疗的始终。由于高血压性肾病不同病期临床表现悬殊很大,肾内病理程度亦差异很大。早期可以没有明显临床表现,晚期则可表现明显的痰瘀互结,湿浊潴留的症状,因此,对高血压性肾病的中医治疗应根据疾病演变的不同阶段,分期辨证施治。早期可按原发性高血压病辨证施治,多表现阴虚阳亢或肝肾阴虚,治宜滋阴潜阳或滋养肝肾,佐以活血化瘀,可用杞菊地黄丸或六味地黄丸合二至丸化裁加减。当出现夜尿、多尿、尿微量蛋白增高时,此时已是早期高血压性肾病,中医辨证多属肾气不固,失于封藏,治疗以补肾固摄为主,根据辨证分别采用补肾阳为主或补肾阴为主。肾阳虚为主,可用金匮肾气丸或十全大补丸加入活血化瘀中药,对肾阴虚为主者多采用六味地黄丸合二至丸化裁,加入活血化瘀中药。这一治疗方案,对已经出现明显蛋白尿的患者,亦有较好的疗效。当高血压性肾病发展到晚期,由于脾肾衰败,阴阳俱虚,痰瘀互结,肾络瘀阻,浊毒潴留体内,弥散脏腑,变证丛生,血肌酐、尿素氮显著增高,其治疗与其他原因引起的慢性肾衰竭治疗相同,此处不赘。

在本病的治疗中强调辨病与辨证相结合。辨病治疗的优点是可以在总的发病机制上进行把握,对认识疾病有主动性,治疗也更有预见性,而辨证治疗的优点是可以更细致地了解患者当前情况,更有利于发挥中医因人治宜的优点进行个体化治疗。

内治与外治相结合也是当前重要的治疗手段,缘本病患者多为老年患者,多种疾病并存的情况较为常见,服药量较多。因此在本病药物治疗的同时,配合适当的外治,不仅可减少药物用量,减轻过多药物对肾功的影响,也可提高疗效。在治疗中可充分发挥中医特色及特长,应用针灸、理疗、气功、耳穴压豆、穴位贴敷等非药物疗法,内治与外治相结合。

四、西医学诊治

原发性高血压性肾损害分恶性小动脉性肾硬化和良性小动脉肾硬化,前者现已很少见,后者即临床所称的高血压性肾病,其病理特征为广泛的入球小动脉透明样变和小叶间动脉内膜增厚,同时出现肾小球和肾小管间质缺血性表现。

(一)临床诊断依据

①有确切的高血压史,病程多在 10 年以上;②尿蛋白一般 <2.0g/24h;③早期有比较明显的肾小管间质损害表现如多尿、夜尿增多、尿渗透压降低,肾小管性蛋白尿检查 β_2-MG、N- 乙酰 -β-D- 葡萄糖苷酶(NAG)等增高明显;④可有高血压其他靶器官损害病变,如心、脑血管病;⑤排除继发性肾脏病及原发性

肾脏病引起的高血压。

高血压性肾病诊断一般不必做肾活检,但研究显示,经常有其他原因导致的肾损害,如肾动脉狭窄、胆固醇栓塞及其他肾小球疾病继发的高血压等与原发性高血压肾损害同时存在,造成临床不易鉴别病因,因此必要时仍应行肾穿刺活检或其他系统检查以帮助做出正确诊断。

(二) 治疗

高血压是引起和加重良性高血压小动脉肾硬化的始动机制,因此,早期进行降压治疗,并将血压降至目标值是预防高血压性肾病的关键。多危险因素干预研究的研究结果显示,血压正常偏高(135/85mmHg)的患者,发生终末期肾脏病(end stage renal disease,ESRD)的风险是正常血压(120/80mmHg)者的2倍,而3级高血压(>180/110mmHg)患者,发生ESRD的风险比血压正常者高12倍。所以,不但对重度高血压患者应严格控制高血压,对于1~2级的轻度高血压患者,也应积极治疗,才能有效防止高血压性肾病,降低收缩压及脉压尤其重要。

合并高血压肾损害的患者在生活方式调整的同时应开始使用药物治疗。降压药物的选择、应用剂量、配伍及其服用方法对于充分控制血压都是十分必要的。具体药物选择上,不同种类的降压药物均有其不同的强适应证。血管紧张素转换酶抑制剂(ACEI)、血管紧张素Ⅱ受体拮抗剂(ARB)是高血压肾损害的首选治疗药物。研究显示,使用肾素-血管紧张素系统(RAS系统)阻滞剂不但有降压的作用,还有非血压依赖性的肾脏保护作用。如果血压不能达标,则可联合应用利尿剂,β-肾上腺受体拮抗剂或钙通道阻滞剂进行治疗。

五、杨霓芝教授学术思想

(一) 认识病因病机

杨霓芝教授认为,本病以眩晕、水肿为主要临床表现,因七情过度或饮食不节或年老久病导致脏腑功能失调所致。长期的精神紧张或忧郁恼怒可使肝郁化火,肝阴暗耗,肝阳上亢,上扰清空,发为眩晕。肾气亏耗,失其封藏固摄之权,出现夜尿多,尿中精微物质下泄而出现蛋白尿。饮食劳倦损伤脾胃,水谷不化,聚湿生痰,湿浊内阻致气机运行不畅,气滞血瘀或久病瘀血阻络,湿瘀交阻,三焦气化不利,水液代谢失常,溢于肌肤发为水肿。年老肾阳虚衰,或久病损伤阳气,脾阳不温,致脾肾阳虚,肾失气化,脾失温运。湿浊内留,阻滞中焦,胃失和降而出现恶心呕吐。肾为胃之关,胃主受纳,关门不利,浊邪不降,久则格拒不纳成关格之候。总之,本病病程日久,每呈本虚标实,虚实夹杂之证。本虚在肾、肝、脾,尤以肝肾虚损为著,标实以痰浊、水湿、瘀血为多。

（二）中医辨证与辨病治疗

杨霓芝教授根据临床实践,将高血压肾病分为3期:高血压期、肾损害期、肾衰竭期,在分期的基础上辨证论治,取得较好疗效。

1. 高血压期 控制血压,未病先防。杨霓芝教授将患者表现有高血压而无肾损伤的这一阶段称为高血压期。认为本阶段治疗的目的是要有效控制血压,只有彻底纠正、稳定血压,才能保护肾脏避免损害,为未病先防阶段。杨霓芝教授认为,高血压病临床多因肝肾阴虚、脾虚痰湿而致,临床应审证求因,分而治之。

（1）肝肾阴虚型:本型多见于瘦削之人及情绪波动者,长期精神紧张或忧思恼怒,使肝失条达,肝气郁结,气郁化火伤阴,肝阴耗伤;或患者年高,肾阴亏虚,导致肝阴不足,形成肝肾阴虚,不能涵敛阳气,阳气亢逆上冲而血压升高。阴虚于下,故见口干、烦热、舌红、脉弦细;阳浮于上,故见眩晕、头痛、面色潮红。杨教授辨为阴虚阳亢之证,治以滋阴潜阳、平肝息风,方用天麻钩藤汤合杞菊地黄汤加减,处方:天麻、怀牛膝、黄芩、菊花各12g,钩藤18g,石决明(先煎)30g,杜仲20g,夜交藤25g,茯苓、枸杞子、白芍、生地黄各15g,甘草6g。烦热较重、小便黄赤者加黄芩、菊花以清内热;眩晕、肢麻甚者加僵蚕、天南星以息风通络;肥胖多痰者加法半夏、全瓜蒌以化痰;血瘀头痛者加丹参、川芎以活血通窍;口干、口腔溃疡者加知母、黄柏、龟板(先煎)以滋阴泻火。

（2）脾虚痰湿型:本型多见于肥胖之人与多食肥甘厚味者,患者饮食不节,肥甘厚味太过,损伤脾胃;或忧思劳倦伤脾,以致脾虚健运失职,聚湿生痰;或肝气郁结,木邪乘土,脾失健运,致使痰湿内生。痰性黏滞,致血涩不行,脑髓失养而头晕、头重,困倦乏力;痰湿中阻,故腹胀痞满、呕吐痰涎、舌淡苔腻、脉弦滑。杨霓芝教授认为,该类患者之高血压病是人体循环系统对痰凝血涩的一种反馈性改变,因此,治当以健脾化痰,佐以活血之法以利血脉。方用半夏白术天麻汤合桃红四物汤加减。若痰阻血脉、胸闷隐痛者加丹参、全瓜蒌以活血止痛、宽胸化痰理气;腹胀、纳呆、便溏者加砂仁(后下)、藿香以行气化浊止泻;痰浊化热、舌苔黄腻者加黄连以清热燥湿。

2. 肾损害期 扶正为主,既病防变。该期以尿白蛋白排泄率异常,或以尿常规蛋白阳性、24h尿蛋白定量 >0.5g/24h,但肾功能正常为特点。该期治疗的目的为保护肾脏,延缓肾衰发生。杨霓芝教授认为,本阶段主要病机是气虚血瘀,气虚责在脾、肾两脏。肾虚气化不及,升清降浊的功能受到破坏;脾虚运化失调,气血生化乏源。杨霓芝教授取滋补先后天之本之意,治以健脾补肾为主,佐以活血利水渗湿,选方多以香砂六君子汤加减,处方:党参、黄芪各 30g、茯苓、淫羊藿、丹参各 15g,木香(后下)、砂仁(后下)、陈皮、法半夏、白术、泽泻、桃仁、红花各 10g。杨霓芝教授还主张传统的中医学宏观辨证应与西医学的微观检查相结合,有利于提高临床疗效。如出现微量白蛋白尿、白蛋白尿,多为脾气亏虚所致,治以健脾益气;尿纤维蛋白降解产物(FDP)含量升高、血液流变学检测全血黏度、血浆黏度升高、动脉硬化等,均可视为存在血瘀,应活血化瘀通络;高脂血症应予以健脾化痰。

3. 肾衰竭期 综合治疗,内治为主。本期为肾功能不全期,以肾小球滤过率下降、血肌酐升高为特征。杨霓芝教授认为,该期以脾肾两虚、肾失所养为主要病机。且多伴邪实诸证,如湿浊、水气、血瘀及邪实热证。

(1)主证兼证合参:杨霓芝教授认为,该期病位在脾、肾两脏,主证需分清气血阴阳虚损之别,早期多气虚,后期可出现阳虚或气阴两虚,病情最后多表现为阴阳两虚。兼夹证多水湿证,水湿不去而化浊则变为湿浊证,或水湿蕴久化热而成湿热证,最终湿浊久蕴成毒而演变为浊毒证,其中血瘀证可贯穿于病情始终。脾肾气虚多表现为倦怠乏力,气短懒言,易患感冒,治以益气健脾补肾,方用香砂六君子汤合二仙汤。脾肾阳虚多表现为纳少腹胀,形寒肢冷,面色白,腰膝酸冷,面浮肢肿,舌淡胖有齿印,脉沉迟。治以温补脾肾,方用实脾饮加减;脾肾气阴两虚多表现为面色无华,气短乏力,腰膝酸软,皮肤干燥,大便干结,小便量少色黄,舌淡红,脉沉细。治以益气养阴,方用参芪地黄汤加减;肝肾阴虚多表现为头痛头晕,口舌咽干,五心烦热,腰膝酸软,大便干结,舌红、少苔,脉沉细。治以滋补肝肾,方用六味地黄汤加减;阴阳两虚多表现为精神萎靡,极度乏力,头晕眼花,腰膝酸冷,大便稀溏,舌胖,脉沉细。治以阴阳双补,方用肾气丸加减。兼证加减治疗,如湿浊证见恶心呕吐,纳呆腹胀,身重困倦,舌苔厚腻,加用芳香和胃化浊药,如藿香、木香、砂仁、陈皮、半夏;水气证见全身浮肿,加用行气利水药,如车前草、大腹皮、泽泻、猪苓、石韦;血瘀证见肌肤甲错,皮下瘀斑,舌黯,加用活血化瘀药,如桃仁、红花、三七、益母草;热证见口苦,大便秘结,小便短赤,舌苔黄厚,加用清热解毒药,如蒲公英、车前草。

(2)妙用汗下之法:杨霓芝教授主张该期治疗在辨证论治的基础上可结合外治法。轻者可给予中药保留灌肠,进行辨证结肠透析,非阳虚证患者可用结肠透析 I 号方(含大黄、牡蛎、蒲公英、益母草各 30g 等);阳虚证患者可用结肠透析 II 号方,即 I 号方加附子 30g。结肠透析方药液直接作用于结肠,能通腑降浊,使血中毒素从肠道直接排出。对肾衰顽固性水肿应用利尿剂效果差者,以及部分皮肤瘙痒的患者,杨霓芝教授认为可采用"开鬼门"的药浴方法,药用橘子皮、生姜、柚子皮等透表发汗药,煮沸加入浴缸温水(38~40℃)中,浸浴30分钟左右,以达发汗目的,有明显的消肿作用,并可有效改善患者的瘙痒症状,但对于血压控制不佳者本法暂不宜使用。对于血压较高、失眠等症者,主张配合使用中药"沐足方"(桂枝、白芍、细辛、毛冬青等)沐足,调畅气血。多种方法综合治疗,促进了毒素的排泄,改善了患者的症状,延缓了慢性肾衰竭的进展。

(3)酌用经验之药:杨霓芝教授临床还常运用本院制剂配合治疗,如大黄胶囊能降浊通腑,具有降低尿素氮、抗凝、降低血黏度和免疫调节等作用;三芪口服液含黄芪、三七等,健脾益气、活血通脉;尿毒康含何首乌、肉桂、泽兰等,具有扶正祛邪、健脾补肾、活血化瘀的功效,能明显降低慢性肾衰患者的血中毒素、改善脂质代谢、提高血清白蛋白及改善肾脏病理损害等。

(4)久病必瘀,活血通络,贯穿全程:肾脏是络脉组织最丰富的器官,肾络气血运行特点为血流缓慢、血流量大、末端连通、津血互换、双向流动、功能调节。肾脏中的肾小球由毛细血管网组成,由于血管细长、血流阻力大,极易导致痰湿瘀血阻滞肾络不通,肾脏衰败,这正是由肾络的结构及运行功能特点所决定的。杨霓芝教授认为,久病必瘀,亦如《临证指南医案》提出"初病在经,久病在络""初为气结在经,久则血伤入络",瘀血内生贯穿高血压肾病始终。在高血压病期,"瘀"源于气滞与痰凝,肝主全身气机,肝失疏泄,气机不畅,气不行则血不利,故成血瘀;脾虚痰湿内生,痰性黏滞,易阻气机,而为血瘀之变,即所谓"痰瘀同源""痰瘀相关"之谓也。在肾损害期,"瘀"源于虚,此"虚"概为"气虚"与"阴虚",脾肾气虚,血行无力则为瘀;阴虚则血涩不畅,故血瘀,此即"因虚致瘀"。肾衰竭期,"瘀"之原因复杂,因"虚"因"实"均可致瘀,肝、脾、肾气虚、阴虚可致血行乏力、血涩不畅;湿浊、水气均与血瘀相关,湿邪阻碍脉络气机,血行不畅,则为血瘀,"血不利则为水",则为水气之证,此即杨霓芝教授慢性肾病"久病必瘀,久病入络"之说。因此,活血化瘀成为贯穿本病治疗全程的重要治则,且杨霓芝教授认为,活血化瘀法的应用不必拘泥于四诊所得,只要实验室检查有血液流变学的异常,或血、尿纤维蛋白降解产物增高,即符合中医学瘀血的内涵。治疗强调攻补兼施,以益气活血为治则,方可选桃红四物汤加减,外用川牛膝、毛冬青、金银花、赤芍、桂枝煎水外洗,效果良好。她还根据自己多年临床经验,配合以益气活血为组方原则的通脉口服液辅助辨证治疗,该药以黄芪、三七等为其主要药物组成。黄芪补气升阳,又能生血行滞、利尿消肿、生津止渴,补气可助行血。三七活血化瘀,祛瘀生新。诸药合用,共奏益气活血之功。杨霓芝教授临床上活血化瘀药常选用桃仁、红花、益母草、丹参、泽兰、川芎、赤芍、郁金等。桃仁、红花性辛散温通;益母草具有辛开苦泄之功,既能活血化瘀,又能清热解毒,兼有通经利水之效;丹参性苦微寒,既能活血祛瘀,通利血脉,又能养血安神;泽兰活血化瘀,通利经脉又能行水而不伤正;川芎行血中之气滞;赤芍味苦性微寒,清热凉血又长于化瘀;郁金活血化瘀,有芳香通气之效。

(三) 中医切入点

1. 整体调节　中药和西药在治疗高血压肾病方面各有所长。西药的优势是降压作用较强,对一些器官受损有逆转作用,可降低尿蛋白,改善肾功能,但西药降压药也存在许多不足:副作用相对较大,降压过程血压波动幅度大,甚至发生直立性低血压。

中医学在诊疗过程中以整体观念为指导,因人、因地、因时制宜的辨证论治是中医"个体化治疗"的具体表现形式,对改善患者的临床症状如眩晕、头痛、心悸、胸闷、失眠、乏力、肢麻、腰膝酸软、夜尿频多等,有良好的效果。

2. 辨证施治,延缓肾功能进展　高血压肾病在少量蛋白尿阶段,在使用ACEI 或 ARB 基础上,结合患者四诊资料,或予以补益肝肾、泄浊化痰或活血化瘀;在进入 CKD3 期后,患者多表现为本虚标实证,采用中医综合疗法延缓患者病情进展。

(四) 中医入药思路特点

1. 补肾固本

(1) 滋养肝肾:早期患者多见头晕、头痛,肾脏方面病变表现不明显,此期患者多属阴虚阳亢,治疗应以滋养肝肾、平肝潜阳为法,可选用杞菊地黄丸或天麻钩藤饮加减。滋养肝肾可用桑寄生、杜仲、生地黄、白芍、牛膝、枸杞子、龟板、何首乌;平肝潜阳可用天麻、钩藤、龙骨、代赭石等。

(2) 益气固肾:当患者出现夜尿多、蛋白尿、浮肿等症时,此期多属肾气不固。治疗上以益气固肾为主,临床上可以七味都气丸加减,如气虚明显者可加用党参、黄芪、太子参等。尤其是黄芪,既有利水作用,又可减少甘温升火之弊,长期应用往往起到降低尿蛋白的作用。同时适当使用固摄药,常用药有芡实、金樱子、益智仁、桑螵蛸、煅牡蛎等。

(3) 温补肾阳:疾病的后期,患者常出现浮肿、纳少、呕恶、面色苍白、畏寒肢冷,此时多属肾阳虚衰,治疗应温补肾阳,治以真武汤或桂附八味丸或右归丸加减,常用药物有淫羊藿、山茱萸、肉桂、巴戟天、何首乌等。现代药理研究表明,大部分补肾中药有抗衰老作用,这对于防止肾脏老化和保护肾功能也有重要意义。何首乌、女贞子、黄精、人参、灵芝、金樱子、淫羊藿、杜仲等还能降低血脂,防止动脉硬化;人参、何首乌、黄芪、枸杞子、女贞子、菟丝子、补骨脂能清除氧自由基,对防止肾硬化有一定作用,故在临床上可辨证选用。

2. 化痰祛瘀　杨霓芝教授认为治疗当补虚泻实,"治痰为先"。治痰必先顾及"脾、肝、肾"之功能,虚者补之,实者泻之,湿者利之,火者清之。治痰之标:痰饮并存者,以健脾利湿、温化痰饮为法,予小半夏汤合苓桂术甘汤加减;风痰上扰者,以祛风化痰为法,予半夏白术天麻汤加减;湿痰积聚者,以健脾利湿为法,予导痰汤加减;痰火相搏者,以化痰降火为法,以黄连温胆汤加减;实痰蕴结者,以清热降火,逐瘀开结,予滚痰丸加减。治痰之本:肾阴虚痰眩者,以滋阴补肾,化痰利湿为法,予六味地黄丸合二陈汤加减;肾阳虚痰眩者,以温阳补肾,化痰利湿为法,予金匮肾气丸合二陈汤加减;脾虚痰眩者,以健脾益气,祛湿化痰为法,予四君子汤合二陈汤加减。痰多夹瘀,痰瘀相关:痰饮由水湿津液代谢障碍所形成,而瘀血则由气血失调导致血行不畅或血离经脉所酿成,古有"痰挟瘀血,遂成窠囊","瘀血既久,化为痰水"之说。今人有"痰瘀同源""痰瘀相关"之妙论。瘀阻则血难行,血瘀则痰难化,痰滞日久,必致血瘀,瘀血内阻,久必生痰,故杨霓芝教授提出在化湿祛痰的同时,应佐以活血化瘀之品,祛除留滞之邪,方使经络通畅,升降功能易于恢复。因虚致瘀,虚瘀相系:虚性眩晕在老年人多见,因年老,肝肾亏损,气血虚衰;脾气虚损,气血生化乏源;阳气精华衰落,运血乏力,气血流通不畅,髓海失养,发为"眩晕"。气血不足,脉管不充,血行无力而成瘀;或脾肾气虚,气为血之帅,气行则血行,气停血瘀;且本病病程缠绵,"久病必瘀","久病入络"。此时乃"因虚致瘀",须在补法中伍以活血化瘀之品,以宣畅经络,助补药恢复脏腑之功,促进既停之瘀化解。现代研究已证明,活血化瘀药具有扩张血管、改善微循环、改变血液流变性、解除血液凝聚状态、抑制血小板聚集及降低血脂,且能抑制纤维组织增生,改善肾小球的血流动力学,减轻肾小球囊内压,保护肾功能,防止肾硬化的作用。且活血化瘀药通过:①直接降压效应,主要通过抗凝、抗栓起到协同降压之效及部分药物的直接扩血管效应;②预防效应,有一定抗高血脂作用,防止脂质浸入内皮下间隙导致小动脉壁损伤、变硬、变窄,从而防止外周阻力增加,起到防止血栓形成等作用,用于防治高血压病及并发症。

(五) 预防调护

在运用药物治疗之外,要加强饮食、劳作宣教,提高患者自我防病保健意识。注重"三分治疗七分养"的原则,除药物治疗外,增加食物疗法,提高身体免疫力,预防感冒,防止病情反复发作。

常用食疗方

1. 鲜芹菜汁　先将鲜芹菜 250g 洗净,用沸水烫 2 分钟,切碎绞汁,每次服 100ml,每日 2 次。有平肝镇惊、降压、利尿的作用。

2. 胡萝卜汁　用胡萝卜打碎取汁,每天约需 1000ml,分次饮服。有明显的降压作用。

3. 葛根粉粥　用葛根粉 30g、粳米 100g 同煮为粥,作为早餐食用。可帮助降压、降脂,防治冠心病。

(六) 典型医案

案 1. 患者,男,60 岁。因"反复头晕 18 年,夜尿多 1 个月"求治。初诊症见:神疲、面色晦暗,偶有头晕,视物模糊,耳鸣,健忘,腰膝酸软,口干,尿黄浊,夜尿频,每晚小便 4~5 次,量多,纳可,梦多,大便调,舌黯红、苔黄腻,脉弦细。患者否认糖尿病、肝炎病史。测血压 150/95mmHg,查心肺未见异常,头面四肢未见水肿。尿常规:蛋白(+)。晨尿比重:1.010。24 小时尿蛋白定量 1.7g/24h。尿蛋白圆盘电泳:以小分子蛋白为主。血肌酐 77μmol/L。诊断:西医:高血压病;良性小动脉性肾硬化。中医:眩晕;尿浊。中医辨证:肝肾阴虚,湿热瘀阻。治法:滋补肝肾,清热利湿,兼活血祛瘀。中药汤剂以自拟滋肾方为主方:熟地黄 15g,山茱萸 12g,女贞子 15g,白芍 12g,天麻 15g,钩藤 15g,泽兰 12g,丹参 15g,石韦 10g,蝉蜕 6g,甘草 3g,用法:凉水浸泡 1 小时,连续煎煮 2 次,第一煎大火煮沸后小火煎 30 分钟,第二煎煮沸后小火煎 25 分钟,合并 2 次滤液约 300~400ml,分 2 次温服(早晚饭后 1~2 小时服用),日 1 剂。中成药予益肾灵以健脾益肾、清热利湿。西药予卡托普利 12.5mg,每日 2 次以降压。嘱患者低盐饮食。

二诊:3 天后,患者精神较前明显好转,头晕、腰膝酸软较前明显减轻,时有耳鸣,无口干,小便稍黄浊,夜尿频,每晚 3~4 次,量多,纳可,舌黯红、苔薄黄,脉弦细。测血压 140/85mmHg,考虑到患者病程较长,舌质黯红,故加入桃仁 5g、红花 6g 以加大活血力量。西药治疗同前。

三诊:2 周后,患者精神改善,稍疲倦,偶有头晕、耳鸣,无口干口苦,纳眠可,小便清,夜尿稍频,每晚 1~2 次,量一般,舌淡稍黯,苔薄白,脉弦细。血压 135/82mmHg。尿常规:蛋白(±)。血肌酐 72μmol/L。考虑到患者湿热已清,现以气阴两虚、瘀血内阻为主,故原方加入黄芪 15g 以益气。停用鱼腥草注射液,酌加通脉口服液(黄芪、三七等)以益气活血。西药治疗同前。随诊 6 个月,患者病情稳定。

按语:本案高血压性肾损害属本虚标实,证系肝肾阴虚,湿热瘀阻。因素体肝肾阴虚,阴虚内热,阴虚络阻,肾失封藏所致。病情表现本虚标实。本虚是肝肾阴虚,封藏失司;标实是湿热交结,瘀血阻络。治疗先以滋补肝肾,清热利湿,兼活血祛瘀治之。经3天辨证调治后,患者肝肾阴虚,湿热交结好转,继以滋补肝肾,清热利湿,兼活血祛瘀为法,加强活血祛瘀之力。经2周的辨证调治,患者热清湿祛,肝肾阴虚渐复,肌酐较前下降,但尿常规检查仍有蛋白尿,此乃邪去正虚,改以滋养肝肾,益气活血治之。经6个月的辨证调治,诸症消退,多次查尿常规均未见异常。本案三个阶段始终注重滋养肾阴,突出从肾论治,以滋水涵木。临床上一些眩晕与肝阳上亢、肝风内动有关,但其肝阳上亢,肝风内动多是因为"肾阴虚弱,阴不制阳,以致肝阳上亢、肝风内动",即常说的"水不涵木"。本案的治疗主要从肾论治,通过滋补肾阴,治病求本,达到治疗高血压性肾病的目的。

案2. 患者,女,72岁,2018年03月13日初诊。主诉:小便浑浊夹泡沫半年余。患者既往高血压史20余年,最高血压200/100mmHg,平素服用缬沙坦氨氯地平片控制血压,自诉血压控制可。半年前开始出现小便浑浊,夹有泡沫,未引起重视。今日因体检时发现蛋白尿前来就诊。来诊时,患者形体偏胖,神清,精神一般,视物模糊,腰痛,左膝关节酸痛,双下肢水肿,纳眠可,尿量中,尿中夹有少许泡沫,大便调,舌淡黯,苔薄黄,脉弦。查血压:129/86mmHg。尿常规:蛋白(+)。肌酐:96μmol/L。西医诊断:高血压性肾病。中医诊断:尿浊。中医辨证:脾肾气虚,湿热瘀阻。治法:健脾补肾益气,清热祛湿活血。自拟方:桂枝10g,白芍15g,茯苓15g,干姜3g,大枣15g,桃仁5g,赤芍15g,牡丹皮10g,丹参20g,有瓜石斛15g,牛膝20g,红曲1袋,灯盏细辛2包,用法:凉水浸泡1小时,连续煎煮2次,第一煎大火煮沸后小火煎30分钟,第二煎煮沸后小火煎25分钟,合并2次滤液约300~400ml,分2次温服(早晚饭后1~2小时服用),日1剂。中成药予尿毒清颗粒补肾降浊,复方丹参片活血化瘀,金水宝胶囊补益脾肾。西药予缬沙坦氨氯地平片控制血压。

二诊:2018年04月04日,上方随证加减服用3周,下肢水肿减轻,尚有腰痛、泡沫尿,舌淡黯,苔薄黄,脉弦。查血压:125/74mmHg。查尿常规:蛋白(+)。肌酐:85μmol/L。治仍以健脾补肾益气,清热祛湿活血为法。上方加香附10g以行气止痛。中成药停用尿毒清,加用黄葵胶囊解毒消肿、减少蛋白尿。

三诊:2018年04月19日,上方随证加减服用2周,患者下肢无明显水肿,余尚有腰膝疼痛、泡沫尿。查血压:153/97mmHg。查尿常规:蛋白(+)。原方去红曲,加用夏天无10g以增祛瘀通络止痛之效。余治疗用药同前。

按语:高血压的发生,与恣食膏粱厚味和形体肥胖多有关系,而且多伴有高血脂、脂肪肝、冠心病等疾患。由于恣食膏粱厚味,痰湿内生,日久形成痰湿体质。痰湿内盛,阻遏气血运行,气滞血瘀,痰瘀互结,血液运行压力增大,则见高血压;本案患者年高,脏腑之气渐衰,加之久病耗伤脾肾之气,故而发为脾肾气虚;脾肾气虚,水液、血液运行不畅,留滞体内而化为湿邪、瘀血,湿瘀互结久而化热。脾肾气虚、水液代谢失司则见泡沫尿;脾失升清、清窍失养则见视物模糊,湿瘀阻络则见腰膝疼痛。治疗以健脾补肾益气,清热祛湿活血为法,同时嘱患者低盐饮食、低脂饮食、控制晚饭等配合治疗。经1个多月调治,患者视物模糊、下肢水肿较前明显减轻,肌酐、蛋白尿较前下降。

结语:近年来,随着人们生活水平提高,寿命延长,高血压(原发性)发病率逐年提高,同时国人摄盐量较多,故而高血压性肾损害目前在终末期肾脏病基础疾病排在较前位置。目前临床上国人对高血压重视不够,遑论高血压性肾病,对于漏诊、误诊率亦较高,本病病程缓慢,早期干预有确切疗效。杨霓芝教授从事内科医疗、教学和科研工作40余年,临床经验丰富,对内科疾病尤在肾内科疾病的诊治方面造诣颇深。坚持以中医药防治肾内科疑难病,主张以补肾化痰祛瘀治疗高血压肾病,以益气活血法治疗慢性肾小球肾炎,益气温阳法治疗难治性肾病综合征,益气活血泄浊毒的中医综合疗法延缓慢性肾衰,中西医结合手段抢救肾内科急危重症;开展了中药全结肠透析、中药皮肤透析、中药血液透析等肾科特殊治疗技术。其对于诊治慢性肾脏病,尤其在高血压性肾病积累了大量丰富的临床经验,以中医整体观念为基础,根据四诊合参,辨证施治,详辨病因病机,注重肝肾阴阳调和、脾肾气血补养、化湿泄浊祛痰,加以化裁,以求达到标本兼治。

(左　琪　郭爱琳)

参考文献

[1] 王文智,徐树楠,徐伟超.高血压病血瘀证机理研究述评[J].中医杂志,2007,48(6):560-562.

[2] 郭兆安.高血压性肾损害(肾衰竭期)湿浊内蕴证的临床研究[J].中国中西医结合肾病杂志,2007,8(11):664-666.

[3] 邓铁涛.高血压病辨证论治的体会[J].新中医,1980(2):10-12.

[4] 古炽明,丁有钦.高血压病证候文献分析述评[J].中医药学刊,2003,21(7):1156-1157.

[5] 赵奕,方文岩,赵治,等.高血压病中医辨证分型与基底动脉血流动力学探讨[J].天津中医药,2005,22(4):297-299.

［6］冯向阳.辨证分型治疗高血压病112例临床观察［J］.中医药导报,2006,12(8):34-36.

［7］王钢,陈以平,邹燕勤.现代中医肾脏病学［M］.人民卫生出版社,2003.

［8］Jennette JC,Olson JL,Schwartz MM,et al.Heptinstall's pathology of the Kidney［M］.6th ed.Philadelphia:Lippincott William Wilkins,2007.

［9］Bakris G L.Progression of diabetic nephropathy:A focus on arterial pressure level and methods of reduction［J］.Diabetes Research & Clinical Practice,1998,39 Suppl(1):S35.

［10］王力宁,姚丽.高血压性肾损害［J］.中华肾脏病杂志,2005,21(10):19-21.

［11］曹爱琴,包崑.杨霓芝教授分期论治高血压肾病的经验介绍［J］.新中医,2010,42(7):138-139.

［12］高辉.活血化瘀防治高血压的研究进展［J］.现代中西医结合杂志,2002,11(20):2076-2078.

第九节　紫癜性肾炎

紫癜性肾炎(又名过敏性紫癜性肾炎,Henoch-Schonlein purpura nephritis,HSPN)。是指由于过敏性紫癜(Henoch-Schonlein purpura,HSP)所导致的肾脏损害,是常见的毛细血管变态反应性、全身广泛小血管无菌炎症性为病理基础的、所有年龄段均可以发生的一种继发性肾脏疾病,过敏性紫癜导致肾损害的发生率在62%左右。紫癜性肾炎人群常因为致敏原、个体差异、个体反应性、血管炎累及脏器和病变严重程度等不同而临床表现多种多样,除有血尿和蛋白尿外,相当数量的患者伴有不同程度的高血压、水肿、肾功能不全、紫癜性皮损、腹痛、关节肿痛、便血等并发症,病情十分复杂,治疗相当棘手。

紫癜性肾炎属于中医学之"斑疹""尿血""血证""水肿""肌衄""葡萄疫"等范畴。

一、中医病因病机

(一)病因

由于紫癜性肾炎属于中医学之"斑疹""尿血""血证""水肿""肌衄""葡萄疫"等范畴,查阅历代古典文献早有类似记载。如《黄帝内经》将尿血称为"溺血""溲血",并且明确提出:"热淫膀胱会导致尿血。"《素问·气厥论》曰:"胞移热于膀胱,则癃溺血。"《金匮要略》最早提出"尿血"二字。《金匮要略·五脏风寒积聚病》曰:"热在下焦者,则尿血,亦令淋秘不通。"陈实功《外科正宗》云:"葡萄疫,其患多生小儿,感受四时不正之气,郁于皮肤不散,结成大小青紫斑点,色若葡萄,发在遍体头面。"《圣济总录·诸风门》谓:"论曰紫癜风之状,皮肤生紫点,搔之皮起而不痒疼是也。"

究其病因,紫癜性肾炎病因不外乎内外因两种致病因素。内因是指患者的体质因素,包括脾肾阳虚、肝肾阴虚、血热内蕴、素体有热、热伏血分。内因与先天禀赋密切相关,是决定疾病发生发展的重要条件。外因是指风、热、湿、毒、进食鱼虾、辛辣等燥热腥发动风之品。外邪扰动血络,或因为食用动风之品,或因虫咬,或因误用辛温发散,以至风热互结、热毒乘虚而入、灼伤血络、血液妄行外溢肌肤而发为紫癜,内渗脏腑而尿血不止。

紫癜性肾炎初期以实证多见,是以热毒蕴结、迫血妄行为主;中期多见虚实夹杂,是以邪实和虚热为主要发病机制;后期因日久不愈、反复尿血、长期尿蛋白丢失,或者因失治误治、阴损及阳、伤及脾肾,形成脾肾两虚之候。总之,内有正气虚损,外有盛实之邪,正虚邪实、合而为患。

（二）病机

总体病机概括为:瘀、热、虚、风热邪毒与血分伏热相结合,损伤脉络因而发病。强调气虚血瘀贯穿紫癜性肾炎的始终。由于邪热损伤皮肤血脉、血溢肌肤发则为肌衄;由于毒热损伤肾络,则出现尿血;邪伤于中焦肠络,则发为腹痛、呕吐、便血;邪阻滞关节,则出现关节疼痛。

根据其发病特点和演变规律,紫癜性肾炎可分为急性期和迁延期。在急性期,以实热证为主,由于风热壅肺、阳明胃热壅盛、热迫血妄行,发于皮毛肌肉则为肌衄、热扰肾络迫血下行则为尿血。在迁延期,以脾肾虚损为主,由于脾虚失运,则统血无权;肾气亏虚,则藏精失职。此外亦有因肝肾阴虚、虚热内生、伤及血络而致迁延不愈者。

其发病根源在于机体正气亏虚、不耐邪扰;或饮食辛辣燥热、或感受风热之邪、或为七情所伤,从而引动"伏毒",因新邪与伏毒相结合侵犯人体、正邪交争、外郁肌腠、内闭营血、毒热壅盛、迫血妄行。泛溢肌肤则为紫癜、损伤肠胃发为腹痛、便血;内伤肾络、肾失封藏、出现血尿及蛋白尿等临床表现。

常见辨证分型如下:

1. 外邪入侵、脉络失和、血热妄行、血溢脉外　风热湿热毒邪外侵、侵入血分与血相搏结,灼伤脉络、迫血妄行,以至血不循经、离经外溢;溢于肌肤则见紫斑;内渗膀胱而致血尿。

2. 正气亏虚、虚证　由于气阴两虚、肾阴亏虚、脾肾阳虚,导致因虚致实、虚实夹杂、气虚不摄、阳虚血凝,以致疾病缠绵难愈。

3. 血瘀阻络　因热毒壅盛、煎熬血液,则出现血液黏稠、滞于脉中;热伤血络、迫血妄行,则出现血溢脉外,这些病因病机形成中医理论的血瘀之证。

4. 湿毒为患、内伏血分　由于湿毒入侵、内伏血分。迫血妄行、外溢肌肤,则出现紫癜;内迫胃肠、肾络,则出现腹痛、血尿;邪伤脾胃、脾气亏虚、脾失健运、升清降浊失职,则出现蛋白尿、水肿。

二、中医各家学说

中医医家尽管对紫癜性肾炎的病因病机和临床治疗方药有不同的见解、辨证治疗上各有所长,但是多数医家认为:本虚标实、虚实夹杂为主要病因病机。疾病初期以标实为主,多以热毒和血瘀邪盛为主要临床表现;迁延期则以正虚为主,多以正气亏虚、肝肾虚损、气血阴阳亏虚为主要临床表现。陈以平教授认为:本病初期以实邪为主,主要包括风邪、风热;后期以虚为主,主要包括气阴两虚、脾肾阳虚、肾阴亏虚。但是临床上往往虚实并见、错综复杂。陈以平教授把本病分为五型:风邪外袭型,以祛风散邪为法,用消风散或金蝉蜕汤加减;热毒内炽型,以清热解毒、凉血止血为法,用犀角地黄汤加减(现犀角用水牛角代);阴虚内热型,以滋阴补肾、清热解毒为法,用陈氏紫癜汤加减;脾肾亏虚:以益肾健脾、益气摄血为法,用参芪地黄汤加减;脾虚湿热:以清热化湿为法,用越鞠丸合三仁汤加减等。叶传蕙教授认为:紫癜性肾炎病因病机主要是由于先天禀赋不足、复感外邪而发病,因先天阴虚火旺、营血伏火,一旦感受风热温热或药毒之邪,从而两热相搏、血热炽盛、灼伤肤络,血溢肌表发为紫斑。叶传蕙教授辨证为六型:风热夹瘀型,用消风散加减;血热夹瘀型,用犀角地黄汤合清营汤加减(现犀角用水牛角代);气不摄血型,用归脾汤加减;阴虚火旺型,用六味地黄丸加减;脾肾阳虚型,治以真武汤加减;脾肾阳衰、浊阴上逆型,用温脾汤加减。叶传蕙教授强调:阴虚火旺型最为常见,治疗以滋阴降火、凉血散瘀为法,用六味地黄汤加减。张琪教授认为:本病发病病因病机为热毒蕴结、迫血妄行,但是血热内瘀为主要病机,病势之转归则为脾肾亏虚、气血不足。杨霓芝教授认为分为急性期和稳定期,并且从肺肝脾肾四脏进行论治。急性期从肺经风热和肝经血热进行论治;稳定期则从气阴两虚论治。杨霓芝教授认为:紫癜性肾炎临床表现以血尿、蛋白尿最为常见,最常见的是单纯性血尿和蛋白尿等临床表现和肾病综合征、急进性肾小球肾炎等疾病。其在临床诊治过程中,强调辨证与辨病相结合、临床与病理相相合,根据临床表现和肾脏病理的特征和轻重,进行中医和中西医结合治疗,发挥综合治疗优势。杨霓芝教授认为紫癜性肾炎病程长缠绵难愈,并且经常反复发作。因此,在治疗上应强调益气活血法同时兼顾。益气活血法不仅仅可以调节免疫功能、减少疾病的复发,而且益气活血法可以减少蛋白尿、降低血脂、改善血液流变学等,最终达到延缓肾衰和肾脏纤维化的目的。

三、中医治则治法

紫癜性肾炎属于中医学的"斑疹""尿血""血证""水肿""肌衄""葡萄疫"等范畴,病因病机为本虚标实、虚实夹杂,所以中医治疗原则为攻补兼施、虚则补之、实则泻之,治疗方法为扶正、祛邪、清营透疹、清营凉血等。

《素问·刺法论》曰:"五疫之至,皆相染易,无问大小,病状相似。"本病虚为本,毒为标,瘀为果,位在络,由于瘀既是紫癜的致病因素,同时也是病理产物,因此化瘀通络法则是紫癜性肾炎的主要治法并贯穿疾病始终。因而在此基础上冯晓纯教授提出了"三期分治,脏腑辨证,综合治疗"的治疗原则。通过临床长期观察得知:"风毒伤络为最常见的临床证型",其主要病因是"邪毒",而"络伤血瘀"为主要病理改变。初期紫癜性肾炎病位主要在肺,邪毒侵犯肌表、损伤肺络,血溢脉外,则可见皮肤瘀点瘀斑,而风邪又为百病之长,与毒邪相合为病,故祛风解毒、凉血止血为其主要治疗大法。

叶桂认为:"斑属血者恒多、疹属气者不少"。陆子贤在《六因条辨》中曰:"斑为阳明热毒、疹为太阴风热。"章楠指出:"热闭营中,故多成斑疹。斑从肌肉而出属胃,疹从血络而出属经,其或斑疹齐见,胃皆热。"斑为热郁阳明、胃热炽盛,内迫营血所致,其病位在胃,邪热已入营血,属营血热甚而迫血妄行,血从肌肉外溃所导致;疹为邪热郁肺,内窜营分,从肌肤血络而出所成,其主要病位在肺,属邪热在气分、波及营分。从斑疹的形成病因病机、临床表现来看,温热病中斑疹的治疗,多采用清营凉血法。如叶桂所说:"在卫汗之可也,到气才可清气,入营犹可透热转气,入血就恐耗血动血,直须凉血散血。"吴鞠通在《温病条辨》中有"发斑者,化斑汤主之;发疹者,银翘散去豆豉加细生地、丹皮、大青叶、倍元参主之……禁升麻、柴胡、当归、防风、羌活、白芷、葛根、三春柳","若一派辛温刚燥、气受其灾而移热于血、岂非自造斑疹乎?"等论述。

《景岳全书》中提及:"血本阴精,不宜动也,而动则为病……盖动者多由于火,火盛则逼血妄行"。由此可见,火热病邪是尿血的主要病因并且在尿血发生发展过程中起到十分重要的作用。然而水热互结型血尿多是由于肾气不足、湿毒内生所引起,或者因外感湿热邪毒、蓄积于体内,由于内邪外邪相互郁结于水道,形成血尿症状。因此,治疗上水热互结型血尿应以清热降火、滋阴润燥、渗湿利水为主要治疗原则。中医学认为:气虚不摄、血溢脉外、自小便而出,而气虚包括脾肾气虚与气阴两虚两种。《灵枢·口问》云"中气不足,溲便为之变"。《景岳全·血证》曰"盖脾统血,脾气虚则不能收摄;脾化血,脾气虚则不能运行,是皆血无所主,因而脱陷而妄行"。《医学衷中参西录·理血论》指出"中气虚弱,不能摄血,又秉命门相火衰弱,乏吸摄之力,以致肾脏不能封固,血随小便而出也"。《医学衷中参西录》指出:"三七……善化瘀血,又善止血妄行,为吐衄之要药,病愈后不至瘀血留于经络……化瘀血而不伤新血,允为理血妙品。"《素问·上古天真论》指出"恬淡虚无,真气从之,精神内守,病安从来"。所以,要鼓励患者保持心情舒畅,要有能与疾病"和平共处"的心理,使患者早日康复。总之,临床治疗血尿不宜使用止涩之药物,否则易导致血瘀于体内加重出血,或变生他证。因此,活血化瘀法应贯穿治疗的始终。也就是说:无论血尿病程的长短,在使用止血药的同时,适当配伍活血化瘀药物,或使用既有止血作用同时又有活血效果的中药,目的是促进血液运行、祛散瘀血,从而提高止血疗效。

总之,紫癜性肾炎中医治则治法为攻补兼施,虚则补之,实则泻之;治疗方法以补气活血、凉血止血、补气活血等方法为主。

四、西医学诊治

过敏性紫癜(又名系统性小血管炎,HSP)波及肾脏导致肾损害时称为过敏性紫癜性肾炎(简称紫癜性肾炎,HSPN)。紫癜性肾炎临床表现不一,轻者仅表现为微量蛋白尿和(或)镜下血尿,重者可逐渐发展为肾功能不全。该病见于任何年龄段,但是尤以儿童和青少年多见。

HSPN患者在发病前有感染先兆及食物或者药物过敏史,究其病因主要与感染(包括细菌和病毒)、药物、食物、接触花粉、寒冷刺激、疫苗接种等有关。临床特征常见有蛋白尿和(或)镜下血尿,甚至严重的肉眼血尿,常伴有高血压(高血压可以单发或高血压合并肾脏病变)、急性肾小球肾炎或肾病综合征。目前依据2009年中华医学会儿科学分会肾脏病学组制订的HSPN诊治循证指南进行临床分型,主要分为:孤立性血尿型、孤立性蛋白尿型、血尿和蛋白尿型、急性肾炎型、肾病综合征型、急进性肾炎型及慢性肾炎型。

现今,紫癜性肾炎临床治疗药物包括抗生素、激素、免疫抑制剂、血管紧张素转化酶抑制剂和治疗方法包括血浆置换及扁桃体切除术等多种方法。

(一) 一般治疗

1. 急性期或重症患者应注意休息,避免与已经明确的过敏原接触;忌食海鲜、烟酒以及其他易导致过敏的食物。

2. 根据改善全球肾脏病预后组织(KDIGO)关于HSPN的治疗指南治疗

建议有：推荐使用血管紧张素转化酶抑制剂（ACEI）和（或）血管紧张素Ⅱ受体拮抗剂（ARB）；当临床上表现为肾病综合征特征和（或）新月体性紫癜性肾炎合并肾衰竭时，治疗上建议使用糖皮质激素和环磷酰胺联合治疗。

（二）激素治疗

临床上通常选用泼尼松，也可选用甲泼尼龙冲击疗法。

（三）免疫抑制治疗

1. 环磷酰胺 环磷酰胺是常用在临床上的细胞毒药物之一，用于治疗各种自身免疫性疾病。研究表明：甲泼尼龙、尿激酶联合环磷酰胺综合疗法对重度 HSPN 有明显疗效。

2. 吗替麦考酚酯 吗替麦考酚酯（MMF）能治疗肾脏血管炎性病变，研究证实：口服吗替麦考酚酯联合 ACEI 治疗后，蛋白尿消失，且无严重的毒副反应，随访 1.6~3.9 年未见复发。

3. 环孢素（CsA） CsA 的免疫抑制作用是由于可以选择性地抑制辅助性 T 淋巴细胞白细胞介素 22 细胞的因子表达，从而起到免疫抑制作用的。有研究证实：在临床上 CsA 用于治疗 HSPN 患者可以有效降低蛋白尿、使肾脏病理恢复。

4. 咪唑立宾 临床上使用甲泼尼龙、尿激酶冲击联合咪唑立宾（MUPM 方案）治疗重度 HSP，结果表明：能缓解新月体 <50% 的紫癜性肾炎患者临床症状、改善肾脏组织病理变化。

5. 抗凝治疗 早期及时应用抗凝药物包括双嘧达莫和阿司匹林可以减少、延缓肾损害的发生，缓解肾脏受损害的情况。

（四）ACEI 和 ARB

ACEI 和（或）ARB 能降低血压、减少蛋白尿、保护肾功能、延缓慢性肾脏病进展。

（五）血浆置换

血浆置换联合免疫抑制剂治疗可迅速缓解症状，减少蛋白尿和减轻肾组织损害。证据来源于 2007 年欧洲一项多中心随机对照试验。

（六）扁桃体切除术

患儿接受扁桃体切除术后，镜下血尿很快消失、蛋白尿缓解，改善了肾脏病理表现。

（七）中成药及其他

《灵枢·百病始生》曰："阳络伤则血外溢，血外溢则衄血；阴络伤则血内溢，血内溢则后血"。研究证明：中成药复方丹参注射液的抗凝血作用能够降低该病血管内凝血,也就是能治疗由于血液高凝状态而导致的血管内凝血,并且可以清除氧自由基的生理活性。

此外,经过硫唑嘌呤治疗后,紫癜性肾炎多数预后良好。据报道:近10年来紫癜性肾炎的预后明显改善,其原因是可能早期接受肾脏活检和合理的治疗有关。

五、杨霓芝教授学术思想

(一) 认识病因病机

《圣济总录·诸风门·紫癜风》记载:"紫癜风之状,皮肤生紫点,搔之皮起而不痒痛是也,此由风邪挟湿,客在腠理,荣卫壅滞,不得宣流,蕴瘀皮肤,致令色紫,故名紫癜风"。

杨霓芝教授认为:紫癜性肾炎属中医学"血证"范畴,根据其临床表现,类似于中医学古籍记载的"紫癜风""葡萄疫""斑毒""水肿""血尿""尿浊"等病证。对紫癜性肾炎的病因病机概括为"风热""瘀毒"和"本虚",强调"本虚"是疾病发生的内在原因,并且随着病情的发展,会进一步导致人体正气亏虚,从而使疾病缠绵难愈。患者常因饮食辛辣、燥热、荤腥之品,或感受风热外邪而发病。风热入里,化热成毒,热毒燔灼肝经,扰动血络,血热妄行,络脉灼伤而致瘀;瘀热互结,外溢肌肤,内迫胃肠,流注关节,扰及肾络导致疾病的发生。风热为外因,本虚为内因,瘀毒为病理产物,然而瘀毒又贯穿疾病的始终。杨霓芝教授结合西医学理论认识到:过敏性紫癜是一种循环 IgA 免疫复合物介导的系统性小血管炎,特点为血管内皮细胞损伤、内皮素分泌增多、肾血管收缩、肾血管阻力增加,而中药活血化瘀药物可以加快血流、改善微循环和毛细血管通透性,从而保护内皮细胞。

(二) 中医辨证与辨病治疗

杨霓芝教授对紫癜性肾炎诊治造诣很深,在临床治疗上重视辨病与辨证相互结合,临床与病理相结合。杨霓芝教授注重辨证施治,在辨证施治基础上,结合专病专药专方治疗,从而提高临床治疗效果。对于紫癜性肾炎患者主张采用"攻补兼施,扶正祛邪"的中医治疗原则,从多渠道、多方法、多环节的综合施治措施而达到治疗疾病的目的。

1. 辨证施治　从肺、肝、脾、肾四脏辨证施治,并将紫癜性肾炎分为急性期和稳定期,急性期以肺经风热和肝经血热论治;稳定期则从气阴两虚论治。

急性期

(1)肺经风热:恶寒发热,咽痒咽痛,皮肤散在鲜红紫癜,尤以下肢多见,对称分布,或腹痛、尿血,舌红、苔薄黄,脉浮数。治以宣肺清热、凉血解毒,方用五味消毒饮合银翘散加减。处方:金银花15g、连翘15g、黄芩15g、牛蒡子10g、玄参10g、桔梗10g、蒲公英15g、薄荷(后下)10g、牡丹皮15g,白茅根30g,生甘草5g。每天1剂,水煎服。

(2) 肝经血热:皮肤紫癜呈鲜红色,伴口干、口苦,尿色深黄,或尿血、便血,舌红绛、苔黄,脉滑数。治以凉肝清热、解毒化瘀,方用二至丸合犀角地黄汤加减。处方:水牛角(先煎)30g、生地黄15g、白茅根30g、仙鹤草30g、桃仁10g、牡丹皮15g、旱莲草15g、女贞子15g、蒲公英15g、大黄5g、甘草5g。每天1剂,水煎服。

稳定期

(3) 气阴两虚:面色少华、心烦、口干、手足心热、气短神疲、腰酸腰痛、尿色混浊或泡沫,舌淡红或淡黯、苔薄白,脉弦细或沉细。治以健脾补肾、活血填精,方用参芪地黄汤合二至丸加减。处方:黄芪30g、太子参15g、熟地15g、丹皮15g、山茱萸10g、茯苓15g、桃仁10g、红花5g、炙甘草5g。偏脾气虚加白术、山药、党参;偏肾阴虚加女贞子、何首乌、旱莲草、龟板。每天1剂,水煎服。

2. 辨证与辨病结合、临床与病理结合 杨霓芝教授强调辨证与辨病相结合、临床与病理相结合,采用中西医结合方法,发挥综合治疗优势。

(1) 孤立性血尿、蛋白尿:以单纯血尿、蛋白尿为主要临床特征,蛋白尿少(<1g/d),肾脏病理表现为轻度系膜增生或局灶增生改变为特征的,杨霓芝教授强调中医药治疗为主要治法。在临床中,辨别是否夹风、湿、热、毒等,如兼有发热恶寒、咽痛、脉浮等风热证时,以疏风清热为法治疗,以银翘散加减,加荆芥、蝉蜕、防风、薄荷等;如兼有身困纳呆、嗜睡头重,口黏口苦、尿黄浊、苔黄腻等湿热证时,治以湿热分消,以三仁汤加减。

(2) 肾病综合征、急进性肾小球肾炎:临床见大量蛋白尿、重度水肿,或肾功能迅速恶化、少尿、血压升高,病理以弥漫性系膜增生、局灶节段性硬化、或新月体性肾炎为特征。杨霓芝教授强调中西医并用、积极免疫抑制治疗。如激素使用后出现食欲亢进、心烦失眠等"阳亢"表现时,以滋阴降火为法;如用免疫抑制剂后出现食欲下降、恶心等消化道反应时,则以降逆和胃止呕为主;在病情进入稳定阶段,激素或免疫抑制剂处于维持减量阶段,治疗上围绕疾病易复发、蛋白尿控制等实施治疗;针对疾病易复发趋势,强调提高机体免疫力、避免接触过敏原、避免感染等。治以健脾益气、提高抵抗力为法。

3. 注重活血化瘀中药的应用 过敏性紫癜是一种循环IgA免疫复合物介导的系统性小血管炎,其病理改变为血管内皮细胞损伤、内皮素分泌增多、肾血管收缩、肾血管阻力增加,而活血化瘀药物有加快血流、改善微循环、改善毛细血管通透性、保护内皮细胞等作用。因此,杨霓芝教授强调活血化瘀治疗须贯穿紫癜性肾炎的始终。急性期以凉血化瘀为法,常用中药有丹皮、赤芍、丹参;稳定期气虚为主以益气活血为法,常用黄芪、三七、红花、桃仁;阴虚为主以养阴活血为法,常用当归、鸡血藤、旱莲草等。杨霓芝教授认为紫癜性肾炎病程缠绵,经常反复发作,因此,应强调益气活血同时兼顾。

(三)中医切入点

中医主要切入点在于防止肾纤维化、延缓肾衰竭。根据中医"未病先防、既病防变"的理念,在积极治疗紫癜性肾炎诱因的基础上,如控制感染、抗过敏、免疫抑制等治疗,治疗上要防患于未然,既然紫癜性肾炎已经发生,治疗的目的就是要防止疾病进一步加重和演变。益气活血法不但可调整免疫功能,减少疾病的复发,而且可以通过减少蛋白尿、改善血液流变学、降低血脂等机制,最终达到延缓肾脏纤维化进展的目的。

(四)中医入药思路特点

《金匮要略·百合狐惑阴阳毒病证治》论述了阴毒、阳毒,相当于阴阳两种性质的发斑;元代朱震亨在总结以往外感发斑的基础上,明确提出了内伤发斑的理论。杨霓芝教授强调,活血化瘀治疗贯穿于紫癜性肾炎的始终。急性期以祛风透疹、凉血化瘀为法,常用金银花、连翘、防风、荆芥、牡丹皮、白茅根、赤芍、丹参、水牛角、生地黄;稳定期气虚为主以益气活血为法,常用黄芪、三七、桃仁、红花、茯苓、当归、人参、白术、白芍、地榆、大枣;阴虚为主以养阴活血为法,常用鸡血藤、当归、女贞子、生地、旱莲草、熟地黄、知母、黄柏、茜草、小蓟、桃仁、红花、炒赤芍、丹皮、丹参、白茅根等。中医药认为:生地功效凉血清热、生津养阴;丹皮功效散瘀止痛;三七功效化瘀补血;茜草功效凉血行血;丹参功效活血化瘀;诸药协同使用可以补气生津。现代药理研究认为:生地能够补血止血、提高免疫能力和抗炎的作用;丹皮具有抗炎、抗过敏作用;赤芍具有抗凝血作用,因此能够抑制血小板聚集、激活纤溶酶原,另有研究报道有抗病原微生物生长的效果。丹参既有抗凝血效果同时又有活血功能,因此可以达到活血止血目的;小蓟抑制纤溶、收缩血管,从而促进止血;三七扩张局部血管,从而起到活血效果,同时内含凝血酶活性物质,可以对抗凝血因素,从而促进纤维蛋白原转变成纤维蛋白。雷公藤具有抗炎和免疫抑制效果,对毛细血管通透性具有改善作用,能够修复肾小球基膜电荷屏障,在原发性和继发性肾炎中有非常广泛的应用。

(五)预防调护

杨霓芝教授重视中医"防患于未然"的理念;治则上强调"攻补兼施、虚则补之、实则泻之";治法上强调"扶正、祛邪、祛风、透疹、清营凉血"。

杨教授研究发现:紫癜性肾炎患者中约 1/3 在发病前有细菌、病毒等感染史,约 1/4 的患者有过敏史,例如有的对抗生素、磺胺类药物过敏,有的对鱼、虾、蟹、乳制品等食物过敏,此外还有少数因为花粉、冷空气、蚊虫叮咬、疫苗接种等原因而发病。总之,感染、过敏是导致紫癜性肾炎的罪魁祸首。调护如下:

1. 未病先防 包括保暖防寒、预防感冒、运动锻炼、增强体质,从而提高抗病能力。正如《黄帝内经》所说:"正气存内,邪不可干","邪之所凑,其气必虚",说明人体发病与否取决于人体正气之强弱。如果患者是过敏体质,饮食上少吃或忌吃鱼、虾、蟹和牛奶,尽量少接触或不接触花粉等。当有感染性疾病时,要及时治疗并在医生指导下合理使用药物,因为有些药物等也是一个过敏原。

2. 病后调护 患者在接受常规合理治疗的同时,耐心细致的日常调护必不可少,这些护理对病情痊愈是大有益处的,具体有以下几点:

(1) 立即停止使用或者解除可能引起过敏的过敏原,包括食物和药物类。这些食物有牛奶、鱼、蟹、虾、羊肉、蛋等,药物有磺胺类、青霉素类、解热止痛药、抗血吸虫药、异烟肼、胰岛素等。目前许多医院进行过敏原的筛查,这些筛查对紫癜性肾炎患者查找过敏原有很大的帮助。

(2) 保持情绪稳定,切勿过大的情绪波动,减少外界刺激,适当运动,良好规律的作息习惯,保证充分足的睡眠。

(3) 注意饮食调养,宜进食清淡、富含营养且易消化吸收的食物,忌油腻、辛辣刺激食物,切忌每餐过饱;宜精加工食物,忌吃粗食或者含粗纤维多的食物,包括芹菜、韭菜、菠萝、油菜、笋等。杨霓芝教授认为:这些粗纤维食品可磨损胃肠道黏膜,诱发或者加重胃肠道出血;此外,现在紫癜性肾炎在治疗上大部分使用糖皮质激素,然而这类药都会有不同程度的损伤胃肠道黏膜,所以保护肠胃显得十分重要和必要。

(4) 温补肾阳和肾阴。根据紫癜性肾炎临床症状和中医证型,选用不同性质的食物。如果患者平素体健、发病时间短、面色红润光泽、喜食生冷或喜食冷饮、心情烦躁、舌红、苔黄、脉数,中医认为病因为热毒,宜食用寒凉食物,如荠菜、梨、鲜藕、荸荠、荷叶、小蓟、莲子、木耳;如果发病时间较长,或者紫癜、蛋白尿、血尿等症状反复出现,临床表现为面色苍白、神疲乏力、大便稀溏或者先干后稀,中医认为气虚不摄、血溢脉外,宜食用补益脾肾、补气生血之品,如精肉、阿胶、红枣、白术、茯苓、鹿角胶、莲子等。

常用食疗方:

1. 凉拌藕片 配方用料:鲜藕片 250g、精盐少许。制法:将藕洗净切片放入开水中焯透,2分钟后捞出沥干水分,加精盐少许凉拌。功效:清热解毒,凉血止血。适用于初期过敏性紫癜性肾炎患者。

2. 三七藕汁　配方用料:三七10g,鲜藕500g。制法:将鲜藕洗净,捣烂取汁。将三七磨成粉末,加入藕汁中搅匀即可。功效:凉血止血,活血化瘀。适用于初期过敏性紫癜性肾炎患者。

3. 银耳冰糖粥　配方用料:糯米100g,香稻米100g,银耳50g,冰糖适量。制法:银耳用冷水浸发后,洗净,去蒂加水焖煮,六或七成熟后,加入香稻米、糯米和适量水,改用小火慢慢熬煮,煮至粥稠时加入冰糖,待冰糖溶化后即可。功效:清热生津,凉血止血。适用于恢复期过敏性紫癜性肾炎患者。

4. 洋参冬瓜　配方用料:西洋参10g、冬瓜750g、精肉100g、干香菇5g、姜片、精盐、白糖、高汤各适量。功效:清热凉血,益气生血。适用于恢复期过敏性紫癜性肾炎患者。

(六) 典型医案

案1.患儿黄某,女,14岁,"过敏性紫癜5个月,尿检异常1周"就诊。症见:散在皮疹、无眼睑水肿、无腹痛关节痛、饮食睡眠尚可、小便少许泡沫、大便正常。查体:精神可,咽充血(+++),舌红苔薄黄边有齿痕,脉浮数。双肺呼吸音清,心腹(−)。辅助检查:尿常规:WBC13.9/μl,RBC 44.9/μl,PRO(+),BLD(+++)。诊断:中医诊断:紫癜;西医诊断:紫癜性肾炎。处方:玉屏风散加减,金银花10g、连翘10g、白术10g、防风10g、牛蒡子10g、黄芪20g、生地20g、丹皮10g、赤芍10g、白茅根30g、荆芥10g、炙甘草10g。服7剂,水煎服每日1剂。

二诊:7天后患者复诊,一般情况尚可、无不适。辅助检查:尿常规:RBC21/μl,PRO(±),BLD(−);处方:上方去掉防风、桔梗,黄芪加到30g,加薏苡仁30g,服7剂,水煎服每日1剂,其后辨证加减,复查尿常规:RBC 20/μl,PRO(−),BLD(−),无不适,疗效尚可。

按语:紫癜性肾炎是常见的肾小球疾病之一,多数发生在过敏性紫癜后6个月之内,主要临床表现为蛋白尿和(或)血尿,疾病的预后与其肾脏损害程度密切相关,部分患者可以发展至终末期肾衰竭。杨霓芝教授认为:风为百病之长,而患儿紫癜性肾炎多由过敏性紫癜发展而来,起病诱因多有上呼吸道感染病史或者外感病史,临床上常见咽痛咽痒,这种症状乃风邪为患,其中风热多见,因此临证以疏风清热为主,多选用金银花、连翘、荆芥、防风、牛蒡子等辛凉解表、疏风透疹药物;紫癜性肾炎病程缠绵迁延,疾病的过程中极易遭受六淫外邪,加上患者平素饮食不节、暴饮暴食、过食肥甘厚味、湿热内生、血分热毒,治以凉血活血、清热解毒,选用生地、丹皮、赤芍;紫癜性肾炎病程迁延、久病伤络、耗伤气阴,杨霓芝教授认为临床治疗上加上益气养阴,多选用黄芪、白术、熟地等;紫癜性肾炎临床上表现为尿血,此为气虚不摄、血不循经、离经之血是为瘀血,在紫癜性肾炎治疗中主张补气活血,选用益气活血药物,如黄芪、丹皮、赤芍等。

案2.患者,男,13岁。因"反复双下肢皮疹3个月,加重10天"入院。患者3个月前因食下海鲜加上剧烈活动后出现双下肢皮疹,诊断为"过敏性紫癜"。予以抗过敏治疗3天后皮疹减少。20天前因感冒加上劳累后皮疹再次发作,未予治疗自行缓解。10天前因食海鲜后再次呈现双下肢皮疹,同时伴有腹痛、尿褐色,到当地医院求治予激素治疗,病情未见减轻、皮疹加重、累及耳部及双上肢,同时伴有呕吐2次,呕吐物为胃内容物,查血常规:WBC $12.5×10^9$/L,N 78.8%,L 14.5%,RBC $4.89×10^{12}$/L,PLT $289×10^9$/L;尿常规:蛋白(+++),隐血(+++),红细胞计数1645/μl,白细胞计数209/μl。入院时症见耳缘及四肢布满鲜红色皮疹,为对称性针尖乃至黄豆大小,高出皮肤,摸之碍手,压之不褪色,部分融合成片,口干,纳谷不香,睡眠正常,脐周疼痛,大便正常,尿色深呈浓茶色,舌质红、苔薄黄、脉细数。辨证为热毒入营,血热妄行,治以清营凉血,清热解毒,活血化瘀。处方:生地黄30g、赤芍10g、丹皮10g、丹参15g、防风10g、茜草10g、小蓟30g、白花蛇舌草15g、土茯苓15g、生甘草2g,白芍15g。7剂水煎服,每日1剂分2或3次温服。同时配合西药激素与抗过敏等治疗。

二诊:1周后患者皮疹减少、尿色淡黄,复查尿常规示:蛋白(+),隐血(+++),红细胞计数419/μl、白细胞计数55/μl。原方续服7剂,皮疹全部消退,尿常规示:尿蛋白(−)、隐血(++)、红细胞计数114/μl、白细胞计数12/μl。仍有口中泛酸、神疲乏力、腰膝酸软、口干、舌黯红、苔薄白、脉细。热毒渐去,正气未复,原方去掉清营凉血药,加以扶正药,治以益气养阴,清热和络,和胃制酸。处方:黄芪30g、白术10g、防风6g、生地黄20g、怀山药15g、山茱萸10g、牡丹皮10g、茯苓15g、白茅根20g、小蓟10g、煅瓦楞20g(先煎),鸡内金10g,7剂,水煎服,每日1剂,分煎2或者3次温服。

三诊:半月后,患者胃脘不适消失,泛酸消失,精神转振,食纳正常,继以中药调治,半年后激素逐渐撤减至停用,病情稳定,紫癜无复发,尿常规正常。

按语:本案例为紫癜初次发作,累及皮肤、四肢、耳缘出现皮疹;累及胃肠,出现脐周疼痛;累及肾脏,出现血尿和蛋白尿。杨霓芝教授分析:由于素体不足,风热邪气外袭,加之劳倦伤脾,饮食不节,酿生湿热,乃至风湿热毒互结,内迫营血,扰动血脉,迫血妄行。血溢肌肤,则见皮肤紫癜;湿热毒邪蕴结胃肠,肠道气机不畅,则见腹痛;湿热伤及肾络,血溢于下,则见血尿;精微不固,则见蛋白尿。病机分析:风湿热毒侵及营分,迫血妄行。正虚为本,风湿热毒为标,根据急则治标,缓则治其本的原则,故治以祛风清热,解毒凉营,佐以清利,予以犀角地黄汤加减(现犀角用水牛角代),方中水牛角凉血解毒;生地滋阴凉血;赤芍、小蓟、丹皮、茜草凉血散瘀止血;白花蛇舌草、土茯苓清热、解毒、利湿;薏苡仁健运脾胃化湿;防风祛风解肌透疹;甘草调和诸药。药后热毒渐去、正气未复、气阴不足、胃气不和,故去清营凉血之药物,治以益气养阴,和胃制酸,和络清利。

案 3. 患者,女,28 岁,因"四肢皮疹反复发作 3 年,加重 1 周"就诊。患者 3 年前因劳累并饮冰牛奶后出现周身散在红色皮疹,以双下肢、腹部为甚,伴腹痛,给予抗过敏治疗后皮疹消退。3 周后因食下海鲜后再次出现四肢腹部散在鲜红色皮疹,伴关节疼痛、尿短赤,查尿常规显示:蛋白(++)、隐血(+++)、红细胞计数 511/μl;尿布氏显微镜显示:RBC 30.2 万 /ml,呈多形型;尿蛋白定量 1.3g/24h;肾活检病理显示:符合诊断紫癜性肾炎病理(中度系膜增生伴节段硬化 5/29)。以激素和来氟米特联合中药治疗。治疗后皮疹消退,尿常规结果示:隐血(++),红细胞计数 69/μl,以后长期跟踪随访,多次尿检尿蛋白波动于(−)~(+),隐血波动于(+)~(+++),随访期间病情平稳皮疹偶有发作。1 周前因感冒后出现散在皮疹前来求治,就诊时患者述平素易于感冒,此次就诊症见散在皮疹、神疲乏力、面色少华、腰膝酸痛、口干、大便干结 2~3 日 1 次,尿短赤,舌红苔黄腻,脉滑数。尿常规示:蛋白(+)、隐血(++)、红细胞计数 102/μl。杨教授根据患者病史症状分析,辨证为气阴两虚,湿热未尽,治以益气养阴,清利湿热。处方:黄芪 30g、太子参 10g、白术 10g、茯苓 20g、生地 30g、山茱萸 15g、枸杞子 15g、丹皮 10g、石韦 20g、小蓟 20g、白茅根 30g、防风 10g,7 剂,水煎服,每日 1 剂,分 2 次温服。

二诊:上方连续服药 7 天后,患者皮疹消失、精神转佳、口干减轻、腰膝酸软酸减轻、大便日行 1 次稍难解、小便量增多色仍深黄、舌红、苔黄薄腻、脉滑数。复查尿常规显示:蛋白(+)、隐血(+)、红细胞计 58/μl。原方白茅根减至 20g,小蓟减至 10g,生地减至 20g,去掉防风继续 7 剂调治。

三诊:上方连续服药半月后,患者精神佳,口干消失,腰膝酸软酸消失,大便日行 1 次,易解,小便量正常,色淡黄,舌淡红、苔薄黄,脉细数。复查尿常规显示:蛋白(−)、隐血(−)~(+)、红细胞计 30/μl。同时激素逐渐减量至停药,病情日益好转稳定。1 年后紫癜未见复发。

按语:本病案病程较长,急性期治予激素和免疫抑制剂治疗;后期表现血尿为主,症见神疲乏力,面色少华,口干,大便数日一次难解干结,舌红、苔黄腻,脉滑数,杨霓芝教授辨证属"尿血"范畴,乃气阴两虚,湿热未尽,予以益气养阴,清利湿热治疗,方用参芪地黄汤加减。方中以黄芪益气固表;白术、茯苓、太子参健脾益气;山茱萸、生地、枸杞子滋补肾阴;防风疏风利湿透疹;小蓟、丹皮、白茅根清利养阴止血;整个过程标本兼治,脾气健运,肾气充沛,达到气阴复,湿热去,诸症自愈的功效。

结语:综上所述,紫癜性肾炎病因病机特征为本虚标实,虚实夹杂,肺脾肾气虚为其本,湿热、瘀毒为标,气虚瘀毒贯穿整个疾病始终,治以扶正祛邪,标本兼顾为原则,初期以邪实为主,强调祛风透疹,清热解毒,清营凉血;后期治以扶正祛邪,益气养阴为主。

(杨倩春)

参考文献

[1] 宋杉,桂金贵.中医药防治儿童过敏性紫癜性肾炎研究进展[J].中医儿科杂志,2013,9(4):59-62.

[2] 薛雪,王小琴,邹新蓉,等.过敏性紫癜性肾炎(紫癜肾)的中医药诊疗进展[J].四川中医,2017,35(11):215-218.

[3] 赵丹,任现志.过敏性紫癜性肾炎疗效评价方法的现状与思考[J].中医药信息,2010,27(6):102-103.

[4] 朱宏伟.中医药治疗过敏性紫癜性肾炎研究进展[J].实用中医内科杂志,2007,21(3):15-16.

[5] 钟娇影,郑佳新.过敏性紫癜性肾炎中医药治疗进展[J].光明中医,2016,31(6):899-900.

[6] 聂莉芳.紫癜性肾炎的中医辨治经验[J].中国中西医结合肾病杂志,2013,14(1):1-3.

[7] 王有刚.郭恩绵辨治成人紫癜性肾炎的经验[J].辽宁中医杂志,2003,30(6):429.

[8] 高志卿,邓跃毅,王琳.陈以平教授治疗过敏性紫癜性肾炎经验介绍[J].新中医,2004,36(9):13-14.

[9] 刘玉宁,赵宗江,郭立中.叶传蕙教授对过敏性紫癜性肾炎的中医治疗[J].中国中西医结合肾病杂志,2003,4(3):128-130.

[10] 王宇光,张琪.张琪治疗过敏性紫癜性肾炎经验[J].中医杂志,2011,52(10):824-825.

[11] 赵代鑫,杨霓芝.杨霓芝教授辨治紫癜性肾炎经验简介[J].新中医,2011,43(8):181-182.

[12] 宫文,钱美加,崔庆科,等.小儿紫癜疹消颗粒治疗过敏性紫癜(风毒伤络型)120例临

床观察[J].光明中医,2017,32(14):1987-1989.

[13] 李相玉,宋乃光,赵岩松.温病学斑疹辨证在银屑病诊治中的应用[J].中医研究,2009,22(7):5-7.

[14] 李英冬.猪苓汤加味治疗肾癌水热互结型尿血的临床效果研究[J].光明中医,2017,32(9):1280-1282.

[15] 蓝芳,史伟,赵君雅.IgA肾病血尿病因病机及临床研究进展[J].中国中医急症,2010,19(8):1389-1390.

[16] 孙义.中医药治疗肾性血尿的研究进展[J].云南中医中药杂志,2017,38(9):86-87.

[17] 王丽彦,张佩青.张佩青教授运用参芪薏苓汤治疗肾性血尿/蛋白尿经验[J].中医药学报,2015,43(3):96-97.

[18] 张静静,于俊生.过敏性紫癜性肾炎的中医药研究进展[J].内蒙古中医药,2015,34(10):124-125.

[19] 付元,常红,陈秀霞.儿童紫癜性肾炎的研究进展[J].青岛大学医学院学报,2016,52(4):496-499.

[20] 中华医学会儿科学分会肾脏病学组.儿童常见肾脏疾病诊治循证指南(二):紫癜性肾炎的诊治循证指南(试行)[J].中华儿科杂志,2009,47(12):911-913.

[21] 叶乐珍,周江瑾.儿童紫癜性肾炎治疗进展[J].临床儿科杂志,2014,32(4):392-395.

[22] Kawasaki Y,Suzuki J,Suzuki H. Efficacy of methylprednisolone and urokinase pulse therapy combined with or without cyclophosphamide in severe Henoch-Schonlein nephritis：a clinical and histopathological study.[J]. Nephrology Dialysis Transplantation,2004,19(4):858-864.

[23] Narchi H. Risk of long term renal impairment and duration of follow up recommended for Henoch-Schönlein purpura with normal or minimal urinary findings：A systematic review[J]. Archives of Disease in Childhood,2005,90(9):916.

[24] Shin J I,Park J M,Shin Y H,et al. Henoch- Schonlein purpura nephritis with nephrotic-range proteinuria：histological regression possibly associated with cyclosporin A and steroid treatment [J]. Scandinavian Journal of Rheumatology,2005,34(5):392-395.

[25] Kawasaki Y,Suyama K,Hashimoto K,et al. Methylprednisolone pulse plus mizoribine in children with Henoch—Schonlein purpura nephritis [J]. Clinical Rheumatology,2011,30(4):529-35.

[26] 朱春华,黄松明.紫癜性肾炎诊治循证指南(2016)解读[J].中华儿科杂志,2017,55(9):654-657.

[27] Ninchoji T,Kaito H,Nozu K,et al. Treatment strategies for Henoch-Schönlein purpura nephritis by histological and clinical severity. [J]. Pediatric Nephrology,2011,26(4):563-569.

[28] Jayne D R,Gaskin G,Rasmussen N,et al. Randomized trial of plasma exchange or high-dosage methylprednisolone as adjunctive therapy for severe renal vasculitis. [J]. Journal of the American Society of Nephrology：Jasn,2007,18(7):2180.

[29] Ohara S, Kawasaki Y, Matsuura H, et al. Successful therapy with tonsillectomy for severe ISKDC grade Ⅵ Henoch-Schönlein purpura nephritis and persistent nephrotic syndrome[J]. Clinical & Experimental Nephrology, 2011, 15(5):749.

[30] 毕殿勇,贾育新. 小儿紫癜性肾炎的中西医治疗研究进展[J]. 中医临床研究, 2015, 7(23):141-143.

[31] 矫黎东,王向波. 自身免疫性脑炎临床研究进展[J]. 疑难病杂志, 2014, 13(12):1312-1314.

[32] 魏桂芳,刘雪萍,何希瑞. 地黄药理与临床应用[J]. 陕西中医, 2013, 34(8):1073, 1096.

[33] 胡云飞,徐国兵. 牡丹皮及其主要成分丹皮酚的药理作用研究进展[J]. 安徽医药, 2014, 18(4):589-592.

[34] 陆小华,马骁,王建,等. 赤芍的化学成分和药理作用研究进展[J]. 中草药, 2015, 46(4):595-602.

[35] 马丙祥,董宠凯. 丹参的药理作用研究新进展[J]. 中国药房, 2014, 25(7):663-665.

[36] 祁爱蓉,徐彩,蔡芬芳. 小蓟、小蓟炭的主要成份及止血作用研究综述[J]. 内蒙古中医药, 2012, 31(20):96, 99.

[37] 韩淑娴,游云. 三七总皂苷心脑血管药理作用及其溶血反应[J]. 中国中药杂志, 2016, 41(5):818-822.

[38] 马哲,梁茂新,张颖. 中药雷公藤化学成分及药理作用研究进展[J]. 亚太传统医药, 2011, 7(3):157-160.

第十节　尿路感染

尿路感染（urinary tract infections, UTI）是由各种病原体在泌尿系统异常繁殖所致的尿路急性或慢性炎症。临床表现多样,以尿路刺激症状多见,典型的临床表现包括尿频、尿急、尿痛和排尿困难等。

一、中医病因病机

(一)病因

中医学并没有尿路感染一词。根据临床症状表现,相似记载始见于《黄帝内经》"淋""淋溲""淋满"等描述。《金匮要略·消渴小便不利淋病脉证并治》则更加具体地描述了淋证的症状,包括"淋之为病,小便如粟状,小腹弦急,痛引脐中"等,根据这些古文献对淋证的描述,可以看出尿路感染与淋证相似。本病病因可归纳为以下几个方面。

1. 饮食不节　饮食不节,过食辛辣肥甘之品,或嗜酒太过,损伤脾胃,致脾胃运化功能失常,中焦内蕴湿热,下注膀胱而为本病。

2. 情志不畅　情志不畅,肝气郁结,膀胱气滞,或气郁化火,肝胆郁热,蕴结下焦,膀胱气化不利,而成本病。

3. 外阴不洁 下阴不洁,湿热秽浊毒邪从下侵入机体,上逆膀胱,酿成湿热,发为本病。

4. 久病正虚 久淋不愈,湿热耗伤正气,或劳累过度,房室不节,或年老体弱久病,皆可致脾肾亏虚,脾虚而中气不足,肾虚而下元不固,致使水谷津液运化失常,内聚而蕴热生湿,酿成湿热,下注膀胱,久则邪恋正伤,而发本病。

(二)病机

尿路感染的发病多责之于本虚标实。"两虚相得,乃客其形。"本病以肾虚为本,膀胱湿热为标,湿热贯穿病程的始终,且与肝脾密切相关。湿热壅结膀胱,或脾肾亏虚,或肝失疏泄,导致淋证。病初多为邪实之证,久病则由实转虚;如邪气未尽,正气已伤,则表现为虚实夹杂的证候。病机以湿热蕴结下焦,膀胱气化不利为主,有肝胆郁热、三焦湿热、脾肾亏虚、肾络瘀阻等不同。

1. 脾肾亏虚 脾肾亏虚是尿路感染的另外一个重要病机。肾者主水,维持机体水液代谢。如《素问·水热穴论》言:"肾者,至阴也;至阴者,盛水也。"脾者主运化,负责运化水湿,调节人体水液代谢,为气机升降的枢纽。《灵枢·口问》曰:"中气不足,溲便为之变。"明代李中梓曰:"劳淋,有脾劳肾劳之分,多思多虑,负重远行,应酬纷扰,劳于脾也。"湿热屡犯,劳倦过度,房室不节,或久病体虚,年老体衰,或淋证日久失治,均可导致脾肾亏虚。脾不运化,肾失开阖,水道不利,湿浊留恋不去,则淋沥不已,时作时止。正虚之后,复感外邪,即可发病。湿热留恋久稽,或渗湿利尿太过,则肾阴受损。淋病治不得法,显证虽去,余邪未尽,停蓄下焦,暗耗脾肾气阴;若清利太过,湿热虽去,但正气受伤;或失治,久病不愈,湿热不除,脾肾气阴两伤。

2. 湿热蕴结 尿路感染基本病机为湿热蕴结下焦,膀胱气化不利。膀胱的功能与尿路感染的形成密切相关。膀胱者,州都之官,有储尿与排尿功能。其与肾在脏腑表里相关,经脉相互络属,共主水道,司决渎。湿热等邪蕴结膀胱,或久病脏腑功能失调,均可引起膀胱气化不利。由于湿热导致病理变化的不同,累及脏腑器官的差异,临床上乃有六淋之分。具体而言,湿热蕴结下焦的成因可有以下几点:如风寒湿邪外感,入里化热,下注膀胱;或过食肥甘辛辣厚味,脾胃健运失司,湿热内生,下注膀胱;或下阴不洁,秽浊之邪上犯膀胱;或病由他脏转入,如胃肠积热、肝胆郁热及心移热于小肠等均可传入膀胱,湿热蕴结膀胱,邪气壅塞,气化失司,水道不利。

3. 肾络瘀阻 《临证指南医案》云:"初病在气,久病入血,初病在经,久病入络。""治淋之法,有通有塞,有瘀血积塞住溺管者,宜先通。"久病必瘀,如劳淋即为久病之证。慢性泌尿系感染反复发作,湿热与瘀血互结,可致肾络瘀阻。

4. 肝胆郁热 《证治准绳》言:"足厥阴之经,环阴器,抵少腹。"若恼怒怫郁,肝失条达,气机郁结,疏泄不利,则水道通调受阻,膀胱气滞;或气郁化火,气火郁于下焦,膀胱气化不利,均可引起小便滞涩,余沥不尽。

总之,本病以肾虚为本,膀胱湿热为标,湿热贯穿病程的始终,且与肝脾密切相关。其病因有饮食不节、情志不遂、外阴不洁、久病正虚等之分。其病机以湿热蕴结下焦,膀胱气化不利为主,有脾肾亏虚、湿热蕴结、肾络瘀阻、肝胆郁热等不同。病初多为邪实之证,久病则由实转虚;如邪气未尽,正气已伤,则表现为虚实夹杂的证候。

二、中医各家学说

古代不同医家对淋证的分类也有不同。东汉华佗《中藏经·论诸淋及小便不利》根据淋证临床表现不同,提出淋有冷、热、气、劳、膏、砂、虚、实八种,乃为淋证临床分类的雏形。唐代孙思邈《备急千金要方·消渴淋闭方》《外台秘要·五淋方三首》将淋证归纳为石、气、膏、劳、热五淋。宋代严用和在《济生方·小便门》又将其分为气、石、血、膏、劳淋五种。对于淋证的认识,可归于以下几种。

(一) 肾虚膀胱热

肾虚为本、膀胱热为标的学说是多数医家临床诊治淋证的主要依据。因此本病治疗以益肾扶正,清热通淋为主。溯其本源,乃隋唐时期,医家对淋证的分类及病机有了进一步的认识。其代表巢元方在《诸病源候论·淋病诸候》中对淋证的病机进行了高度概括,他指出:"诸淋者,由肾虚而膀胱热故也"。随着现代社会生活节奏的加快,人们工作压力增大,熬夜伤阴,肾气耗伤者不在少数。又逢"年四十,而阴气自半也,起居衰矣。"(《素问·阴阳应象大论》),故而"劳伤肾气而生热成淋也"(《诸病源候论·淋病诸候》)。基于肾虚膀胱热的学说,补肾通淋汤加味,敏感抗生素的基础上加用益肾清利方,桂附地黄丸温补肾阳等方法治疗尿路感染,均取得不错的疗效。

(二) 湿热致淋

慢性尿路感染急性期以湿热致淋为主。王肯堂认为"淋病必由热甚生湿,湿生则水液浑,凝结而为淋"。然而"初起之热邪不一,其因皆得传于膀胱而成淋,若不先治其所起之本,止从末流胞中之热施治,未为善也。"主张淋证的治疗应该随病本不同而异治的辨证施治的原则。在淋证发病原因上王肯堂还提出了"有人服金石药者……及饮食痰积渗入者,则皆成淋"之说。由此可见,湿热为淋证关键病理因素。其人平素饮食不节，嗜食肥甘厚味，内生湿热，或下阴不洁，秽浊之邪侵入膀胱，酿成湿热，热扰膀胱，膀胱气化失司，水道不利，发为淋证。治疗当清热利湿通淋。基于湿热致淋的学说，八正散加减，六草清利汤，中药苍柏洗液坐浴等治疗尿路感染，均取得满意的疗效。

（三）寒热虚实错杂

张介宾在其《景岳全书·淋浊》书中提出"淋之初病，则无不由乎热剧，无容辨矣"。淋证初起，都是因为有热，但是随着治疗及病情的变化，其证型可热、寒、虚之间相互转变，在临证时必须以脉候证，以免误治。书中指出，"治淋之法……下陷者宜升提，虚者宜补，阳气不固者，宜温补命门"，即针对肾虚之本，采用补益之法，补命门之火，以解湿邪。《医宗粹言·淋闭》在临床治疗中指出，"殊不知邪气蕴结旁观者，固不可补，若气虚则渗泄之气不行，必须参、芪补气；血虚则不得滋润疏通，必须归、地补血。"在治疗中，中药应选用补益脾肾之品，当有湿热之证时，还应在补虚的基础上酌证加入清热解毒中药。

（四）气血瘀滞

尤怡认为淋证所感不一，然"初则热淋、血淋，久则煎熬水液，稠浊如膏、如沙、如石也"。对于膏、石、沙淋所致的尿路感染，在治疗上"必须开郁行气，破血滋阴方可也"。如若心愿不遂，情志不得，或其人性情素喜抑郁，或郁怒伤肝，则至肝气不舒，气滞不宣，气郁化火，影响膀胱气化，则见少腹作胀，小便不利，更属气血瘀滞。

三、中医治则治法

"实则清利、虚则补益"是治疗淋证的原则，具体应用视阴阳虚实不同而异。可分别采用清热利湿通淋、滋阴清热，利湿通淋、健脾益气，佐清热利湿、利气疏导等法治之。分别适用于膀胱湿热证、阴虚湿热证、脾肾两虚、湿热内蕴证、肝郁气滞证等临床常见证型。

尿路感染是内科常见疾病，中医药治疗淋证可从改善临床症状，提高临床疗效，以减少病情复发。对于尿路结石者在清热利湿通淋的同时应加强排石、溶石，适当加入行气之品；对于前列腺增生的患者，因多为老年人，一方面应注意鼓舞肾气或填补肾精，增强膀胱气化功能，另一方面宜加强活血化瘀、祛浊通络、疏利水道之功。常用药有王不留行、路路通、穿山甲、蒲黄等。如结石过大或前列腺严重增生，或存在尿路狭窄、畸形等情况，中药治疗难于奏效时，在掌握好手术适应证的情况下，应及时考虑手术治疗。除此之外，中成药、针灸、推拿、外治法（敷贴、熏蒸、熏洗、药浴等）、理疗等方法临床亦可酌情辅助治疗。

第四章　常见病诊治

淋证的治疗,当遵以下方法。

1. 急性期以清利为先 《景岳全书·淋浊》:"淋之初病,则无不由乎热剧,无容辨矣"。急性膀胱炎、急性肾盂肾炎、慢性肾盂肾炎急性发作期,中医辨证以实、热证为主,由于湿热下注膀胱或瘀热蓄于膀胱,以致不能宣通水道而引起小便淋沥频数。治疗上应急则治其标,以清利为主,常选用清热利湿、清热解毒类中药。湿重于热者,应着重利湿通淋,常选用萹蓄、瞿麦、滑石、车前子、石韦、猪苓、珍珠草、荠菜等甘寒利水不伤阴之品;热重于湿者,应着重清热解毒,常选用黄芩、黄连、黄柏、蒲公英等。并可根据温病学治疗湿热病的经验,在苦寒中药配伍中加入一两味具有芳香健脾作用的中药如厚朴、木香等,不仅可以防止苦寒药物败胃的副作用,更可以发挥厚朴、木香的广谱抗菌作用。

2. 慢性期以扶正为主 尿路感染缓解期,患者多见"下元虚惫,清浊不分,肾气不行,或劳心过度,火不得其养,或心肾不交,肾气不温,津道闭塞,或出汗太过,或失血太多,津道欲枯竭"。此时病性属本虚标实,临床多表现为脾肾气阴亏虚。治疗上缓则治其本,当益肾扶正。常用方剂有无比山药丸、清心莲子饮、济生肾气丸等,同时可酌加选用黄芪、党参、白术、熟地、枸杞子、女贞子、黄精等补益脾肾之品。

3. 理气活血贯穿始终 气血的充足通畅及协调作用在淋证治疗中起到重要的作用。金元时期以后更加强调理气活血药对该证的治疗作用,如"小便者,血之余也,血既充满,则滋溲下润,自然流通。"同时,在脏腑辨证过程中应兼顾气血辨证,辨气滞、血瘀、津枯、血虚之侧重,分别予行气、活血化瘀、生津、养血等治疗。尿路感染迁延不愈时,由于抗原与抗体结合形成免疫复合物,活化补体,可引起肾脏组织病变。病理解剖时,可见肾盂肾盏黏膜充血、水肿。显微镜下可见肾间质因炎症而形成的瘢痕。这些现象,中医辨证为瘀血。在宏观辨证尚无瘀血表现时,根据微观辨证,适当加入活血化瘀中药,如桃仁、红花、丹参、赤芍等,可增加肾血流量,提高肾小球滤过率,增加尿量,加强尿路细菌的排泄,并可促进肾脏局部血液循环,使病灶内抗菌药物浓度提高,从而提高疗效。

四、西医学诊治

(一)诊断

1. 症状 临床出现尿频、尿急、尿痛、小便灼热、腰痛等症状。

2. 实验室检查 尿常规见白细胞尿、脓细胞尿,尿涂片检查发现细菌,清洁中段尿细菌定量培养≥10^5/ml。无尿路感染症状者,连续2次中段尿培养的细菌菌落均≥10^5/ml,且为同一菌种。尿频、尿急、尿痛严重,且尿白细胞较多,如尿定量培养<10^5/ml,也可疑诊为尿路感染。

3. 细菌学检查　膀胱穿刺尿培养细菌阳性者;正规清洁中段尿细菌定量培养菌落数≥10^5CFU/ml,若临床无尿路感染症状则要求两次清洁中段尿细菌培养均≥10^5CFU/ml、且为同一种菌;尿细菌菌落数在 10^4~10^5CFU/ml 则要复查;另外有临床症状、细菌培养为革兰阳性菌且菌落数≥10^3CFU/ml 也可考虑。

4. 尿路感染的定位诊断　临床上对尿路感染需作定位诊断,以区分上尿路感染和下尿路感染。尿感的定位有膀胱冲洗后尿培养法、免疫荧光技术检查尿沉渣中抗体包裹细菌(ACB)法、尿渗透压、尿内 $β_2$ 微球蛋白排出量和白细胞管型等实验室检查等。

（二）治疗

主要根据细菌学培养,根据敏感菌给予敏感菌治疗。消除诱发因素,改善临床症状,抗感染治疗,治疗中应注意定期检查肝肾功能,以防肝肾功能损伤。

五、杨霓芝教授学术思想

（一）认识病因病机

《诸病源候论·淋病诸候》认为"诸淋者,由肾虚而膀胱热故也"。《素问玄机原病式·六气为病·热类》云:"淋乃热客膀胱,郁结不能渗泄故也……热甚客于肾部,干于足厥阴之经,廷孔郁结极甚,而气血不能宣通,则痿痹而神无所用。"

经过多年的临床实践,杨霓芝教授认为本病多为本虚标实证,其发生需重视以下三点:本虚为脾肾亏虚,标实为湿热毒邪,而气血瘀滞贯穿本病始末。

1. 脾肾气虚为发病前提　尿路感染,特别是尿路感染的前提是多种因素导致的本虚。临床上导致脾肾气虚的因素多见于禀赋有亏,先天不足;年老体衰或久病耗损,后天失养;过度劳累,房劳过度;肝郁、痰湿、血瘀、食积导致脾肾气机阻滞等。

2. 湿热毒邪为致病因素　淋证发病因素主要为热结下焦。金元时期《丹溪心法·淋》强调淋证主要由热邪所致:"淋有五,皆属乎热。"明代《景岳全书·淋浊》也认为"淋之初病,则无不由乎热剧。"除此之外,湿毒之邪也是发病之关键因素。湿邪有内外之分,外湿多由气候潮湿、涉水淋雨或久居湿处等所致,湿性重浊下趋,故"伤于湿者,下先受之",外湿之邪进入体内易损及肾与膀胱而发病。而内湿多由脏腑功能失调,水液敷布失常而形成,以肾为主的肺、脾、肾三脏对水液的调控失职是内湿产生的主要因素。由于湿邪黏滞,阻滞气机,致使水道不利,导致已成之湿难以排出,未成之湿继而生之,从而出现病理上的恶性循环,使淋证迁延难愈,故有"无湿不成淋"之说。毒邪在淋病的发生发展上亦具重要作用。毒邪入侵多从溺窍直犯膀胱与肾,也可先犯他脏、三焦和(或)经络之通道侵入肾与膀胱,湿热毒邪蕴结下焦,发而为病。

3. 气血瘀滞贯穿疾病始末 本虚与湿热毒邪蕴结是尿路感染的关键,病位以肾与膀胱为中心。湿热毒邪入侵肾与膀胱,阻滞水道,有碍气化,气机不畅,瘀血内停。瘀血既是病理产物,又是致病因素,在淋证的发生发展中具有重要意义。

(二)中医辨证与辨病治疗

杨霓芝教授从事中医内科临床、科研及教学40多年,临床经验丰富,在肾内科疾病中医诊断治疗方面经验独到,尤其在尿路感染的发病及治疗方面,有着独特的见解。杨霓芝教授在临床上,重视辨证,统筹大局,从患者的具体证候入手,考虑不同地域及气候,形成自身用药规律。由于尿路感染为内科常见病,目前西医对尿路感染的抗感染治疗效果确切,但就是否中医就处于从属或者相对次要位置的问题上,杨霓芝教授认为,尽管当下西医发展与日俱进,疗效显赫,但中医也有着独特的优势。譬如,西医以抗感染为主要手段。尽管抗菌药物不断更新,但容易耐药,也经常出现基层医院缺乏有效药物的情况。相反,中医有着其独特的优势。在复杂性尿路感染方面,中医改善临床症状明显。其次中医治疗方式多样,可以内服、针灸、外洗、拔罐等。此外,我国地大物博,各地有不同的药材,中药容易得到,可替代药物多,有时单方、验方疗效显著,只要辨证得当,疾病亦可痊愈。如黄芩、黄连、黄柏、车前子、马齿苋、大黄、土茯苓、败酱草、地榆等,经过现代研究,可以抑制、拮抗不同的病菌。此外,不同的归经与性味赋予中医多样的手段与治法,从而可以从多方位、多途径进行整体调节。

临床上,治疗尿路感染,可从以下三点立法:

1. 清热利湿通淋为纲 尿路感染急性发作时,病性多属于急证、实证、热证,膀胱湿热蕴结是其主要发病特点。因此,本着急则治其标的原则,治疗淋证应以清热解毒利湿之法,逐邪从二便而出。湿热毒邪存在于尿路感染全过程,无论是以攻邪为主的急性期,还是扶正为主的缓解期,均宜将清热利湿通淋法贯穿于治疗的始终。如尿路感染急性发作期症见尿频、尿急、尿痛,小便短赤等症,舌红苔黄厚腻、脉滑数。此时当选用八正散加减。八正散为中医名方,来自《太平惠民和剂局方》,具有清热泻火,利水通淋之功效。临床常用车前子、白茅根、荠菜、瞿麦等清热利湿通淋;尿路感染平稳期则选用补中益气汤或无比山药丸加减,在诸多补益药中配伍1~2味清热利湿药,如鱼腥草、贯众、土茯苓等,则可以标本兼治。临床上则根据不同兼证,各自发挥,如若湿热重者,表现以尿浊为主者,临床多选用石韦、车前草等;若以尿血为主者,多选用车前子、白茅根、茜草等。总之,随证加减是中医的优势,但万变不离其宗,清利湿热通淋是治疗尿路感染的主要战略。值得注意的是,清热解毒之品多为苦寒伤阴。杨霓芝教授尤其强调,在临床用药上,忌大量苦寒劫阴之品。尿路感染本为人体正气虚而病邪易犯,故因治而导致尿路感染病程迁延不愈的情况亦常见。因此在治疗上要正确运用扶正祛邪法则,或在扶正中兼顾祛邪,或在祛邪中不忘扶正。既要针对阴阳、气血、脏腑之寒热虚实,又要清除湿热毒邪,如此才可邪去则正安,正胜则邪却。

2. 顾护脾肾为本　李可有语:万病不治求脾肾,不治之治最上乘。脾胃为后天之本,正所谓"有胃气则生,无胃气则死"。脾胃一伤,百药难施。因此保护脾胃为第一要义。肾为先天之本,为人生命之主宰。故凡治病,皆当首先顾护脾肾元气,勿使损伤。杨霓芝教授在临床上擅长补益脾肾。《证治准绳·杂病》云:"太阴作初气,病中热胀,脾受积湿之气,小便黄赤,甚则淋。"由此可见,淋证日久则致脾肾亏虚,不同患者、不同地域、节气等均有不同。我国地域广阔,气候变化多端,不同淋证患者,表现大有不同。而杨霓芝教授临证之时,擅长从繁入简,梳理有致。先是从繁入简,淋证患者病性常虚实夹杂,此为繁。认为大体上淋证多为脾肾亏虚,而亏虚有偏于脾虚和偏于肾虚之不同,此为简,此为辨证之功。

临床上,老年人复发性尿路感染多见,而且多迁延难愈,杨霓芝教授认为主要因素在于年老者正气虚弱,免疫功能低下,不能抵御细菌侵袭,所以在治疗上要正确运用扶正祛邪法则,或在扶正中兼顾祛邪,或在祛邪中不忘扶正。治疗既要针对阴阳、气血、脏腑之寒热虚实,又要清除湿热毒邪,此所谓邪去则正安,正胜则邪却之理。再者,老年人处于"天癸竭,地道不通","精少,肾脏衰"的特殊生理阶段,具有本虚的特征,故治疗过程中应以扶正为主,慎用破气、破血之品,不可因"炎"而滥用清热苦寒之剂而伤正气。脾虚运化水湿无权,湿邪内蕴,阻遏气机,气机不调,日久中气下陷,以致水道通调不利,津液运行不畅,肾之蒸腾气化失常,膀胱气化失司,而致小便不利,出现尿急、尿频、尿痛、倦怠乏力、腰膝酸软、纳少、腹胀、便溏等症。故凡脾虚者,杨霓芝教授多选用归脾汤或补中益气汤随证加减。药物加减上,常选太子参、党参、黄芪、山药、白术、茯苓等。

而肾虚导致的尿路感染亦可多见。补肾必分阴阳,多选用六味地黄丸、金匮肾气丸、左归饮、右归饮。脾肾气虚日久则导致阳虚,临床上常选用仙茅、淫羊藿、肉桂、黄芪等;若以肾阴不足为主,证见口干、五心烦热、舌红、少苔,临床多选用女贞子、墨旱莲、黄精、何首乌、山茱萸、覆盆子;久虚不摄,膏脂滑脱者又当重在固涩。由此可见,淋证临床表现纷繁多样,施治亦随病症变化,但顾护脾肾需牢记。

3. 疏肝理气、活血化瘀为要 补益中气,须兼顾肝肺。杨霓芝教授在应用补中益气养血基础上,常根据患者的临床不同表现而采用脾肝同治、脾肺同治或补气疏肝法。

而肝郁气滞的患者,遇情志刺激则发作或加重,以满闷或气窜疼痛为主症。临床可见尿急、尿频、神疲乏力、情绪急躁、心烦懊恼、胁肋作胀、头晕目眩、舌红,苔白腻,脉弦细。治宜补益中气,疏肝理气,治宜疏肝解郁,理气疏导,方选沉香散合逍遥散加减。肝以血为体,以气为用,若肝失疏泄,足厥阴肝脉气血失于宣通,气血不养前阴,以致脏腑气化失司,方用补中益气汤合逍遥散加减。虚热阻遏气机,影响肝之疏泄可致肝郁气滞者,治宜滋阴清热,疏肝解郁,方选清骨散合逍遥散加减。《难经本义》云"气中有血,血中有气,气与血不可须臾相离,乃阴阳互根,自然之理也"。

由于肾阳衰弱,气化无力,肾虚血瘀,湿热内蕴。故临床以温补肾阳,活血通淋为法。故在辨证施治基础上,适当加上1~2味活血之品,能收到良效。采用活血化瘀的药物治疗,不仅有增强抗菌消炎的作用,而且可以增加肾脏的血流量,改善病变部位的微循环障碍和局部营养状况,从而有助于病变的恢复。临证常选用黄芪益气健脾,丹参、桃仁、红花、赤芍、当归、三七活血化瘀,郁金行气活血。

(三)中医切入点

中医药治疗本病在近期、远期疗效方面的优势明显。不仅可以抑制病原微生物,作用持久,不良反应小,无耐药性,而且能够提高人体局部或全身免疫力,调理、改变尿路黏膜局部的内环境,也可以间接促进人体自身恢复,缓解病情,不易复发。针对尿路感染本虚标实、虚实夹杂的病机,杨霓芝从清热利湿通淋、顾护脾肾、调和气血、活血化瘀等方面着手,并通过临床试验观察提供了疗效及治疗机制方面的证据。临床治疗主张中西汇通,衷中参西,发挥中西药有机结合,取长补短之优势,取西药的杀菌、抑菌作用,同时发挥中医药的扶正祛邪作用。中医辨证与西医辨病相结合,拓宽诊治的思路,这是时代赋予中医的新的意义。

尿路感染属于中医学的淋证范畴。临床表现多见尿频、尿急、尿痛或排尿不畅,也常伴有小腹胀痛、腰酸乏力、溺后余沥等症。多系湿热留恋伤及肾气,或脾肾两虚所致。本病的特点是迁延难愈。糖尿病、老年体虚、长期服用激素或免疫制剂的患者易患尿路感染,另外年轻女性患急性尿路感染后,机体抵抗力较弱者易反复发作而形成尿路感染。杨霓芝教授认为,本病由于病程长和反复发作,其病机为肾虚、湿热毒邪留恋下焦,久病必虚,久病多瘀,久病者多虚瘀同存、虚实夹杂、治疗以清热利湿补肾活血为法。尿路感染大部分为大肠杆菌致病,其次为副大肠杆菌、变形杆菌、葡萄球菌,偶见厌氧菌、真菌、支原体等感染致病。中药药理研究已证明许多清热药有抑制甚至杀灭大肠杆菌以及上述病菌的功效,而泽泻等通淋药现代中药药理研究证明有明显的利尿作用,有利于病菌及毒素通过尿液排出体外,抑制细菌黏附。而活血化瘀药物有利于大量吞噬细胞及抗菌等有效成分进入病灶发挥作用,也有利用肾间质的细菌及隐型病灶的根除,并可改善病灶周围血管的通透性,促进炎性分泌物的渗出与排出,以及改善血循环,改善肾小管的功能,调整机体的整体功能,改善营养供应,提高吞噬细胞吞噬功能。从而提高机体抵抗力,降低尿路感染的复发率。所以,临床上在辨证论治的基础上,可选用既符合中医理论,又具备杀灭病原菌、抑制细菌的黏附、提高机体免疫功能等功能的中药,从多靶点治疗。其优势在于既具有清热解毒利湿通淋的作用,还有活血化瘀、益肾补虚之功效,体现了中医标本同治的原则。不仅能治疗尿路感染,而且能防止其反复发作。

(四) 中医入药思路特点

1. 清热利湿通淋药物 清热利湿通淋法常用药物有萹蓄、瞿麦、土茯苓、蒲公英、金钱草、车前草、石韦、金银花、半枝莲等。其中石韦味苦,性甘、凉。入肺、膀胱经。利水通淋,清肺泄热。《日华子本草》曰:石韦"治淋沥遗溺"。《名医别录》曰:石韦"止烦下气,通膀胱满,补五劳,安五脏,去恶风,益精气"。《本草崇原》曰:"石韦,主治劳热邪气者,劳热在骨,邪气在皮,肺肾之所主也。五癃者,五液癃闭,小便不利也。石韦助肺肾之精气,上下相交,水精上濡,则上窍外窍皆通,肺气下化,则水道行而小便利矣。"故石韦合车前草、土茯苓,具有清热通淋,祛除尿路湿热之功效,可使湿热之邪从小便排出。

2. 健脾补肾药物 杨霓芝教授多次强调,尿路感染虽以清热利湿通淋为标,但需特别注重健脾补肾以扶正。治法当紧紧围绕主要病机,采用健脾固肾,益气摄精、清利和络等法以综合调理。健脾补肾药物中,临床常用黄芪、党参、茯苓等健脾益气,山茱萸、菟丝子补肾固精。亦可选用泽泻、猪苓、薏苡仁等以利水渗湿。偏脾肾气虚证,以四君子汤、参芪地黄汤加减;偏阳气亏虚证,以仙芪地黄汤加减。兼证如湿热、血瘀者,因个体差异和疾病阶段、分型的不同而有差异。

3. 益气活血药物 补气药物中,杨霓芝教授多选党参,《本草从新》谓:党参"主补中益气,和脾胃,除烦渴,中气微弱,用以调补,甚为平妥"。党参性味甘平,归脾肺经,补中益气,生津养血。中气足,则气机畅,水道利。《本草正义》:党参"力能补脾养胃,润肺生津,健运中气,健脾运而不燥,滋胃阴而不湿,润肺而不犯寒凉,养血而不偏滋腻,鼓舞清阳,振动中气,而无刚燥之弊。"党参合白术、茯苓,甘草为四君子汤,用于补气健脾,扶正御邪。活血药物中,常搭配泽兰、桃仁、丹参等增活血化瘀之功。

4. 疏肝解郁药物 疏肝解郁法常用药物有柴胡、郁金、川香附、枳壳、佛手、白芍、延胡索等。杨霓芝教授常用郁金以行气解郁,凉血破瘀。《本草备要》道:"郁金行气,解郁,泄血,破瘀。凉心热,散肝郁。"郁金,入心、肺、肝经。《本草衍义补遗》说:"治郁遏不能散。"李杲亦曰:"郁金治阳毒入胃,下血频痛。"郁金与延胡索合用疏肝行气,温通止痛。正所谓《唐本草》:"主血积,下气,生肌,止血,破恶血,血淋,尿血,金疮。"

从核心药物属性及功效可以看出,杨霓芝教授在治疗尿路感染时侧重清热利湿通淋,补益脾肾,益气活血,疏肝解郁。这也进一步表明本病以肾虚为本,膀胱湿热为标,湿热贯穿病程的始终,且与肝脾密切相关。

(五) 预防调护

预防方面

1. 适当运动,增强体质,调节机体免疫力。

2. 积极寻找并祛除炎性病灶,如男性的前列腺炎,女性的尿道旁腺炎、阴道炎及宫颈炎;减少或消除各种可能诱发感染的因素如糖尿病、尿路结石及尿路梗阻等。

3. 与性生活有关的反复发作的尿路感染,于性交后即排尿并按常用量内服一个剂量的抗菌药物作为预防。

4. 尽量避免外源性的物理或化学性损伤,如使用尿路器械,如必要留置导尿管,必须严格执行有关护理规定。

调护方面

1. 生活调护

(1) 多饮水勤排尿。适当饮水,养成良好的排尿习惯。

(2) 注意阴部的清洁:勤用淋浴,用经过煮沸的水清洗外阴;内裤以全棉为佳,勤更换;大便后手纸应由前向后抹拭,以免污染尿道。

（3）对于妊娠晚期合并急性肾盂肾炎的患者，应采用侧卧位，或轮换体位减少妊娠子宫对输尿管的压迫，使尿液引流通畅。

2. 饮食调养 总的饮食治疗原则是适当饮水；饮食清淡、富含水分的食物，忌韭菜、葱、蒜、胡椒、生姜等辛辣刺激食物；进食各种蔬菜、水果；选择有清热解毒、利尿通淋功效的食物如菊花、芥菜、冬瓜等；忌食温热性食物如羊肉、狗肉、兔肉等，少进食生、冷、油腻食物，忌烟酒。调理汤膳可参考以下几种药膳食疗方：

（1）玉米蚌肉汤：取新鲜玉米一根，去衣，留须，洗净切段，蚌肉 60g 洗净；把玉米放入锅内，加清水适量，武火煮沸后，文火煮 20 分钟，放入蚌肉，煮半小时，调味即可。随量饮汤食玉米粒。治疗尿路感染属脾肾气虚，湿热内蕴者，症见小便不利，尿频、尿痛，尿少，尿中断或有水肿等。

（2）莲子六一汤：莲子去心 60g，生甘草 10g，冰糖适量，前两味加水煎至莲子烂熟时，加入冰糖，吃莲子喝汤。治疗尿路感染属膀胱湿热者，症见尿频、尿急、尿痛，淋沥不畅。

（3）黄芪鲤鱼汤：黄芪 50g，鲜鲤鱼 1 条，煎黄芪取汁，入鱼同煮汤，饮汁，食肉。治疗尿路感染属气虚者，症见尿痛不著，淋沥不已，余沥难尽，或尿有热感，时轻时重，遇劳则发或加重者。

（六）典型医案

案 1. 汤某，女性，80 岁。尿频反复发作 1 个月，腰膝酸软，体倦乏力，纳尚可，大便调，面萎黄，舌淡红，齿痕，苔薄黄。尿常规：红细胞（+），白细胞（+++）。初诊：尿路感染。中医诊断：淋证，脾肾气虚，湿热瘀阻。杨霓芝教授认为患者年事已高，症已见腰膝酸软，体倦乏力，虽有尿频，此为本虚为主，若贸然以祛除湿热先行，势必病体不可挽及，病程必缠绵难愈，故治法应以扶正御邪为法，以防伤及正气，疾病延绵。治以健脾补肾，清利湿热为法。处方：党参 20g，白术 20g，陈皮 10g，黄芪 15g，杜仲 15g，鱼腥草 15g，荠菜 15g，女贞子 15g，石韦 15g，白茅根 15g，甘草 5g。7 剂。

二诊：经健脾益肾，清利湿热，精神好转，但见大便干结，舌苔根部黄，尿检红细胞（+）。证虽初定，但肾气仍虚，再当剿其余氛。上方加肉苁蓉 15g、何首乌 15g。

三诊：服上方 7 剂后，复查尿常规正常，诸症均已见退，神色亦振。守上方去荠菜、白茅根、鱼腥草，加黄精 15g，水煎服，每日 1 次。随访 4 个月，情况良好，尿检正常。

案 2. 郑某，女，34 岁，因"反复尿频 4 个月余"于 2016 年 3 月 30 日初诊。患者2015年11月出现尿频尿急,量中,无发热,无腰痛,在我院妇科就诊,查解脲支原体阳性,妇科彩超提示宫颈纳氏囊肿,盆腔少量积液,查尿常规提示尿潜血(+),白带阴道清洁度Ⅳ度,HPV DNA阴性,宫颈细胞学提示良性反应性(中度炎症)。予阿奇霉素治疗2周后查支原体阴性,尿频尿急未缓解。2015年12月30日妇科彩超:宫颈纳氏囊肿,双侧附件区未见明显占位病变,盆腔少量积液。尿常规:白细胞计数3个/μl,红细胞3个/μl。2016年3月14日尿常规:尿白细胞酯酶:(++),尿潜血(+),尿白细胞计数44个。2016年03月21日尿常规:尿白细胞酯酶:(+),尿白细胞计数18个。2016年03月28日尿常规:白细胞(+),蛋白质(++++),葡萄糖(+),尿白细胞计数18个。泌尿系彩超:左肾小囊肿。肾功能正常。末梢随机血糖:4.7mmol/L。现症见:尿频,无尿痛,夜晚甚,3~4次/晚,诉大便干结,3~4天1次,羊屎状,左侧腰部少许疼痛,口干,纳可,眠欠佳。舌质淡红,舌苔薄白,脉细。既往无其他病史。经带胎产史:月经正常,孕5产2,有剖宫产史。根据检查结果,诊断为泌尿道感染、衣原体感染。中医辨证为气阴两虚,湿热瘀阻证,治以益气养阴、清热利湿通淋。处方:女贞子15g、旱莲草15g、瞿麦15g、萹蓄15g、车前草15g、鱼腥草15g、贯众15g、金银花15g、白茅根15g、石韦10g、白芍15g、郁金15g、甘草5g。水煎服,日一剂。

二诊:患者查尿常规:白细胞(+),尿潜血(++),上皮细胞大量。尿细菌培养+药敏:无菌生长。肾功能:Cr 54μmol/L,肝功基本正常。2016年04月13日复诊,症见:精神可,尿频急热量少,无尿痛,夜晚甚,3~4次/晚,诉大便干结,3~4天1次,羊屎状,少许外阴瘙痒,分泌物无色量正常,口干,纳可,眠欠佳。舌淡红苔白,脉细滑。在原方基础上去掉金银花、石韦、白芍、郁金加黄精、白鲜皮、太子参、桃仁,以增强益气滋阴、除湿逐瘀之效。处方:女贞子15g、旱莲草15g、瞿麦15g、萹蓄15g、车前草15g、鱼腥草15g、贯众15g、黄精15g、白茅根15g、白鲜皮15g、太子参15g、桃仁5g、甘草5g。水煎服,日一剂。

三诊:2016年5月5日患者复诊。刻下症见:精神可,尿频急热量少,无尿痛,夜晚甚,3~4次/晚,诉大便干结,3~4天1次,羊屎状,少许外阴瘙痒,分泌物无色量正常,口干,纳可,眠欠佳。舌淡红苔白,脉细滑。末次月经2016年4月5日,周期正常。守上方去太子参,加黄芪15g。增强利水之效。

四诊:2016年7月6日尿常规(月经刚结束):上皮细胞中量。无菌生长。阴道分泌物:清洁度Ⅲ,线索细胞(+)。白细胞15~30/HP。中药处方:女贞子15g、萹蓄15g、贯众15g、白鲜皮15、甘草5g、旱莲草15g、车前草15g、黄精15g、黄芪15g、瞿麦15g、鱼腥草15g、白茅根15g、桃仁5g。水煎服,日一剂。

案3. 患者,张某,女,33岁,因"排尿不畅8年"于2016年12月14日初诊。患者于2008年因泌尿道感染后出现排尿不畅,尿淋沥不尽感,查尿蛋白波动于(+)~(++),尿潜血波动于(++)~(+++),后反复就诊服用中药,症状改善不明显。2016年11月18日尿白细胞(+),尿潜血(+++),尿蛋白(+),尿红细胞(+++),2016年12月1日Cr63μmol/L,UA381μmol/L,尿微量白蛋白/尿肌酐:32.7mg/mmol。现患者为求中医治疗来我院就诊,症见:精神可,易疲倦乏力,时有腰酸痛,排尿不畅,尿等待,淋沥不尽,纳眠可,2~3日一行,舌淡红,苔薄白,脉沉细。根据检查结果,诊断为泌尿道感染。中医辨证为脾肾亏虚、水湿瘀阻、气化不利证,治以补脾益肾,活血利水通淋。处方:黄芪15g、黄精15g、女贞子15g、旱莲草15g、丹参15g、泽兰15g、鱼腥草15g、荠菜15g、车前子15g、当归10g、乌药12g、甘草3g。水煎服,日一剂。

二诊:2016年12月28日,患者症见:精神可,易疲倦乏力,鼻塞,时有腰酸痛,排尿不畅,尿等待,淋沥不尽,纳眠可,大便干,2~3日一行,舌红,左侧溃疡,苔薄白,脉沉细。治疗上加用清热利尿药,处方:黄芪15g、黄精15g、女贞子15g、旱莲草15g、丹参15g、泽兰15g、鱼腥草15g、荠菜15g、车前子15g、当归10g、乌药12g、白茅根15g、贯众15g、甘草5g。水煎服,日一剂。

按语:尿路感染的病因病机总属本虚标实、虚实夹杂。杨霓芝教授认为,本病的发生发展主要责之于正虚邪实,以肾虚为本,膀胱湿热为标,湿热贯穿病程的始终,且与肝脾密切相关。标证是导致疾病发生或病情进展的重要因素。其病程迁延,"久病多虚","久病多瘀",虚与湿热瘀贯穿于本病过程的始终,也是导致该病缠绵难愈的重要因素。因此,在整个治疗过程中要注意清热利湿通淋,益气活血,疏肝解郁法的应用。由于尿路感染的特性,应用中医中药时须分清疾病所处的不同阶段:急性发作阶段重在清热利湿通淋,慢性稳定恢复阶段疏肝理气为主;脾肾虚衰甚者后需加大补脾益肾之力,有助于提高机体免疫力,尿路感染的恢复,防止其复发,并在一定程度上改善患者的临床症状。

结语:由于尿路感染迁延难愈。糖尿病、老年体虚、长期服用激素或免疫制剂的患者易患尿路感染,另外年轻女性患急性尿路感染后,机体抵抗力较弱者易反复发作而形成慢性尿路感染。而西医的治疗模式较单一,加之抗生素等药物的副作用较明显,使得尿路感染的治疗仍有突破的空间。多年来,杨霓芝教授利用辨病与辨证相结合的中医治法,发挥中医中药在治疗尿路感染和治疗并发症等方面的优势,重视"未病先防,既病防变,瘥后防复"的治病思想,为改善患者临床症状、提高患者生活质量等方面做出了较为突出的贡献。

(林　峰　彭汉郭　罗粤铭)

参考文献

［1］陈灏珠,林果为,王吉耀.实用内科学［M］.14版.北京:人民卫生出版社,2013.

［2］刘艳芳,郭云协,薛黎明.泌尿系感染的中医辨治体会［J］.光明中医,2016,31(18):
　　2720-2722.

［3］杨霓芝,刘旭生.泌尿科专病中医临床诊治［M］.北京:人民卫生出版社,2013.

［4］张树军.辨证分型治疗尿路感染疗效观察［J］.山西中医,2008,24(1):16.

［5］高文柱,沈澍农.中医必读百部名著·诸病源候论［M］.北京:华夏出版社,2008.

［6］孟繁韪.补肾通淋汤治疗慢性泌尿系感染65例临床观察［J］.齐齐哈尔医学院学报,
　　2010,31(20):3283.

［7］袁艳娟.益肾清利法治疗老年慢性泌尿系感染30例［J］.实用中医内科杂志,2010,24
　　(11):73-74.

［8］李亚娟,李红.温补肾阳法治疗尿路感染30例临床观察［J］.云南中医中药杂志,
　　2011,32(8):33.

［9］朱丹溪.丹溪心法［M］.沈阳:辽宁科学技术出版社,1997.

［10］王肯堂.证治准绳［M］.北京:人民卫生出版社,2001.

［11］赵建民.泌尿系感染患者采用八正散加减治疗的临床效果评估［J］.世界最新医学信
　　息文摘,2016,16(68):115-116.

［12］李明,邓跃毅,张春崧.六草清利汤治疗慢性尿路感染39例［J］.辽宁中医药大学学报,
　　2007,9(4):108-109.

［13］蔡雪映,刘瑛.苍柏洗液坐浴治疗难治性尿路感染43例临床观察［J］.北京中医,
　　2007,26(5):299-300.

［14］张介宾.景岳全书集要［M］.沈阳:辽宁科学技术出版社,2007.

［15］杨霓芝,刘旭生.泌尿科专病中医临床诊治［M］.北京:人民卫生出版社,2013.

［16］杨霓芝,毛炜.中西医结合肾脏病学研究新进展［M］.北京:人民卫生出版社,2017.

［17］戴思恭.秘传证治要诀及类方［M］.北京:中国中医药出版社,1998.

［18］刘完素.素问玄机原病式［M］.北京:人民卫生出版社,2005.

［19］韦芳宁,劳丽陶.杨霓芝教授治疗老年尿路感染经验临证拾零［J］.中国中西医结合
　　肾病杂志,2010,11(1):5-6.

第十一节　间质性肾炎

　　间质性肾炎(interstitial nephritis),又称肾小管间质性肾炎,是由各种原因引起的肾小管间质性急性或慢性损害的临床病理综合征。临床常分为急

性间质性肾炎(acute interstitial nephritis)、慢性间质性肾炎(chronic interstitial nephritis)。在中医文献中并未记载"间质性肾炎"这一病名,但根据其乏力倦怠、夜尿增多、食欲不振、体重下降、贫血、腰酸腰痛等常见主要症状,结合发病、症状、演变规律,常将其归入中医学"肾劳""肾风""虚劳""关格""癃闭""淋证""尿血""水肿"等范畴。

一、中医病因病机

(一) 急性间质性肾炎

1. 外感湿热、热毒或毒物为患 大多数学者认为本病系外感湿热毒邪、毒物所致。如白辉云认为急性间质性肾炎在中医上属"淋证""尿血""消渴"的范畴,当责之于湿热邪毒下注为患。如李鳌才认为急性间质性肾炎为药物过敏、感染或某些不明的原因致肾间质炎细胞浸润、小管退行性变的一类急性病变,属于中医学"水肿"范畴,当责之于湿热邪毒下注为患。其病由湿邪热毒浸淫,内归脏腑,肺失宣发,脾失健运,升降失调,三焦水道壅滞,肾不能化气行水,开合失度,湿邪热毒内停而成。孙元莹等认为急性间质性肾炎中医辨证大多为邪热浊毒壅滞于下焦,与瘀血相互搏结,正如《血证论》谓"血不利则为水","血行则水行"。周锦认为急性间质性肾炎中医辨证属"水肿"范畴。其病机为脾肾气虚,水湿瘀血互结所致。

2. 按温病卫气营血的规律传变,初期邪实为主,后期正虚为主 邪实指湿热、热毒壅盛,正虚为肾及脾胃之虚。黄春林等认为本病由感染引起者,大多表现为湿热蕴结;少数患者由于失治、误治,湿热稽留或毒物持续伤肾,则易耗气伤阴,可出现脾肾气阴两虚证,甚至导致肾衰。

(二) 慢性间质性肾炎

1. 肾虚为本,脾肾两伤 绝大多数学者持此观点。如陈智新等认为本病以肾虚为本,因劳损过度或久病失养使肾气亏耗,失其封藏固摄之权,故见夜尿增多、蛋白尿、神疲腰酸等共症。因人有禀赋不一,且气阴互根,肾气亏耗日久既可发展成肾阳不振,亦可造成肾阴亏虚,进而导致阴阳两虚。王国栋认为由于先天不足,肾气素亏,外邪屡犯,肾虚愈甚,每因劳累,引发淋证,是为劳淋,劳淋不已,终致脾肾受损。或由于长期服用某些药物或接触环境毒物,由于归经等原因,嗜伤肾脏,每使肾气耗绝,脾肾受损。王永均教授认为从慢性肾功能衰竭(CRF)代偿期发展至终末期,多数病例是从气虚、阴虚进入肾的气阴两虚,逐步发展成阴阳两虚的;有的则从肾气虚进入肾阳虚,然后阳损及阴而至阴阳两虚。其次,肾气之从阴从阳,司开司阖,与物质代谢的升降出入息息相关;肾虚,正气疲惫,升降出入受碍,必至水湿,痰瘀、浊毒留滞体内,造成因虚致实,虚中夹实的种种证候。

2. 瘀血、湿浊为标,虚中夹实 陈智新等认为本病血瘀为标,其机制为气虚鼓动血脉无力,血行迟涩或阴血衰少,血脉不充,亦可使脉道涩滞,血行不畅,故出现血瘀之证为之标实。王国栋认为本病以虚损为主,同时兼有外邪、水湿及瘀血,呈虚中夹实之证。杜兰屏等认为本病的中医辨证多为脾肾两虚型多见,脾虚则气血生化乏源,水湿运化失司;肾虚则不能生化精血,气化功能障碍,水液代谢失常,由此湿浊内蕴,日久气机不畅,血行受阻,气滞血瘀,瘀阻络脉。

3. 结合西医辨病认识本病病机特点 黄春林认为本病由感染引起者,若合并有感染者,多表现为湿热蕴结;若由急性间质性肾炎转化而来者,若合并有高血压者常表现为阴虚火旺;兼有贫血者往往表现为气血两虚;迁延日久,出现肾功能不全者,早期可表现为脾肾气虚,后期多为脾肾阳衰,湿浊瘀阻。王耀献教授提出肾纤维化的病因病机为肾络癥瘕聚散理论,肾脏在聚散失衡的状态下,产生气滞、湿热、血瘀等病理产物,阻滞脉络,损伤正气,日久形成微型癥瘕,并造成正气的耗竭。王永均教授提出肾纤维化的病理形态学改变,包括细胞外基质积聚、球囊粘连、血管祥闭塞、肾瘢痕形成等,均是发生于肾脏的微癥积。

二、中医各家学说

关于"肾风",《素问·水热穴论》曰:"勇而劳甚则肾汗出,肾汗出逢于风,内不得入于脏腑,外不得越于皮肤,客于玄府,行于皮里,传为胕肿。本之于肾,名曰风水"。说明肾风病因主要有风邪扰肾和正气不足两个方面。

关于"虚劳",《理虚元鉴·虚证有六因》将虚劳病因分为六种,即先天之因、后天之因、痘疹及病后之因、外感之因、境遇之因、医药之因。幼年患虚劳者,多以先天为主因,因虚而致病;成年以后患虚劳者,多为后天失养,劳伤过度,久病体虚成劳。

而对于"水肿",《黄帝内经》中有大量阐释,认为其主要与风湿等外邪侵袭致水液代谢失调有关,而水液代谢失调主要与肺、脾、肾、三焦关系密切,肺、脾、肾功能失调则易致水液代谢障碍,水液停留而引起水肿。《素问·水热穴论》指出"肾者牝脏也,地气上者属于肾,而生水液也。故曰至阴。勇而劳甚则肾汗出,肾汗出逢于风,内不得入于脏腑,外不得越于皮肤,客于玄府,行于皮里,传为胕肿"。"诸湿肿满,皆属于脾。"《诸病源候论》所说"水病者,由脾肾虚故也"。《景岳全书·肿胀》云"凡水肿等症,乃肺脾肾三脏相干之病,盖水为至阴,故其本在肾水化于气,故其标在肺,水惟畏土,故其制在脾,今肺虚则气不化精而化水,脾虚而土不制水而反克,肾虚则水无所主而妄行。"认为本病虽与肺、脾、肾有关,但其本在肾。《金匮要略·水气病脉证并治》曰"血不利则为水",血水同源,血能病水,水亦能病血。晚清唐宗海在《血证论》中云"瘀血化水亦发水肿,是血病而兼水也。"瘀血凝滞,损伤三焦水道,往往可使水肿顽固不愈。由此可见,瘀血阻滞是水肿发生的重要病机之一。

而关于慢性间质性肾炎病因病机,后世诸医家又颇多阐述,究其病因主要为先天不足,后天失养或烦劳过度,损伤正气,或久病失治、误治,引起脏腑气血、阴阳不足,尤其是脾肾亏虚而致水毒内蕴,浊邪壅塞三焦,阻遏气机,日久湿浊、瘀血、浊毒、水邪、痰饮内聚,出现体内代谢产物的蓄积,水、电解质、酸碱平衡及内分泌功能失调的证候。病理性质属本虚标实证,其中常以脏腑、气血虚为本,痰、瘀、热、湿为标。本病病位主要在下焦、肾,但与肺、脾、肝、心四脏亦有密切关系。疾病初期多病在脾肾两脏。因脾肾为先后天之本,五脏有相互资生和制约的整体关系,在病理情况下可相互影响转化,即《难经》"上损及下,下损及上"的论点,所以脾肾虚损日久,累及全身脏腑组织失养,病涉五脏和胃肠、膀胱以及包括骨、脉、脑等奇恒之腑在内的各个脏腑,终致五脏俱败,阴阳离绝。在不同证类及疾病不同阶段,病位可有所不同。由于阴阳互根,脾肾气虚或脾肾阳虚必然要阳损及阴,形成气阴两虚或阴阳两虚的局面。

三、中医治则治法

"肾劳""肾风""虚劳""关格""癃闭""水肿",此等病种,治则当以通补结合为宜。因邪气所伤导致壅塞不畅,宜用"通"法;因脏腑虚损,气血阴阳虚亏,宜用"补"法。

用药之机,常须开阖相济,补肾之法,每须通补互施。补法有补阴、补阳、益气、养血、健脾、益肾等法,调整脏腑阴阳气血之不足以治本。通法有通阳、利水、行气、活血、化瘀、解毒、化痰、利湿、通腑等法,祛除水毒痰瘀邪火湿热以治标。

通往古今,调治气血为最重要一环,以益气活血通络为法,补益脏腑虚损为治其本,疏通血脉以治其标,虚实兼治标本兼顾。

如《临证指南医案·诸痛》提出"今观各门痛证诸案,良法尽多,难以概叙。若撮其大旨,则补泻寒温,惟用辛润宣通,不用酸寒敛涩以留邪。此已切中病情,然其独得之奇,尤在乎治络一法。盖久痛必入于络,络中气血,虚实寒热,稍有留邪,皆能致痛。"

关于水肿的治法,古代医家有大量的论述。《素问·汤液醪醴论》中提到治疗"水肿"以"去宛陈莝","宛陈则除之者,去恶血也"。《素问·针解》包括了活血祛瘀生新之法。历代均认为水肿病与血瘀有关,《金匮要略·水气病脉证并治》指出:"血不利则为水"。血瘀阻络,肾脉瘀滞是本病缠绵难愈的重要因素,贯穿于本病的始终。

明代张介宾《景岳全书·肿胀》提出"凡水肿等证,乃肺、脾、肾三脏相干之病,盖水为至阴,故其本在肾;水化于气,故其标在肺;水惟畏土,故其制在脾。今肺虚则气不化精而化水,脾虚则土不制水而反克,肾虚则水无所主而妄行。""精血皆化为水,多数虚败,治宜温补脾肾,此正法也。"指出温补脾肾是治疗水肿的正法。明代杨仁斋《仁斋直指方·虚肿方论》创用活血利水法治疗瘀血水肿。《证治汇补》归纳了前人治疗水肿的方法,提出"治水之法,行其所无事,随表里寒热上下,因其势而利导之,故宜汗、宜下、宜渗、宜清、宜燥、宜温,六者之中变化莫拘"。

清代唐宗海在《血证论·阴阳水火气血论》云"瘀血化水,亦发水肿,是血病而兼水也",指出血与水本不相离,水能病血,血能病水,不论什么原因,一但气滞血瘀形成,必致经脉壅塞,水道不利,瘀水互结,溢于肌肤而发水肿,并提出了活血化瘀治疗水肿的方法。

《黄帝内经》云:"阴虚则内热。"诸内热深伏,则继而煎熬血液,血液者,以脉为腑,行于脉中,倘经浓炼质稠则而流动迟缓,久则血脉行迟而留瘀。此意即《医林改错》所言:"血受热则煎熬成块。"血行不畅即是瘀,血瘀使脏腑组织失于濡润,水气乘虚侵之,则为胀为肿。故对于阴虚水肿的治法当行育阴利水消肿法。

现代中医研究普遍认为,间质性肾炎有急性、慢性之分,致病原因和临床表现各有不同,所以治疗应区分急性、慢性,并根据临床表现和疾病的不同阶段进行辨证论治。

急性间质性肾炎一般初期以邪实为多见,病之后期邪退正衰,故初期治以攻邪,以清热解毒,凉血止血,通腑泄浊,清热利湿为主;后期治以补虚,以滋阴降火,健脾补肾,益气养血为要。根据具体情况,灵活立法。注意攻伐之剂不宜过度,以防伤正;补益之品不宜过早,以免留邪。

慢性间质性肾炎病因复杂,但初期湿热毒邪较盛,有湿、热、毒之偏盛不同;后期有气阴两伤,肾精亏损,肝血不足,脾胃虚弱之异,病情久延尚可致脾肾衰惫。故早期宜清热利湿解毒,中、晚期宜补虚,以滋阴益肾,调理脾胃为先,亦可寓补于攻,以防伤正。

四、西医学诊治

间质性肾炎,又称肾小管间质性肾炎,是由各种原因引起的肾小管间质急慢性损害的临床病理综合征。临床常分为急性间质性肾炎、慢性间质性肾炎。急性间质性肾炎以多种原因导致短时间内发生肾间质炎性细胞浸润、间质水肿、肾小管不同程度受损伴肾功能不全为特点,临床表现可轻可重,大多数病例均有明确的病因,去除病因、及时治疗,疾病可痊愈或使病情得到不同程度的逆转。慢性间质性肾炎病理表现以肾间质纤维化、间质单个核细胞浸润和肾小管萎缩为主要特征。

(一)临床表现

1. 急性间质性肾炎 急性间质性肾炎因其病因不同,临床表现各异,无特异性。主要突出表现为少尿性或非少尿性急性肾功能不全,可伴有疲乏无力、发热及关节痛等非特异性表现。肾小管功能损失可出现低比重及低渗透压尿、肾小管性蛋白尿及水、电解质和酸碱平衡紊乱,部分患者表现为范科尼(Fanconi)综合征。

2. 慢性间质性肾炎 慢性间质性肾炎常为隐匿、慢性或急性起病,因肾间质慢性炎症改变,主要为纤维化组织增生,肾小管萎缩,故常有其共同临床表现。

(二)诊断

感染或药物应用史、临床表现、一些实验室及影像学检查有助于诊断,但肾脏病理仍然是诊断间质性肾炎的金标准。

临床出现不明原因的急性肾功能不全时要考虑急性间质性肾炎可能。具有下列临床特征者应考虑慢性间质性肾炎:①存在导致慢性间质性肾炎的诱因,如长期服用止痛剂、慢性尿路梗阻等,或有慢性间质性肾炎家族史;②临床表现有小管功能障碍,如烦渴、多尿、夜尿增多、肾小管性酸中毒等,或肾功能不全但无高血压、无高尿酸血症等;③尿液检查表现为严重小管功能受损。少量小分子蛋白尿(<2.0g/24h)、尿 RBP、溶菌酶、尿 β_2-微球蛋白、NAG 升高,可有糖尿、氨基酸尿。慢性间质性肾炎还须根据病史和临床病理特征进一步明确病因。

(三)治疗

1. 急性间质性肾炎

(1) 一般治疗:去除病因,控制感染、及时停用致敏药物、处理原发病是间质性肾炎治疗的第一步。

（2）对症支持治疗：在去除病因的同时应该给予对症支持治疗，如维持水、电解质平衡、纠正代谢性酸中毒，对急性肾功能不全的患者应注意调节血容量以保证足够的尿量，同时避免水负荷过多。此外还应注意防治其他并发症等。具有透析指征患者，临床应及时行血液净化治疗，急性间质性肾炎可选用连续性血液净化治疗。进入尿毒症期者，如条件允许，可行肾移植治疗。

（3）激素治疗：急性间质性肾炎激素治疗一般采用 0.5~1.0mg/(kg·d) 口服在 4~6 周内减量直至停用。少数报道甲泼尼龙冲击疗法有效，剂量为 0.5~1.0g/d，静脉滴注，使用 3~5 天。

（4）免疫抑制剂治疗：急性间质性肾炎一般无需使用免疫抑制剂，也有报道认为，若激素治疗 2~3 周仍无效，可考虑加用免疫抑制剂，如环磷酰胺（CTX）或环孢素，但无论有效与否时间均不宜过长。

（5）血浆置换：在部分抗肾小管基膜抗体阳性（免疫荧光检查示 IgG 沿肾小管基膜呈线样沉积）的患者中，以及自身免疫病引起的急性间质性肾炎（如狼疮性间质性肾炎）中，血浆置换可能是一个有效的方法，但其有效性有待更多的证据证实。

2. 慢性间质性肾炎

（1）首先应当强调早预防、早诊断、早治疗，再者是重视病因治疗与对症治疗相结合，尽量做到控制和去除病因。对感染性或系统性疾病累及肾脏者，应当及时积极治疗原发性疾病，防止肾间质病变迁延不愈或发展；严格掌握临床用药指征，避免滥用中西药物，避免用药过量及用药疗程过长，以防药物性发生间质性肾炎。

（2）在病因治疗方面，需强调积极控制感染、及时解除尿路梗阻及反流、停止肾毒性药物（镇痛药、关木通等）的应用、对累及肾脏的系统性疾病积极进行治疗等。

（3）对症治疗：首先需注意纠正水、电解质和酸碱平衡紊乱，包括水钠潴留、容量不足、代谢性酸中毒、低钾血症或高钾血症等。

（4）对出现慢性肾衰的患者，应当按慢性肾衰治疗原则进行处理，积极治疗贫血、高血压、肾性骨病、心血管病、感染等并发症。对晚期慢性肾衰（尿毒症）患者，需及时进行治疗替代（透析和肾移植）。

五、杨霓芝教授学术思想

（一）认识病因病机

中医学并无"间质性肾炎"病名，根据其临床表现特征及发生发展过程可分别归属于中医学的肾风、虚劳、关格、癃闭等范畴。

经过多年的临床实践,杨霓芝教授认为间质性肾炎的基本病因包括内因及外因,内因多属禀赋不足,素体虚弱;外因多与感受外邪有关。外邪侵袭是其主要诱发因素,外感之邪伤及脏腑,以致肺、脾、肾三脏功能失调,而大多数患者又常因外感而使疾病反复或加重。病情日久,耗伤人体正气,气虚运血无力,使正气愈虚,邪气愈盛,瘀血内结,病程迁延难愈,日久可发为癃闭、关格、肾衰等病。

《素问·水热穴论》曰"勇而劳甚则肾汗出,肾汗出逢于风,内不得入于脏腑,外不得越于皮肤,客于玄府,行于皮里,传为胕肿。本之于肾,名曰风水。"杨霓芝教授认为肾风主要有风邪扰肾和正气不足两个方面,而文中所说的"勇而劳甚"和"肾汗出",说明由于过度劳累,导致人体正气受损,"逢于风"则说明机体受到了风邪的入侵。

虚劳病因不外乎有先天、后天、外感、医药等之因。先天之因,主要责之父母精血不旺,根蒂先有亏虚气质怯弱,所以生后易多病,出现虚劳。后天之因如饮食失节、七情内伤、酒色过度、劳倦而导致的机体损伤,多属精气神受损,日久便成虚劳。外感之因,主要是感受外邪,伤风不醒,或久咳不已,元气素虚,不能祛邪外出,以致肺经伏热,则水精不布,便成水肿。医药所致,大多数由于错误用药,使正气一伤再伤,病情由轻变重。

《灵枢·脉度》曰:"邪在腑则阳脉不和,阳脉不和则气留之,气留之则阳气盛矣。阳气太盛,则阴脉不利,阴脉不利则血留之,血留之则阴气盛矣。阴气太盛则阳气不能荣也,故曰关。阳气太盛,则阴气弗能荣也,故曰格。阴阳俱盛,不得相荣,故曰关格。"又《灵枢·终始》曰"人迎与脉口俱盛三倍以上,命曰阴阳俱溢,如是者不开,则血脉闭塞,气无所行,流淫于中,五脏内伤。"由此不难看出,"关格"的病因主要是外邪,而且主要是阴邪。阳热之邪侵入人体,沿经脉由阳而阴,由腑而脏,内外充斥,消烁津液精血,终将导致阴阳离绝之危象。

《素问·宣明五气》说"膀胱不利为癃",癃闭的病因病机,说明由于各种因素而引起膀胱功能障碍后就有可能出现排尿困难。后世诸家又颇多阐述,究其要不外虚实两大类,虚者以脏腑功能失调而致水道疏泄受阻,实者以槁血败精阻塞水道造成癃闭。

(二) 中医辨证与辨病治疗

杨霓芝教授在临床上注重辨证与辨病的密切结合,提倡辨证必须先识病,在识病的基础上运用辨证论治的方法确立疾病的证型,分清病性的虚实,以指导临床治疗。杨霓芝教授亦说到：辨病治疗也是中医固有的一种治疗方法，这种方法起源于《黄帝内经》，创立于《伤寒杂病论》，清代徐大椿明确指出"欲治病者，必先识病之名。能识病名，而后求其病之所由生；知其所由生，又当辨其生之因各不同而病状所由异，然后考其治之之法。一病必有主方，一方必有主药"，充分说明辨病治疗的重要性。

杨霓芝教授在长期临床实践中，提出了"气血之要，古今脉承；气虚血瘀，肾病之由"的肾脏病治疗学术思想，认识到气虚血瘀是肾脏病发生发展的重要因素，倡导"益气活血法"作为指导治疗慢性间质性肾炎的重要方法。正如《读医随笔·虚实补泻论》曰"病久气血推行不利，血络之中，必有瘀，故使病气缠延不去"。瘀血阻滞肾脉，血不循经，水液不行，必发水肿、血尿、蛋白尿等症。慢性间质性肾炎久治不愈，更见面色晦滞，女子经闭，舌紫黯瘀斑等瘀血之象。故，"久病入络"，"久病多瘀"，在治疗中既要注重补气，也要注重活血化瘀，立足于气虚血瘀。同时兼顾湿热、湿浊、外感、邪毒等兼夹之证，平衡气血阴阳，常用药物配伍如黄芪、党参、桃仁、红花、丹参等。

在"益气活血法"的基本诊治大法下，兼顾行气利水、泄浊濁毒（配合灌肠）、滋阴养血、温补脾肾，力求调整机体气血阴阳之平衡。

1. 益气活血清湿热法 湿热是慢性间质性肾炎的一个重要因素。治宜在益气活血法的基础上，注重清热。杨霓芝教授常用益气活血清热法为基本治法，基本方药：黄芪、丹参、郁金、川写、当归、三七、白花蛇舌草、生地、决明子、蒲公英、莲子、茜草、旱莲草、鱼腥草等。诸药共用，补益正气，活血祛瘀，清热降火，兼顾标本，顾及血瘀、火热、湿热等多种病理因素。

2. 益气活血利湿法 以水肿为表现的慢性间质性肾炎，即是因虚致瘀，气虚血瘀则气机受阻，脾失健运、气化功能受损，水津输布失调则聚而成湿，或停而为饮，形成气虚血瘀兼挟水湿等病证，水饮内停，则气虚血瘀之证难以纠正。黄芪和三七分别是益气健脾法和活血化瘀法的代表中药，二药配伍是益气活血法的代表。而水肿较甚，在益气活血基础上侧重利湿消肿之品，重用薏苡仁、茯苓皮、泽兰、土茯苓、泽泻等。并在主方不变的前提下，酌加某些适合证候之药。如水肿伴咳嗽，可加紫菀、桑白皮之属以宣肃肺气；血尿多者加旱莲草、茜草以凉血止血；表证发热，选加荆芥、防风、鱼腥草、蒲公英之属；血压偏高者加钩藤，川牛膝、决明子之属。

3. 益气活血蠲毒法 经过多年经验的积累，杨霓芝教授对已进展至慢性肾衰竭的慢性间质性肾炎，提出中医一体化治疗方案，，即口服中药汤剂，配合中药保留灌肠、皮肤熏蒸、沐足等综合疗法。杨霓芝教授采用自拟三芪口服液联合尿毒康颗粒益气活血,利水泄浊排毒。灌肠方之结肠透析Ⅰ号方;生大黄30g、牡蛎30g、蒲公英30g、益母草30g,有阴凝征象者,给予结肠透析Ⅱ号方,即在Ⅰ号方中加附子30g。灌肠方中重用生大黄,生大黄不仅具有泻下作用,而且还可以抑制肠道内尿素的合成,抑制肾小球系膜细胞的增生;纠正残余肾的高代谢异常,调整免疫功能,防止肾组织的进一步损伤并延缓肾衰竭的进展;并能刺激和促进肠蠕动,改善肠壁血液循环,使肠道分泌物增加,促进代谢产物从肠道排泄,是中医治疗慢性肾衰最有效的药物之一。灌肠方浓煎成200ml,待温,以50~80滴/分的速度保留灌肠,内外兼治,疗效显著。

杨霓芝教授认为,中医辨证需讲究天人合一,三因制宜,不同时间、不同地点、不同的人,即使有相同或近似的症状,都有可能病因有所不同。慢性间质性肾炎的治疗也因人、因病情而异。如脾胃气虚兼痰阻气滞者予香砂六君子汤,肾阳虚者予济生肾气汤,脾阳虚者予实脾饮加减,肾阴虚水停者予六味地黄汤,阴虚水停而兼有内热者予猪苓汤,湿重于热者予大橘皮汤,三焦湿热弥漫、湿热并重者予杏仁滑石汤,湿热弥漫三焦、湿重于热者予三仁汤,血瘀水停证予加味当归芍药散加减。

杨霓芝教授临床精于辨证,认为辨证论治是中医的精髓,强调症证结合,然而,中医辨证治疗具有很大的优越性,但也有其局限之处。辨证论治毕竟受历史条件的局限,存在着不足之处,应借助于现代科学之诊断手段,中医辨证与西医辨病相结合,才会大大开阔诊治的思路。从医40余载,杨霓芝教授通过反复摸索与探讨,终于在慢性间质性肾炎的中西医结合治疗上找准了结合点和中医切入点,取长补短,提高疗效。主张中西医双重诊断、提倡中西医有机结合,弥补了单纯中医辨证和西医辨病之不足,提倡辨证必须先识病,在识病的基础上运用辨证论治的方法确立疾病的证型,分清病性的虚实,指导临床治疗,为中药发挥疗效赢得时间,相辅相成,相得益彰。

（三）中医切入点

中医辨证与西医辨病相结合,拓宽诊治的思路,这是时代赋予中医的新的意义。加强治疗效果,减轻西医治疗过程中的副作用,延缓肾功能恶化,是对于间质性肾炎治疗过程中的切入点。

对于急性间质性肾炎,在使用激素过程中,杨霓芝教授认为随着激素剂量的变化"首剂量—减量—维持量—停用",机体相应出现"阴虚—气阴两虚—阳虚—阴阳两虚"的病理改变,即初期大剂量激素治疗阶段应配合中医滋阴降火,清热解毒,处方以六味地黄汤加减。激素减量过程中,由于患者阳气渐弱,疾病易出现反复,临床上常表现为气阴两虚症状,治疗上要注重养阴益气,方用参芪地黄汤加减,佐以活血化瘀药,以利于病情好转;激素维持至停用阶段,病情相对稳定,此时用药重点在于巩固疗效,防止肾功能的进一步恶化。急性间质性肾炎急性期过后,常出现气虚血瘀,脾肾两虚,气阴两伤的主证,中医治疗可运用健脾益肾、益气养血等中药扶正为主,促使病情早日恢复,可使体质迅速康复,肾脏病理改变得以逐步修复。证型主要为气虚血瘀,治疗上要注重补益脾肾之气,兼活血化瘀,补后天之虚土以养先天之不足,养气活血并行,可选用四君子汤合桃红四物汤加减。可使体质迅速康复,肾脏病理改变得以逐步修复。在临床运用中激素配合中药服用,可明显提高激素疗效,并减轻或避免其副作用的产生,增加患者依从性,这是中医独特的优势。

对于慢性间质性肾炎,中西医结合治疗效果颇著,也是近年引起重视和研究的课题。西医强调病因治疗,纠正水、电解质及酸碱平衡,对维持内环境平衡起重要作用,但疗效难以持久;中药重在整体调节,扶正祛邪,或祛邪安正,或攻补兼施,作用缓慢而持久,对恢复和改善肾小管功能的作用已受到人们的重视,且副反应小,可长期服用。若将两者有机地结合起来,则可取长补短,充分发挥各自的优势,进一步提高疗效。杨霓芝教授认为慢性间质性肾炎的主要证型为气虚血瘀,后期兼夹湿毒内蕴。治疗上注重补益脾肾之气,活血化瘀,兼利湿蠲毒。杨霓芝教授认为中医中药可以通过大补元气、脾肾双补的方法,扶助机体的正气,可以明显改善患者的症状,提高机体免疫力,多采用补气法,使肾气、肾阳得升,脾胃得健,吸收更多的水谷精微,从而改善患者的低蛋白血症。

(四) 中医入药思路特点

杨霓芝教授认为慢性间质性肾炎患者病程长,病情迁延难愈,久病多虚,久病多瘀,慢性间质性肾炎以肺、脾、肾三脏虚损为主,脾虚运化失常则湿浊内生,肾虚气化失常则水湿内生,肺虚不能通调水道水液内停。水湿湿浊之邪日久则气血运行不畅,血行瘀滞则为瘀血,为所有慢性间质性肾炎共同具有的病机。因此杨霓芝教授在慢性间质性肾炎的治疗过程中,提出"益气、活血、化痰"的治法。

通过总结杨霓芝教授治疗慢性间质性肾炎的用药特点,以蛋白尿为主要表现者,以补阴药如旱莲草、女贞子为核心药物,《本草备要》中记载,女贞子"益肝肾,安五脏,强腰膝,明耳目,乌须发,补风虚,除百病"。《本草正义》言墨旱莲"入肾补阴而生长毛发"。《医方集解》:"二至丸,补腰膝,壮筋骨,强阴肾,乌髭发。"杨霓芝教授常用二至丸加减来治疗慢性间质性肾炎进展至慢性肾脏疾病,疗效可观。而以下肢水肿主要表现者及进展至慢性肾衰竭患者,因"久病多瘀,久病入络",其核心药物主要为黄芪、泽兰、丹参、桃仁等。其中黄芪具有补气健脾、益卫固表、利水消肿之功,为治疗气虚水肿之要药。瘀血证候由水肿日久,由气及血而致,也有离经之血酿成者,"血不利则为水",水肿和瘀血相互为患,导致病情持续发展。《本草纲目》言:"泽兰走血分,故能治水肿。"其对瘀血阻滞、水瘀互结之水肿尤为适宜。桃仁善泄血滞,祛瘀力强,为治疗瘀血阻滞病证的常用药,因其"散而不收,泻而无补。过用之及用之不得其当,能使血下行不止,损伤真阴",故杨霓芝教授对桃仁的用量十分慎重,常用5g,以达活血而不伤血、润肠通便的目的。丹参具有活血祛瘀、凉血消痈之功,且能改善血流,降低血液黏度,抑制血小板聚集和凝血,同时具有改善肾功能、保护缺血性肾损伤的作用。

此外,甘草作为"和中益气,补虚解毒"之要药,具有补脾益气、清热解毒、调和诸药之功,能"助参芪成气虚之功",但由于长时间大剂量服用甘草可能导致水钠潴留,引起水肿,因此杨霓芝教授多用小剂量(3~5g)以发挥其调和药性的作用。

(五)预防调护

慢性间质性肾炎病情迁延难愈,根据"三分治疗七分养"的原则,杨霓芝教授认为日常调护尤为重要,应注意适当休息,防外感,控制饮食,慎用药物,精神调养。因本病久病多虚,日常中应注意适当休息,勿妄劳作,否则肾气疲惫而致不治。外邪是间质性肾炎加重的主要诱因,平时务必注意适寒暑,防外感,一旦有感染应尽早治疗。间质性肾炎久病,脾肾俱虚,饮食不节常致脾失运化,肾不能分清降浊,而致浊毒内阻,加重肾损害,故应注意饮食控制,勿乱用药物,少食盐,低蛋白。辛辣香燥易助热伤阴,高脂、高蛋白饮食易助生湿热。肾炎病程较长,且常反复,应注意保持心情平静,百病皆生于气,如情志不畅,气机逆乱常致肾炎难愈,甚至变生他病。

常用日常调护:

1. 间质性肾炎应该多漱口,多喝水并且在饮食方面要给予易消化的高热量、高蛋白、清淡的半流质食物。

2. 指导间质性肾炎患者识别并及时报告体温异常的早期体征和表现,体温超过38.5℃时应该给予物理降温,慎用药物降温,因为退热制剂易致敏而加重病情,物理降温后半个小时后应该测量体温,并记录。

3. 中老年人如果患有间质性肾炎常会感到双腿酸软、小便频繁、腰酸背胀、精神不振等,一般是因为肾脏发生了病变,对胡椒、花椒、浓茶、浓咖啡等刺激性食物应该禁用。饮食以滋补为主,如山药、土豆、蛋类、甲鱼、栗子、木耳等。

4. 水肿患者必须要低盐饮食。尿量少或水肿时,除服药外,可选用一些具有利水作用的食物。如冬瓜止渴、利小便、主治小腹水胀。冬瓜皮煎汤代茶具有利水消肿作用。丝瓜有利尿消肿、凉血解毒的作用。

5. 间质性肾炎患者出汗后要更注意保暖,及时更换衣被。

常用食疗方

1. 玉米须煲白鲫鱼汤 15g 玉米须,白鲫鱼一条约 250g,加水 500ml,水煮半小时,吃鱼肉补充蛋白质,喝汤利尿化湿,用于间质性肾炎水肿明显,营养不良明显者。

2. 冬虫夏草地骨皮炖水鸭汤 冬虫夏草 3~5 根,地骨皮 10g,水鸭半只,加水 200ml,隔水炖 1 小时,吃鸭肉补充蛋白质,喝汤补肾滋阴,用于间质性肾炎气阴两虚者。

3. 西洋参三七炖瘦肉汤 西洋参 3~5g,三七 5g,瘦肉 100g,加水 200ml,隔水炖 1 小时,吃瘦肉补充蛋白质,喝汤益气活血,用于间质性肾炎中后期,气虚血瘀者。

(六) 典型医案

案. 患者王某,女,52 岁,因"反复周身乏力、纳差 1 年余,加重半月"于 2015 年 3 月 16 日初诊。患者诉 4 年前因胆囊炎自行服龙胆泻肝丸(每日 2 丸)。1 年前开始出现周身乏力、伴有纳差,间有下肢水肿等症,于当地医院诊为"慢性肾衰竭"。予降肌酐、尿素氮,降压等治疗,病情尚平稳,近半月来,患者因劳累后自觉乏力加重,并出现双下肢水肿,为求进一步系统诊治来我院就诊。症见:周身乏力,腰膝酸软,畏寒肢冷,双下肢水肿,脘腹胀闷,食少纳呆,小便短少,便少不爽。查体:面色淡白,双眼睑结膜苍白,心肺听诊未闻及异常,双下肢指压痕,舌黯淡胖,苔白,脉沉涩。辅助检查:血常规:Hb 73g/L,尿液常规:PRO(+++),红细胞 3~5/HP,颗粒管型 1~2/HP,肾功能:BUN 17.5mmol/L,Crea 396μmol/L,CO_2 16mmol/L。既往慢性胆囊炎病史,时有右上腹部疼痛,否认高血压、糖尿病、肝炎等病史。根据临床表现及实验室检查,诊断"慢性肾衰竭""慢性间质性肾炎"。中医辨证为脾肾气虚,湿浊瘀阻。治法:补肾健脾,利湿化浊活血为法。处方:黄芪 20g、山萸萸 10g、菟丝子 20g、党参 15g、茯苓皮 20g、丹参 15g、泽泻 15g、石韦 15g、桃仁 5g、女贞子 20g、旱莲草 20g、甘草 5g。水煎服,日一剂。

二诊:2015 年 3 月 24 日复诊,患者诉乏力症状减轻,小便增加,下肢水肿减轻,仍感胃纳欠佳,间有浮肿,舌质淡胖,苔白,脉沉细。原方基础上,加藿香 15g,佩兰 15g,砂仁 10g。每日一剂,水煎服。

三诊：2015 年 4 月 15 日来复诊，患者自诉乏力症状明显减轻，尿量增加，下肢未见水肿，食欲尚可。查体：双下肢未见明显水肿，舌质淡胖，苔白，脉沉细。复查血常规 Hb 89g/L，肾功能示 BUN 12.8mmol/L，Crea 316μmol/L，尿液常规示 PRO(++)。继服前方 1 个月，患者病情稳定，定期门诊复诊，规律服用药物。

按语：慢性间质性肾炎的病因病机总属本虚标实、虚实夹杂。杨霓芝教授认为，本病的正虚邪实是慢性间质性肾炎的关键病机，其中以肺、脾、肾三脏亏虚为主，湿热、瘀血、水湿等实邪为标，标证是导致疾病发生或病情进展的重要因素。其病程迁延，"久病多虚"，"久病多瘀"，虚与瘀贯穿于本病过程的始终，也是导致该病缠绵难愈的重要因素。因此，在整个治疗过程中要注意益气活血法的应用。

结语：由于间质性肾炎的发病机制复杂，并发症多，病程可快速进展，而西药治疗，如予激素、免疫抑制剂及细胞毒类等药物的副作用较明显，使得间质性肾炎的治疗未突破实质性进展，甚至导致病情加重。多年来，杨霓芝教授利用辨病与辨证相结合的中医治法，发挥中医中药在治疗间质性肾炎、减轻激素副作用和治疗并发症等方面的优势，根据"三分治疗七分养"的原则，为改善患者临床症状、提高患者生活质量等方面做出了较为突出的贡献。

（何小萍 吴光付）

参考文献

［1］白辉云．中西医结合治疗急性间质性肾炎的疗效观察［J］.遵义医学院学报,2011,34（4）:415-416.

［2］李鳌才．妙六散治疗急性间质性肾炎 28 例［J］.中国中医急症,2005,14（4）:359.

［3］孙元莹,李志军,王今达,等."神农 33"治疗急性间质性肾炎合并急性肾衰 45 例［J］.浙江中西医结合杂志,2007,17（1）:3-5.

［4］周锦．中西医结合治疗特发性急性间质性肾炎 1 例报道［J］.中国中西医结合肾病杂志,2003,4（6）:313.

［5］黄春林,杨霓芝．心肾疾病临证证治［M］.广州:广东人民出版社,2000.

［6］陈智新,李世宏．补肾活血化瘀法治疗肾小管功能损害 30 例［J］.中医杂志,1996（7）:426-427,388.

［7］时振声．时氏中医肾脏病学［M］.北京:中国医药科技出版社,1997.

［8］王永均．治疗慢性肾功能衰竭实践和体会［J］.浙江中医学院学报,2003,27（2）:1-4.

［9］杜兰屏,陈以平,张春嵩,等．金蝉补肾汤治疗慢性间质性肾炎的临床观察［J］.中国中西医结合肾病杂志,2007,8（4）:214-216.

［10］王耀献，刘尚建，付天昊，等．肾络微型癥瘕三态论探析［J］.北京中医药大学学报（中医临床版），2010，17（3）：17-18.

［11］杨金荠，田代华．丹溪学说中的阴虚体质思想［J］.山东中医学院学报，1992（03）：27-30.

［12］Baker R J, Pusey C D. The changing profile of acute tubulointerstitial nephritis.［J］. Nephrology, dialysis, transplantation：official publication of the European Dialysis and Transplant Association - European Renal Association, 2004, 19（1）：8.

［13］Mehandru S, Goel A. Self Assessment Questions：A reversible cause of acute renal failure［J］. Postgraduate Medical Journal, 2001, 7（909）：478

［14］杨振汉．健脾益肾活血泄浊法治疗慢性肾脏病的疗效临床观察［J］.国际医药卫生导报，2012，18（15）：2264-2266.

［15］杨金荠，田代华．丹溪学说中的阴虚体质思想［J］.山东中医学院学报，1992（3）：27-30.

［16］钟丹，杨霓芝．杨霓芝教授运用益气活血法治疗慢性肾脏病的经验［J］.中国中西医结合肾病杂志，2005，6（11）：10-11.

［17］蔡广研．糖皮质激素治疗肾脏疾病临床经验［J］.中国实用内科杂志，2013，33（10）：771-774.

第十二节　慢性肾脏病 3、4 期

慢性肾衰竭（CRF）是指各种慢性肾脏疾病导致肾脏功能渐进性下降，出现以代谢紊乱和一系列临床症状组成的综合征。慢性肾衰竭属于中医学"水肿""癃闭""肾风""溺毒""关格"等范畴。

一、中医病因病机

（一）病因

慢性肾衰竭属中医"水肿""癃闭""肾风""溺毒""关格"等范畴。古代医籍中并无"慢性肾衰竭"的中医病名，与其相关的描述散见于"水肿""癃闭""肾风""溺毒""关格"等病证中。《素问·奇病论》曰："有病痝然如有水状，切其脉大紧，身无痛者，形不瘦，不能食，食少，名为何病？岐伯曰：病生在肾，名为肾风。肾风而不能食，善惊，惊已心气痿者死。"《重订广温热论》曰："溺毒入血，血毒上脑之候，头痛而晕，视力朦胧，耳鸣耳聋，恶心呕吐，呼吸带有溺臭，间或猝发癫痫状，甚或神昏痉厥、不省人事、循衣摸床撮空。"这些描述与本病相似。

慢性肾衰竭是由于先天禀赋不足或久病体虚，外感风湿邪气、饮食不节、劳逸失度等，引起正气虚衰，最后导致脾肾虚损，浊毒、水湿、瘀血内蕴诱发此病。正虚包括气、血、阴、阳的亏虚,邪实以浊、瘀、毒为主。

(二)病机

慢性肾衰竭的基本病机是脾肾虚衰,浊毒、水湿、血瘀瘀阻血络。主要病位在脾肾,涉及心、肺、胃、肝等脏腑。《周慎斋遗书·阴阳脏腑》曰:"人生之来,其原在肾,人病之来,亦多在肾,肾者命之根也。"《素问·生气通天论》曰:"因而强力,肾气乃伤。"脾为后天之本,气血生化之源。肾与脾,先天生后天,后天养先天,两者生理上互根互用,病理上互损互衰。《素问·阴阳应象大论》曰:"清阳出上窍,浊阴出下窍;清阳发腠理,浊阴走五脏;清阳实四肢,浊阴归六腑。"脾肾阳虚则饮食不能化为精微,水液不得正常输布,化而为浊,停积体内,又因其肾阳虚,则开合失司,浊邪不得外泄,郁积体内,壅滞三焦,升降开合失常,当升不升,当降不降,当藏不藏,当泄不泄,其郁积日久则或从寒化,或从热化。

脾居中州,为五脏之枢,统领四脏,主运化,主升清。《素问·阴阳应象大论》曰"清气在下,则生飧泄;浊气在上,则生䐜胀。"脾脏生机旺盛,则其余四脏得水谷精微充养而生机不息;脾运化、升清失常,则当升不升,当降不降,水湿内蕴,日久化浊,浊腐成毒,毒滞成瘀,浊毒停积体内,日久发为慢性肾衰。

肾虚是慢性肾衰竭发病的始动因素。肾为先天之本,藏精,主水,纳气。《素问·逆调论》曰:"肾者水脏,主津液。"肾阳生脾阳,肾阳虚亦可影响至脾阳亏虚。《医门棒喝》云:"脾胃之能生化者,实由肾中元阳之鼓舞,而元阳以固密为贵,其所以能固密者,又赖脾胃生化阴精以涵育耳。"脏腑形体官窍代谢后所产生的浊液,通过三焦水道下输于肾及膀胱,经肾气化,分为清浊,清者回吸收,浊者化为尿液排泄。肾气虚则气化不利,水液输布失司,清浊不分,日久化为浊毒而发病。

《读医随笔·虚实补泻论》谓:"叶天士谓久病必治络,病久气血推行不利,血络之中必有瘀凝。"肾病日久,由气及血,肾络痹阻而导致瘀血。脾肾气虚是慢性肾衰发病的根本,气为血之帅,气行则血行,气虚推动无力,血行不畅而瘀滞。瘀血阻滞,阻遏气机,水血互结,瘀血加重。《金匮要略心典》云:"毒,邪气蕴结不解之谓。"毒邪耗气,气虚血瘀,以致毒瘀互结,瘀毒阻络,瘀阻经脉而见面色黧黑晦暗,舌紫或瘀斑瘀点,瘀滞脏腑,可致内斑、伏斑,瘀毒伤及肾与膀胱。脾肾亏虚,以致水湿失于正常输布和排泄,故聚而成水湿或凝而成浊,蕴结日久,化热转为浊毒之邪。

慢性肾衰竭患者多因素体禀赋不足、过劳、外感迁延等伤肾,饮食不节、忧思等伤脾,"脾肾亏虚"破坏机体整体气机平衡。肾居下焦,主水液,通过肾中精气的气化作用,以三焦为通道,将精气输送到全身,从而促进体内津液的输

第四章 常见病诊治

布和排泄，脾肾阳虚则饮食不能化为精微，水液不得正常输布，化而为浊，从而产生湿、痰、饮等病理产物，停积体内，日久发为慢性肾衰。

二、中医各家学说

慢性肾脏疾病的病程冗长，病因病机错综复杂，多数医家以脾肾气虚为本，血瘀贯穿疾病发生发展的全过程。

中医理论认为，瘀血是指全身血液运行不畅，或局部血行阻滞，以及体内有离经之血（内出血）未能消散排出者。吕仁和教授在20世纪80年代提出肾络微型癥瘕病机理论是糖尿病肾病的病机关键。肾脏疾病的根本病机为外感六淫、内伤七情、饮食不节、起居无常等因素造成人体正气亏虚，或毒阻血脉，或气虚血滞，久病入络，造成气滞、血瘀、毒留而形成微型癥瘕，聚积于肾络，即形成肾络微型癥瘕，损伤肾脏本身，进而影响肾脏的功能从而导致各种肾脏疾病的形成。何立群教授提出风邪是贯穿肾病发病始终的一个重要因素，在初期、中期以外风为主，后期是以内风为主，认为风邪、血瘀是慢性肾衰竭的两大致病因素，它们贯穿整个慢性肾衰竭的全过程。叶任高教授提出本病的早期以虚为主，而晚期由于代谢毒素不能被清除，多表现为本虚标实夹杂之证，故应在不同时期按照分型进行辨证施治，扶正泄浊。叶传蕙教授探究疾病传变机制及传变过程，提出因虚致瘀，因实致瘀，虚实互见，血瘀共存，根据以虚为主或以实瘀为主将疾病分成不同阶段指导临床用药。陈以平教授注重辨证辨病相结合，认为西医病理与中医辨证之间有一定的规律可循，把握疾病不同的病理过程，针对相应的病理产物通权达变，或清热祛湿，或清热解毒，或清热通淋，或活血化瘀，或活血止血，或散瘀生新，或诸法并用。张琪教授认为疾病的发生、发展及转归是正邪相争的结果，脾胃运化气血水谷精微，是正气的重要组成成分，提出了脾肾之间生理的互根互生、脾肾之间病理的互因互果、脾肾之间治疗上的互资互助。并针对核心病机，提出调脾六法、补肾三法。张大宁教授提出本病为本虚标实之证，以肾气衰败，肾虚血瘀为本；湿浊内阻、浊毒犯逆为标，即虚、瘀、湿、浊毒相互夹杂为其病机关键。脾肾衰败，三焦气化失司，升降开合失常，当升不升，当降不降，当藏不藏，当泄不泄，精微不摄而外漏，水湿不泄而潴留，瘀血阻于肾络，脏腑功能受损与浊邪弥漫壅阻互为因果，引发诸证。张大宁教授结合李杲补中益气汤和普济消毒饮两大经典方，临证发微，首创"升清降浊"特色疗法应用于慢性肾脏病的治疗。刘宝厚教授认为本病涉及全身多个脏腑，病机变化复杂，整个病变过程以正虚为纲，邪实为目，属虚实夹杂之候，是本虚标实的重症。其病机之本是肾阳衰微，脾阳亏损；肾阴耗竭,肝阳上亢;真阳不足,真阴耗竭,最终将累及五脏、六腑。邪实主要是水毒湿浊,弥漫三焦,导致气血瘀滞为患。水毒湿浊是贯穿始终之病邪,肾阳衰微是发病之根本,心脑脾肾是损害的主要病位。故倡导"以本为主,标本结合"的辨证分型方法,总括为脾肾气虚血瘀证、脾肾阳虚寒瘀证、肝肾阴虚热瘀证、气阴两虚瘀阻证、阴阳两虚浊毒证,并兼顾湿热、水毒、湿浊等标邪进行辨证分型。病变初期,以脾肾气虚兼血瘀湿热多见;病变中期,正虚渐甚,以气阴两虚,湿浊内壅渐重为主;病变后期,脾肾衰败,以脾肾阳虚挟寒湿、瘀血、浊毒阻滞更为突出。

三、中医治则治法

慢性肾衰竭的主要病机特点为本虚标实,虚实错杂。本虚以脾肾亏虚为主,标实是指在本虚前提下水湿、痰浊、瘀血等浊毒内阻;正虚是始因,邪实则贯穿整个病程始终。根据"治病必求于本","法随证立"的治疗原则,以健脾补肾为主,配合活血、化湿、降浊等法。慢性肾衰病程迁延,正虚邪实,猛攻则伐正,犯虚虚之弊;峻补则滞邪,令实邪难去,则当兼顾,或先攻后补,或攻补兼施。

慢性肾衰竭在古籍中无固定病名,其治法治则也是散在记录。《灵枢·经脉》曰:"是主脾所生病者……溏瘕泄,水闭。"《黄帝素问直解》曰:"涸流之纪,是谓反阳……其病癃闭,邪伤肾也。"土虚则水泛,土旺则水制,从脾肾论治癃闭,脾肾并治,鼓邪外出。汉张仲景所著《伤寒杂病论》无"慢性肾衰"之病名,但书中有关于小便不利及淋证的论治。提出了化气利水法、育阴利水法、温阳利水法、健脾利水法、通阳利水法等治法,并指出了利小便当审因辨证、阴虚津亡者切忌利小便。孙思邈《备急千金要方·肾脏方·肾劳》:"凡肾劳病者,补肝气以益之,肝旺则感于肾矣。"以补益肾气为基础,肝肾同治。《校注医醇滕义》:"治气血虚者,莫重于脾肾。水为天一之元,气之根在肾;土为万物之母,血之统在脾……全体相生,诸病自已。"主张补益气血培土固本。清代喻昌《医门法律·关格门》认为:"凡治关格病,不辨脉之阳虚阳实阴虚阴实……医之罪也。"清代姜天叙《风劳臌膈四大证治》:"小便癃闭,当辨虚实、新久、气血异治。"慢性肾衰竭病程日久,病情复杂,需辨虚实,治以攻补兼施。

隋代巢元方《诸病源候论·大便病诸候》曰:"关格则阴阳气否,结于腹内,胀满,气不行于大小肠,故关格而大小便不通也。又风邪在三焦,三焦约者,则小肠痛内闭,大小便不通。"孙思邈在《备急千金要方·膀胱腑方·三焦虚实》中云:"大黄泻热汤,开关格通隔绝,治中焦实热闭塞,上下不通,不吐不下,腹满膨膨喘急方。"这为后世通腑泄浊法的运用奠定了基础。清代姜天叙《风劳臌膈四大证治》指出,治疗小便癃闭有丹溪六法,有热,有湿,有气结于下,宜清,宜燥,宜升,有隔二、隔三之治。其滋阴,泻膀胱,此正治也;清肺生水,此隔二之治;燥脾健胃,此隔三之治。清代何廉臣《重订广温热论·验方妙用清凉法》曰:"苦寒复咸寒法者,咸苦达下,一则清利内肾之溺毒,一则清镇冲气之上逆,一则清通外肾之败精也……一清滋任脉阴精,丹溪大补阴丸最妙。"提出了苦寒复咸寒法。

《素问·汤液醪醴论》提出了"平治于权衡,去宛陈莝……开鬼门,洁净府。"外治法在治疗慢性肾衰方面具有重要地位。《素问·阴阳应象大论》"其有邪者,渍形以为汗。"邪可随汗解,熏蒸发汗以祛风消肿的最早记载,药浴在慢性肾衰的治疗中的有着一定的作用。中医外治法具有不经口入、不经肾脏代谢、毒副作用小等特点,有中药离子导入、中药保留灌肠、中药熏蒸三大方法。中药保留灌肠具有多方面的作用:有利于药物的吸收、减少肠源性氮质物和全身治疗作用、促使氮质及其他毒素由肠道排出体外等。

慢性肾衰为本虚标实证,其本在肾,病及肝、肺、心、脾、三焦等脏腑,其中以脾肾受损为著,同时夹杂湿、热、瘀、毒等邪实证候。以补益脾肾为主,配合活血、泄浊。用黄芪、人参益气扶正;附子、杜仲、淫羊藿温肾阳;熟地、山药、白术等健脾益肾,脾肾双补;当归、水蛭等活血逐瘀;茯苓、车前子、陈皮、半夏等利水通淋,化痰消癥;大黄泻下攻积等。"用补药必兼泻邪,邪去则补药得也,一辟一阖此乃玄妙。"明代李时珍如是说。欲补而不滞,滋而不腻,温肾却不燥烈,祛邪不忘顾护正气,和法缓治,徐徐图之,求延缓慢性肾衰竭进展之效。

四、西医学诊治

慢性肾脏病(CKD)是由各种原因引起的慢性肾脏结构和功能障碍(肾脏损害病史大于 3 个月),包括肾小球滤过率(GFR)正常和不正常的病理损伤、血液或尿液成分异常,及影像学检查异常,或不明原因 GFR 下降[<60ml/ (min·1.73m^2)]超过 3 个月。CKD3~4 期大致相当于 CRF 的肾功能失代偿期、肾衰竭期。

慢性肾脏病防治主要是根据原发病、危险因素、慢性肾脏病分期、并发症的等具体情况制订适合个体的治疗方案,并根据疾病进展及时调整治疗方案。慢性肾脏病 3~4 期主要进行非替代治疗(保守治疗)。

(一) 一般治疗

慢性肾脏病患者在医生指导下参加能够耐受的体育锻炼,保持健康体重

(维持 BMI 18.5~24.0),平素规律作息,避免疲劳,戒烟等,可以延缓病情进展,保护残余肾功能。

慢性肾衰竭的防治,除开药物治疗,还包括患者的自我管理,营养医师的饮食指导,其中饮食营养管理占据重要地位。CRF 营养饮食的管理包括三大营养物质(碳水化合物、蛋白、脂肪)的搭配,微量元素(钙、磷、钾)的控制,补充适量的维生素、必需氨基酸等。K/DOQI 指南强调 GFR<25ml/(min·1.73m²)者应予以低蛋白饮食 0.6g/(kg·d);不能接受该饮食方案或该饮食方案不能保证其足够的能量摄入者,可予以 0.75g/(kg·d)。KDIGO 指南对蛋白摄入量有所放宽,推荐 GFR<30ml/(min·1.73m²)的糖尿病或非糖尿病 CKD 成人,予以 0.8g/(kg·d)的低蛋白饮食;除非有禁忌,有进展风险者应避免高蛋白饮食。α-酮酸可以在体内进行转氨基或者氨基化作用,能促进 BUN 的再循环利用,致使 BUN 水平降低,并且改善患者的营养状况。低蛋白饮食和复方 α-酮酸片联合治疗,能显著改善慢性肾脏病患者的临床指标水平,延缓患者的疾病进程。

慢性肾脏病患者对体液及电解质调节能力失常,需适当限制钠摄入量,有明显水肿、高血压者,钠摄入量一般为 2~3g/d(NaCl 摄入量 5~7g/d),个别严重病例可限制 1~2g/d(NaCl 2.5~5g)。尿量维持在 1500~300ml,如果尿量偏少,应限制液体摄入,必要时使用利尿剂。

(二)药物治疗

1. 原发病治疗 慢性肾衰竭部分原发病经积极治疗后助于改善肾功能,病情可得到逆转,如狼疮性肾炎、血管炎及新发的尿路梗阻、高血压、高血糖、高血脂、高尿酸、感染、高蛋白饮食、电解质紊乱及酸碱失衡、肾毒性药物、血流动力不稳定、劳累等都会引肾功能损害加重。危险因素长期存在会导致不可逆性肾脏损害,及时控制危险因素,可在一定程度上改善肾损害。根据患者原发病及危险因素选用药物,积极控制原发病及危险因素,可去除肾损害因素,挽救健存肾单位。

2. 并发症治疗

(1)高钾血症:高钾血症对机体的主要危害是心脏抑制,可导致严重心律失常,有些患者可无症状而突然出现心脏骤停。葡萄糖酸钙保护心肌,胰岛素(U)加葡萄糖(g)[胰岛素与葡萄糖按(1∶3~4)]静脉滴入将血清钾转移至细胞内,快速降钾。也可使用降钾树脂将钾从消化道排出,酸中毒时可予碳酸氢钠纠酸降钾,必要时行血液透析治疗。

(2)贫血:CKD3 期后贫血发生率逐渐上升,根据患者的血红蛋白水平、身体质量、临床情况、红细胞生成刺激剂类型以及给药途径决定初始用药剂量。

同时根据患者情况,补充叶酸、铁剂、维生素 B_{12} 等造血原料。治疗的目标是血红蛋白每月增加 10~20g/L,应避免 1 个月内血红蛋白增幅超过 20g/L。

（3）代谢性酸中毒:代谢性酸中毒是慢性肾衰竭的常见并发症。多数患者需经常口服碳酸氢钠。中、重度患者必要时可静脉输入,严重的酸中毒需要考虑透析治疗。

（4）骨矿物质和钙磷代谢紊乱:在 CKD 早期即出现改变,并随肾功能下降而进展,即慢性肾脏病 - 矿物质 - 骨代谢异常（CKD-MBD）。（CKD-MBD）主要通过血清钙磷、甲状旁腺激素、碱性磷酸酶活性、25- 羟维生素 D、骨骼异常、血管及软组织钙化等评估。CKD-MBD 治疗主要包括降低高血磷、维持正常血钙、控制继发性甲状旁腺功能亢进、预防和治疗血管钙化。低磷饮食,限制饮食磷摄入 800~1000mg/d 以下。

3. 中成药及其他　目前尿毒清、海昆肾喜胶囊、金水宝胶囊、百令胶囊等常用于治疗慢性肾衰竭,具有补肾、泄浊排毒的作用,可以将毒素从肠道排出,降低肌酐、尿素氮等代谢产物。

此外,中药结肠透析对于慢性肾衰竭的治疗也有一定的效果。中药结肠透析是利用结肠黏膜、肠腺的吸收和排泄功能,清除机体内的有毒物质。目前临床上对于慢性肾衰竭患者常用泄下通便、活血化瘀中药进行灌肠。

五、杨霓芝教授学术思想

（一）认识病因病机

《素问·至真要大论》提出"谨守病机,各司其属",慢性肾衰竭可由水肿、肾风、淋证等多种慢性肾病发展而来,是由于先天禀赋不足或久病体虚,外感风湿邪气、饮食不节、劳逸失度等,引起正气虚衰,最后导致脾肾虚损,浊毒、水湿、瘀血内蕴诱发此病。正虚包括气、血、阴、阳的亏虚,邪实以浊、瘀、毒为主。

杨霓芝教授认为慢性肾衰竭病位主要在肾,可累及肺、脾二脏,病理因素则主要为血瘀、湿热、湿浊、水湿。慢性肾衰竭病程绵长,"邪之所凑,其气必虚","久病多瘀","久病入络",而久病亦多虚,后期多会出现多个脏器的虚损,其中以肺、脾、肾三脏亏虚为主。杨霓芝教授认为,脾为后天之本、气血生化之源、主运化、主升清;肾主藏精、为先天之本、主水;肺主一身之气、主治节,故脾气虚最易首先导致肺肾气虚。李杲曰:"脾胃一虚,则肺最受病"。脾虚则运化失司,湿浊内生;肾气虚则气化功能失常,内生水湿;肺虚不能通调水道,水液内停。水湿、湿浊之邪内蕴日久,气血运行不畅,血行迟滞而成瘀。《医砭》云:"气、血、水三者,病常相因"。《血证论》指出:"血与水本不相离。病血者未尝不病水,病水者未尝不病血。瘀血化水,亦发水肿"。慢性肾衰竭病因错综复杂,是本虚标实、虚实夹杂之证,脾肾两虚及肺肾两虚为本,湿浊、湿热、水湿、血瘀为标,虚与瘀贯穿于疾病的始终。杨霓芝教授认为本虚虽有肺脾肾气虚,但脾肾气虚最为常见;标实虽有瘀血、湿浊、湿热为患,但以瘀血最为关键。慢性肾脏病以气虚为本,以血瘀为标,因气虚而发病,因血瘀而致疾病迁延难愈。气虚血瘀证是慢性肾脏病的基本证型并普遍存在,气虚血瘀病机贯穿疾病过程的始终。在疾病演变过程中,由于脾肾损伤及浊毒在体内蓄积程度的不同,因此,不同时期其临床表现有所不同,可以脾肾虚衰为主,或以浊邪壅滞三焦为主,或虚实证候并见。

(二) 中医辨证与辨病治疗

　　杨霓芝教授对慢性肾衰竭诊治造诣颇深,在临床上注重辨证与辨病的密切结合,提倡辨证必须先识病,在识病的基础上运用辨证论治的方法确立疾病的证型,分清病性的虚实,以指导临床治疗。同时在辨证施治的基础上,结合专方专药治疗,提高临床疗效。对于慢性肾衰中后期患者主张采用攻补兼施的中医综合措施,从多环节、多层次、多途径综合施治而达到治疗的目的。

　　1. 辨证施治　杨霓芝教授认为慢性肾衰竭 CKD3、4 期中医基本证型可分为本虚证(脾肾气虚证、气阴两虚证、肝肾阴虚证、脾肾阳虚证、阴阳两虚证),标实证(湿浊证、湿热证、血瘀证、水气证、浊毒证)。鉴于本病虚实夹杂的病机特点,建议确定基本病机后,列出本虚、标实基本证型,自由组合。根据多年的临床实践,杨霓芝教授认为慢性肾衰竭证候演变规律为:本虚证:气虚→气阴两虚→阴阳两虚;标实证:湿热 / 水湿→湿浊→浊毒;本虚标实证:脾肾气虚 /气阴两虚、湿热瘀阻→脾肾气虚 / 气阴两虚、水湿瘀阻(或湿浊瘀阻)→脾肾阴阳两虚、湿浊瘀阻(或浊毒瘀阻)。

　　杨霓芝教授认为本病气虚、血瘀和浊毒贯穿病程始终,基于此提出"益气活血蠲毒"为本病的根本治疗大法。重视补益脾肾,治疗用药平淡和缓,适时守方,坚持用药,慢病缓治。采用健脾补肾、益气活血、利湿化浊蠲毒为主要治法。脾肾气虚证可选用香砂六君子汤加减,气阴两虚证可选用参芪地黄丸加减,肝肾阴虚证可选用六味地黄丸合二至丸加减,脾肾阳虚证可选用实脾饮合肾气丸加减,阴阳两虚证可选用金匮肾气丸合二至丸加减。标实证均在本虚证的基础上加减用药。杨霓芝教授在临床中非常重视脾肾。《圆运动的古中医学》云:"人身中气如轴,四维如轮,轴运轮行,轮运轴灵",调理脾胃就是运轴以行轮,就是固本,只有益助后天,才能培先天。脾为后天之本,气血生化之源;肾为先天之本,主藏精。两者为五脏之根本,生理上相互资助、相互促进,病理上亦相互影响。肾虚则气化不利。脾虚则转输失调,运化失常,机体易受外邪侵袭、又易致内生之邪,变证丛生,故而调补脾肾是治疗慢性肾衰竭的重要环节。常用药物:益气健脾可用太子参、党参、白术、茯苓、山药、黄芪等;醒脾可用木香(后下)、砂仁、白豆蔻等;补肾可用女贞子、旱莲草、何首乌、黄精、杜仲、淫羊藿、山茱萸、菟丝子等。

2. 常见证型

本虚证

(1)脾肾气虚证:倦怠乏力,气短懒言,食少纳呆,腰酸膝软,脘腹胀满,大便烂,口淡不渴。舌淡有齿痕,脉沉细。治法:益气健脾补肾,常用香砂六君子汤加减:木香、砂仁、党参、黄芪、白术、山药、茯苓、山萸肉、菟丝子、炙甘草等。

(2)脾肾阳虚证:畏寒肢冷,倦怠乏力,气短懒言,食少纳呆,腰酸膝软,腰部冷痛,脘腹胀满,大便溏,夜尿清长。舌淡有齿痕,脉沉弱。治法:温补脾肾,方用实脾饮合肾气丸加减:熟附子、白术、茯苓、党参、干姜、仙灵脾、山萸肉、熟地、菟丝子、巴戟天等。

(3)气阴两虚证:倦怠乏力,腰酸膝软,口干咽燥,五心烦热,夜尿清长。舌淡有齿痕,脉沉。治法:益气养阴,方用参芪地黄汤加减:黄芪、山萸肉、党参、熟地、山药、茯苓、丹皮、何首乌等。

(4)肝肾阴虚证:头晕,头痛,腰酸膝软,口干咽燥,五心烦热,大便干结,尿少色黄。舌淡红少苔,脉弦细或细数。治法:滋补肝肾,方用六味地黄丸合二至丸加减:山萸肉、熟地、山药、茯苓、丹皮、女贞子、旱莲草、白芍、泽泻等。

(5)阴阳两虚证:畏寒肢冷,五心烦热,口干咽燥,腰酸膝软,夜尿清长,大便干结。舌淡有齿痕,脉沉细。治法:阴阳双补,方用金匮肾气丸合二至丸加减:肉桂、仙灵脾、山萸肉、熟地、茯苓、泽泻、山药、女贞子、旱莲草等。

标实证

(1)湿浊证:恶心、呕吐,肢体困重,食少纳呆,脘腹胀满,口中黏腻,舌苔厚腻。可选用药物:法半夏、春砂仁、藿香、草果仁等。

(2)湿热证:头重而沉,胸脘烦闷,口苦口黏,纳呆泛恶,尿色黄赤混浊,或灼热涩痛,大便黏滞不爽,舌质红苔黄腻,脉濡数或滑数。可选用药物:石韦、土茯苓、茵陈、白花蛇舌草等。

(3)血瘀证:肢体刺痛、麻木,痛有定处,夜间加重,肌肤甲错,口唇紫黯,舌质黯淡或有瘀斑,舌下脉络迂曲,脉涩或结代。可选用药物:丹参、桃仁、三七、红花、当归等。

（4）水气证：面肢浮肿，肢体困重，胸闷腹胀，恶心呕吐，纳呆便溏，舌淡胖苔白腻，脉濡或缓。可选用药物：猪苓、茯苓皮、大腹皮等。

（5）浊毒证：呕恶纳呆、口有氨味，神识呆钝，或烦闷不宁，皮肤瘙痒，衄血或便血，舌苔污浊垢腻，脉滑数。可选用药物：大黄、崩大碗（积雪草）等。

3. 专方专药　岳美中先生曾谈及目前中医界似存在两种倾向：一是不讲辨证施治，只强调专方、单药；一是只强调辨证施治，随证下药。两者均有所偏，未能称是。清代徐大椿明确指出："一病必有主方，一方必有主药"。杨霓芝教授治疗慢性肾衰竭主张辨证施治与专方专药相结合，临床上常应用大黄胶囊、中药复方"尿毒康"延缓早中期慢性肾衰进展。大黄有"将军"之称，《神农本草经》谓：下瘀血，血闭，寒热，破癥瘕积聚，留饮宿食，荡涤肠胃，推陈致新，通利水谷，调中化食，安和五脏。中药药理提示大黄有降低血肌酐、减轻氮质血症，并能抗肾脏纤维化，延缓肾衰进展等作用，因此大黄被广泛地应用于慢性肾衰的治疗。但是如果不加辨证地滥用大黄，尤其是对于慢性肾衰中医辨证属于"脾肾阳虚"者，则可能造成"虚虚"之弊。因此在辨证的基础上使用大黄，既可以降低血肌酐、减轻氮质血症，并能抗肾脏纤维化，延缓肾衰进展等，又可以防止"虚虚"之弊。尿毒康是由何首乌、大黄、女贞子、泽兰、肉桂、黄芪、丹参、海螵蛸等组成的纯中药制剂，具有益气温阳，健脾益肾，活血通腑降浊的功效。切中慢性肾衰竭脾肾气（阳）虚为本，湿浊瘀血为标的病机，故对慢性肾衰脾肾气（阳）虚兼湿浊内阻型临床疗效显著。临床实践结果表明尿毒康在减轻慢性肾衰竭患者的临床症状，降低血清尿素氮、肌酐，提高血清白蛋白，改善贫血状态及脂质代谢方面有良好的效果。

4. 中医综合疗法　慢性肾衰竭病因错综复杂，表现为本虚标实、虚实夹杂证。病变可涉及全身各系统，中后期治疗上靠单一药物、单一疗法难以奏效。杨霓芝教授主张采用益气活血蠲毒、攻补兼施的中医综合措施，从多环节、多层次、多途径施治，达到延缓肾衰竭进展的目的。主要采用以中医辨证论治为核心的综合治疗方案，在内科基础治疗同时，根据病程的不同阶段选用口服中药汤剂或中成药以及外用灌肠、药浴等多种治疗措施，其中健脾补肾、利湿化浊、益气活血为主要治法。具体方法：口服中药汤剂、中成药，后期可配合结肠透析。中药汤剂采用辨证施治；中成药包括三芪口服液、尿毒康等益肾健脾活血，以及大黄胶囊通腑泄浊，结肠透析则根据辨证情况，杨霓芝教授认为慢性肾衰患者在临床上可分为阳虚型和非阳虚型两大类，对于非阳虚的慢性肾衰患者使用结肠透析Ⅰ号方（含大黄 30g、牡蛎 30g、蒲公英 30g 等）；对阳虚型的患者给予结肠透析Ⅱ号方，即在 1 号方中加附子 30g。

（三）中医切入点

CKD3 期：中医主要切入点在于延缓肾衰竭进展。根据"未病先防，既病防变"理念，针对原发病如慢性肾小球肾炎、糖尿病肾病、高血压肾小动脉硬化症、系统性红斑狼疮、慢性肾盂肾炎、慢性尿路梗阻等，采用中西医结合方法，或中医治疗为主。积极寻找并消除可逆因素如感染、心衰、梗阻、容量不足等，避免使用肾损害的药物。"上工不治已病治未病"。杨霓芝教授强调运用中医"治未病"的思想指导慢性肾衰竭防治，重视慢性肾衰竭的早期防治。未病先防，预防肾衰发生；既病防变，防治终末期肾衰竭及并发症发生。强调运用"益气活血"法防治慢性肾脏病及慢性肾衰竭进展。杨霓芝教授通过多年的临床实践观察及证候调查研究，认为慢性肾脏病的中医病因病机，气虚血瘀证占很大比例，慢性肾脏病多因气虚而发病，因血瘀致病情迁延不愈，因而确立"益气活血"法。研制具有益气活血作用的中药复方"三芪口服液"（广东省中医院院内制剂，主要成分为黄芪、三七等，原名通脉口服液）治疗慢性肾脏病，防治肾硬化，在临床上取得了较好的疗效。

CKD4 期：根据"既病防变"理念，常采用中医综合疗法，积极延缓肾衰竭的进展，预防并发症的发生；同时采用中西医结合方法，控制加重因素，避免使用高钾中药、肾损害中药。慢性肾衰竭是各种病因造成的持续性肾脏损害的共同结局，其病因错综复杂，病机牵涉多个方面。其发病机制由于病程日久，病情迁延，所以较为复杂，属正虚邪实，寒热错杂。其演变过程往往因邪实致虚，继而在体虚的基础上产生实邪，出现虚实夹杂现象。中医辨证辨证属脾肾气（阳）虚型占有较大比例，大多夹有湿浊、水气、瘀血等实邪。从病位分析涉及脏腑众多，但主要在脾肾。因此针对发病环节，攻补兼施，干扰治疗，阻断恶性循环是治疗的关键。本着延缓肾衰竭进展，延长进入透析期的指导思想，根据多年的临床实践经验总结，杨霓芝教授提出以益气活血蠲毒为法则的中医综合疗法治疗慢性肾衰竭。中医药综合疗法疗效高于西药对照组及单纯辨证组，能明显延缓肾衰竭进展，总有效率为 90.63%，且未发现有明显毒副作用。

（四）中医入药思路特点

杨霓芝教授在治疗慢性肾衰竭用药时偏重活血化瘀、益气、补肾健脾之功，这与杨霓芝教授提出的慢性肾衰竭患者后期多出现脾肾气虚血瘀相一致。通过总结杨霓芝教授治疗慢性肾衰的用药特点，得出其治疗慢性肾衰的常用药物有甘草、泽兰、黄芪、丹参、女贞子、白芍、制何首乌、白术、大黄等。常用的药对组合有"黄芪、三七""丹参、泽兰""何首乌、白术"等。黄芪入脾、肺经，具有补气升阳、益卫固表、利水消肿之功。杨霓芝教授认为慢性肾脏病患者病情迁延,脏腑亏虚,兼有外邪袭表,病情易反复,迁延难愈,因此扶助正气恰为黄芪主之。三七味甘、微苦,性温,入肝、胃经,专走血分,善化瘀血、止出血、消肿块、止痛。黄芪补气,三七活血,两者相配伍使得气行则血行,活血不伤正,黄芪、三七配伍益气活血相得益彰。以此制成三芪口服液(广东省中医院防治慢性肾炎院内制剂,主要成分为黄芪、三七等),研究表明三芪口服液在改善患者临床症状及肾功能,减少尿蛋白含量,调整免疫功能,改善血液流变学,降低血脂,减轻肾脏病理损害,延缓肾小球硬化方面取得良好疗效。杨霓芝教授亦喜用丹参、泽兰。丹参入心、肝经,《本草便读》:"丹参,功同四物,能去瘀以生新,擅疗风而散结,性平和而走血,味甘苦以调经"。泽兰入肝、脾经,擅活血调经,利水消肿。杨霓芝教授认为慢性肾脏病患者后期多会出现血瘀之象,瘀血阻滞则血络受损,可导致清浊不分,从而出现蛋白尿,因此丹参配泽兰加强活血化瘀之功同时也可改善血络受损之象,从而在改善血瘀同时降低蛋白尿。现代研究亦表明丹参可调节缺血性肾损伤再灌注后肾功能的恢复,同时保护肾功能免受损害。何首乌、白术亦是杨霓芝教授常用药对。何首乌味苦、涩,性微温,制熟其味兼甘,入肝、肾经。白术味甘、苦、微辛,性温,入脾、胃经。白术补脾益气,熟首乌补真阴,益肾精,填肾髓,两药相伍,白术能燥湿,可防何首乌滋腻碍脾,脾肾并补,适用于脾虚兼有肾气亏虚者。《本草备要》谓女贞子"益肝肾,安五脏,强腰膝,明耳目,乌须发,补风虚,除百病"。杨霓芝教授认为《神农本草经》所谓芍药乃白芍,赤性泻,白性敛,肾病多为精微下泄,白芍能"利小便、祛瘀血、益精气",且现代药理研究亦证实白芍有免疫抑制样作用。大黄有通腑泄浊、凉血化瘀的功效,用于治疗浊毒内蕴的慢性肾衰竭。现代研究表明大黄可降低患者血清肌酐、尿素氮水平。甘草具有补脾益气、清热解毒、调和诸药之功效,杨霓芝教授多用小剂量(3~5g)以调和药性。

通过对杨霓芝教授治疗慢性肾衰竭用药的药量分析来看,临床用量主要在15~30g之间波动,最常见的用量是15g,罕见大剂峻量,其用药多选取性味平和,不喜大苦大寒之品,顾护胃气,适宜久服。体现了杨霓芝教授治疗慢性肾脏病"用药轻灵,慢病缓治"的思想。

(五) 预防调护

杨霓芝教授强调运用中医"治未病"的思想指导慢性肾衰竭早期防治,"未病先防,既病防变,瘥后防复"。

1. 生活调理　《素问·宝命全形论》曰:"人以天地之气生,四时之法成",认为养生调病应注重"天人合一"。"治未病"理念需从起居、运动中防治慢性肾脏病。现代研究表明:相比每晚睡7~8小时的人,那些每晚睡眠时间不足6

小时的人,蛋白尿发生风险明显增加,睡眠不足的人肾功能下降速度更快。睡眠时间短、睡眠质量差导致肾脏疾病恶化是一项没有被临床充分正视的重要问题。慢性肾衰竭患者要注重规律作息,重视起居,保证充足高质量的睡眠,合理运动,如八段锦、太极拳等,避免疲劳;预防呼吸道感染的发生。

2. 情志调理 《素问·阴阳应象大论》曰:"人有五脏化五气,以生喜怒悲忧恐"。七情,指喜、怒、忧、思、悲、恐、惊七种情志活动。不良情绪反应能够影响神经-内分泌、心血管、消化等系统的功能。慢性肾衰竭病程长,病情复杂,患者心理压力大,觉得生活没有希望,焦虑、抑郁发病率明显比普通人高得多。中医讲究"恬静自然","龟欲童心",患者要注重中医情志调理,放松心情,避免情绪紧张,保持乐观自然的平和心态,拒绝废人心态。

3. 饮食调养 选择饮食调养在防治慢性肾衰竭过程中极为重要。杨霓芝教授认为慢性肾衰竭患者的营养治疗方案应根据患者具体的肾功能水平、不同病因、营养状态、饮食习惯等方面的情况和条件制订,尽量做到个体化,提倡优质低蛋白饮食、高热量饮食,并适当补充一些维生素制剂等。主张合理运用中医饮食药膳。中医自古就强调药膳食疗,《备急千金要方》曰:"洞晓病源,知其所犯,以食治之,食疗不愈,然后命药"。避免使用肾损害药物、食物,容易高钾血症的患者避免使用含钾丰富的药物、食物,包括中药。

常用食疗方

(1) 黄芪粥:黄芪 30g、鸡内金 6g(研末)、米 50g,先以水 600ml 煮黄芪 20分钟,捞去渣,再入鸡内金、米,煮熟成粥,用于慢性肾衰竭脾气虚者。

(2) 参元炒鸡片:人参 5g、龙眼肉 10 个(浸软),鸡胸肉 100g,适合慢性肾衰竭气血虚弱者。

(六) 典型医案

初诊就诊日期:2017 年 1 月 11 日,游某,性别:男,33 岁。2016 年 9 月 21日患者因胃脘不适,不伴有恶心呕吐,于我院消化科门诊就诊,当时查肌酐升高,eGFR:16.95ml/(min·1.73m^2)。未做相关处理,现为求专科诊治来诊。症见:神清,无腰痛不适,纳眠可,夜尿 1 次/晚,大便日 2 次,舌淡红,苔黄,脉沉细,尺脉弱。血压 139/95mmHg。辅助检查:2016 年 09 月 21 日生化:尿素氮12.32mmol/L,肌酐 381μmol/L,尿酸 538μmol/L,总胆固醇 6.52mmol/L,甘油三酯 3.23mmol/L,低密度脂蛋白 3.92mmol/L,eGFR:16.95ml/(min·1.73m^2)。尿常规:潜血(++),蛋白(++),白细胞(++)。2016 年 9 月 22 日尿常规:潜血(++),蛋白(++);红细胞(+)。腹部超声:脂肪肝;肝囊肿;胆囊息肉可能;脾脏、胰腺未见明显异常。2016 年 9 月 29 日尿常规:潜血(+),蛋白(++),白细胞 1 个/

HP。2016 年 10 月 19 日尿常规：蛋白(+++)，潜血(++)，泌尿系 B 超：双肾实质回声增强，符合慢性肾病超声改变(右肾 82mm×49mm，实质 8mm，左肾 92mm×44mm，实质 8mm)。前列腺增大。肾动脉彩超：左肾动脉主干阻力指数增高。2016 年 10 月 30 日尿常规：蛋白(+)，潜血(+++)。24 小时尿蛋白定量：0.89g/24h。2016 年 11 月 2 日生化：尿素氮 15.38mmol/L，肌酐 337μmol/L，尿酸 537μmol/L，总二氧化碳 21.7mmol/L，尿蛋白(++)、尿红细胞(+)。尿蛋白电泳可见多种蛋白成分，提示混合性蛋白尿：白蛋白 81%。西医诊断：慢性肾脏病 4 期，慢性肾炎综合征，肾性高血压，脂肪肝，高尿酸血症，高脂血症；中医诊断：慢性肾衰(脾肾气虚，湿热瘀阻)。中药处方：党参(熟党参)15g、女贞子(盐女贞子)15g、制何首乌 15g、丹参 15g、泽兰 15g、白术 15g、牛膝(盐牛膝)15g、大黄(川军)5g、白芍 15g、甘草(甘草粒)3g。

二诊：就诊日期：2017 年 02 月 15 日。现症见：神清，无腰痛不适，纳眠可，夜尿 1 次/晚，大便日 1~2 次，舌淡红，苔微黄，脉沉细，尺脉弱。中药处方：党参(熟党参)15g、女贞子(盐女贞子)15g、制何首乌 15g、丹参 15g、泽兰 15g、白术 15g、牛膝(盐牛膝)15g、大黄(川军)5g、甘草(甘草粒)3g。

三诊：就诊日期：2017 年 03 月 22 日。现症见：神清，无腰痛不适，纳可，眠差，夜尿 1 次/晚，大便日 1~2 次，舌淡红，苔微黄，脉沉细，尺脉弱。中药处方：党参(熟党参)15g、女贞子(盐女贞子)15g、制何首乌 15g、丹参 15g、泽兰 15g、白术 15g、牛膝(盐牛膝)15g、大黄(川军)5g、白芍 15g、菊花 15g、甘草(甘草粒)3g。

四诊：就诊日期：2017 年 5 月 17 日。症见：精神稍差，眠差，无明显疲劳，纳可，大小便调，舌淡红，苔黄，脉沉细尺弱。2017 年 5 月 17 日肾功能：尿素氮 11.97mmol/L，肌酐 319μmol/L，eGFR 20.86ml/(min·1.73m^2)，钾 4.24mmol/L，总二氧化碳 21.7mmol/L。尿常规：蛋白(+)。中药处方：党参(熟党参)20g、丹参 15g、大黄(川军)5g、女贞子(盐女贞子)15g、泽兰 15g、白芍 15g、制何首乌 15g、白术 15g、甘草(甘草粒)3g。

五诊：就诊日期：2017 年 06 月 14 日 10 时 07 分。症现：精神稍差，眠差，纳可，二便调，舌淡红，苔黄，脉沉细尺弱。2017 年 6 月 14 日肾功能：肌酐 289μmol/L，尿酸 586μmol/L。中药处方：党参(熟党参)15g、丹参 15g、大黄(川军)5g、女贞子(盐女贞子)15g、泽兰 15g、白芍 15g、制何首乌 15g、酒川牛膝 15g、甘草(甘草粒)3g。

按语：该病例中患者诊断明确，根据 GFR 估算达到慢性肾脏病 4 期，杨霓芝教授在辨证为脾肾气虚，湿热瘀阻。脾气受伤，健运失司，湿浊内生，郁久则有化热之象;脾气虚陷,肾虚不能固摄而精微下泄,致蛋白尿。治疗上,以益气活血、健脾补肾、祛湿泄浊为主,经过近半年的治疗,患者血肌酐逐渐下降,病情维持稳定。并且尿常规检查中蛋白尿及血尿均有减少,提示肾小球病变活动应趋于减轻。从该病例用药可以看出杨霓芝教授用药简练,轻灵平和,顾惜护胃气的学术特点。肾为先天之本,脾为后天之本,脾肾相互资生。《名医方论》张璐云:"盖人之一身,以胃气为本,胃气旺,则五脏受荫;胃气伤,则百病丛生,故凡病久不愈,诸药不效者,惟有益胃补肾两途。无论寒热补泻,先培中土,使药气四达,则周身之机运流通,水谷之精微敷布,何患其药不效哉?"故杨霓芝教授组方以甘平之党参补中益气,白术健脾燥湿,熟首乌固精益肾,女贞子、牛膝补益肝肾。清叶桂谓"久发、频发之恙,必伤及络,络乃聚血之所,久病必瘀闭"。王清任《医林改错》所云:"元气既虚,必不能达于血管,血管无气,必停留而而瘀"。杨霓芝教授喜用丹参、泽兰活血化瘀,《本草便读》谓:"丹参,功同四物,能去瘀以生新",泽兰入肝、脾经,擅活血利水;配白芍"利小便、祛瘀血、益精气",大黄活血泄浊。药简而效宏。CKD4期患者若浊毒症状明显,病变涉及全身各系统,则治疗上靠单一药物、单一疗法难以奏效,此时杨霓芝教授常主张采用益气活血蠲毒、攻补兼施的中医综合措施,以中成药三芪口服液、尿毒康及大黄胶囊等口服,结合中药灌肠共行益气活血、利湿泄浊之效,从多环节、多层次、多途径施治,达到延缓肾衰竭进展的目的。

结语:慢性肾衰竭是各种肾脏病的最终结局,病因错综复杂,并发症多,目前西医尚无特效药物能够控制、延缓肾衰竭进展,大部分为对症治疗。杨霓芝教授认为慢性肾衰竭病因病机错综复杂,属于本虚标实、虚实夹杂之证,正虚包括气血阴阳的亏虚,以脾肾气虚为主。邪实包括湿浊、水气、血瘀、浊毒,以血瘀、浊毒为主,本病气虚、血瘀和浊毒贯穿病程始终。多年来,杨霓芝教授利用辨病与辨证相结合的中医治法,中医辨证治疗为主,扶正与祛邪相结合,主要采用以中医辨证论治为核心的综合治疗方案,改善患者的临床症状,降低并发症的发生,延缓肾衰进展,在临床中取得了很好的疗效。

（谈　平　段小军　吴东明）

参考文献

[1] 陈英兰,毕礼明,杜浩昌.中医古文献对慢性肾衰竭病名的认识[J].中国中医急症,2010,19(6):1011-1012.

[2] 卫培峰,高宗强,郭剑.慢性肾功能衰竭之中医病因病机浅析[J].陕西中医学院学报,

2003,26(3):11-12.

［3］徐伟超,贾蕊,李欣,等.浊毒病机理论探微[J].新中医,2015,47(9):1-3.

［4］张正春,孙雪松.慢性肾衰竭中医病机探讨[J].云南中医中药杂志,2015,36(8):16-18.

［5］吴国庆,蔡浔远.慢性肾功能衰竭中医"湿"、"毒"病机探析[J].江西中医药,2004,35(12):13-14.

［6］裴林,李佃贵,曹东义,等.浊毒浅识[J].河北中医,2010,32(1):24-25.

［7］杨帆,贾泽会.慢性肾衰病机演变及证治探讨[J].中国中医基础医学杂志,2017,23(7):907-908,917.

［8］王耀献,刘尚建,付天昊,等.肾络微型症瘕探微[J].中医杂志,2006,47(4):247-249.

［9］刘兰英,王耀献,刘尚建,等.慢性肾衰竭中医病机浅析[J].中国中医急症,2010,19(3):453-454.

［10］魏佳,何立群.何立群教授治疗慢性肾衰竭的经验总结[J].中国中西医结合肾病杂志,2017,18(11):941-942.

［11］徐洪波.叶任高教授治疗慢性肾衰竭的学术思想[J].中国中西医结合肾病杂志,2000,1(3):135-137.

［12］向雨欣,刘小芳,杨庆,等.叶传蕙教授治疗慢性肾脏病运用活血化瘀药的体会[J].云南中医中药杂志,2016,37(8):9-11.

［13］李旭,饶克瑯.陈以平教授膏方治疗肾病的经验[J].上海中医药杂志,2004,38(1):12-13.

［14］高燕翔,张琪.张琪教授调脾补肾法治疗慢性肾脏病经验[J].中华中医药杂志,2015,30(8):2786-2789.

［15］赵怡蕊,陈磊,侯燕琳,等.张大宁教授应用"升清降浊"法治疗肾脏病的"理"与"效"[J].世界中医药,2013,8(9):1006-1009.

［16］许筠.刘宝厚教授治疗慢性肾衰竭临证经验[J].中国中西医结合肾病杂志,2004,5(7):376-378.

［17］张蕾,刘旭生.慢性肾衰竭证治方药的古代文献研究[J].中医药信息,2012,29(3):25-30.

［18］张磊磊,于海涛.中医外治法治疗慢性肾衰疗效观察[J].山西中医,2015,31(8):47-48.

［19］上海慢性肾脏病早发现及规范化诊治与示范项目专家组.慢性肾脏病筛查诊断及防治指南[J].中国实用内科杂志,2017,37(1):28-34.

［20］赖玮婧,刘芳,付平.慢性肾脏病评估及管理临床实践指南解读——从K/DOQI到KDIGO[J].中国实用内科杂志,2013,33(6):448-453.

［21］徐益青.低蛋白饮食加复方α-酮酸片治疗慢性肾脏病的临床效果[J].中国现代药物应用,2017,11(15):112-113.

［22］中国医师协会肾内科医师分会肾性贫血诊断和治疗共识专家组.肾性贫血诊断与治疗中国专家共识(2014修订版)［J］.中华肾脏病杂志,2014,30(9):712-716.

［23］王莉,李贵森,刘志红.中华医学会肾脏病学分会《慢性肾脏病矿物质和骨异常诊治指导》［J］.肾脏病与透析肾移植杂志,2013,22(6):554-559.

［24］张再康,王立新,包昆,等.杨霓芝教授运用益气活血法治疗慢性肾脏病的学术思想［J］.中国中西医结合肾病杂志,2009,10(2):98-100.

［25］钟丹,杨霓芝.杨霓芝教授治疗肾脏病经验点滴［J］.江苏中医药,2005,26(10):9-10.

［26］杨霓芝,张蕾,刘旭生,等.《慢性肾脏病34期中医诊疗方案》的优化研究［J］.辽宁中医杂志,2010,37(7):1199-1202.

［27］彭钰,段小军.杨霓芝教授治疗慢性肾衰竭临证经验［J］.辽宁中医药大学学报,2011,13(10):188-189.

［28］杨霓芝,徐大基,刘旭生,等.尿毒康治疗脾肾气(阳)虚兼瘀浊内阻型慢性肾功能衰竭的临床研究［J］.中医杂志,1999,40(3):160-162.

［29］杨霓芝,王立新,林启展,等.通脉口服液治疗慢性肾炎气虚血瘀证32例疗效观察［J］.新中医,2003,35(1):19-21.

［30］杨霓芝,朴胜华,王立新,等.益气活血法对肾小球硬化的干预作用［J］.辽宁中医杂志,2007,34(5):568-569.

［31］杨霓芝,王立新,毛炜,等.中医药综合疗法治疗慢性肾功能衰竭160例临床研究［J］.中医杂志,2004,45(2):118-121.

［32］金晓.基于数据挖掘方法总结杨霓芝教授治疗慢性肾衰经验研究［D］.广州:广州中医药大学,2016.

［33］金晓,王文凤,杨霓芝.杨霓芝教授治疗慢性肾病药对应用经验撷菁［J］.中国中西医结合肾病杂志,2015,16(9):758-759.

［34］张再康,王立新,包昆,等.杨霓芝教授运用益气活血法治疗慢性肾脏病的学术思想［J］.中国中西医结合肾病杂志,2009,10(2):98-100.

［35］侯海晶,杨霓芝.杨霓芝教授运用白芍治疗肾脏病经验［J］.四川中医,2014,32(6):21-23.

［36］Mcmullan C J,Curhan G C,Forman J P. Association of short sleep duration and rapid decline in renal function ［J］. Kidney International,2016,89(6):1324-1330.

第十三节　慢性肾脏病 5 期

美国国家肾脏病基金会(National Kidney Foundation,NKF)的肾脏病预后质量倡议(Kidney Disease Outcomes Quality Initiative,K/DOQI)于 2002 年制定了慢性肾脏病(chronic kidney disease,CKD)的定义和分期指南,国际指南小组

改善全球肾脏病预后组织（Kidney Disease Improving Global Outcomes，KDIGO）于2004年采纳了该指南并进行了小幅修改，其中估计肾小球滤过率（estimate glomerular filtration rate，eGFR）小于15ml/（min·1.73m²）或透析治疗为慢性肾脏病5期，接受透析治疗的患者被进一步划分为CKD 5D期。按慢性肾脏病5期患者的临床表现不同，可以归属中医"癃闭""虚劳""关格"等范畴。

一、中医病因病机

（一）病因

慢性肾脏病5期是由水肿、淋证、消渴、石淋等多种病证发展而来的终末期肾病的阶段。其病程冗长，病机错综复杂，既有正气的耗损，又有实邪留滞，属本虚标实，虚实夹杂之证。造成正气耗损的因素很多，如风邪外袭，肺气不宣，不能通调水道，下输膀胱，溢于肌肤，水湿浸渍，损伤脾阳；或久居湿地、涉水冒雨，水湿内侵，湿留中焦，使脾运失司，湿困脾阳，或饮食不节、饥饱失常，脾气受伤，健运失司，湿浊内生，湿困中焦，脾阳受损；或劳倦过度、恣意酒色、生育过多，肾气内伤，肾虚则水湿内盛，久伤肾阳；正虚包括气、血、阴、阳的亏虚，并以脾肾亏虚为主；邪实以湿浊、水气、血瘀、浊毒为主，可伴有湿浊化热，有时兼有外邪等。脾肾虚衰，浊邪壅滞三焦，浊邪尿毒不能排出体内，继而并生变证，是慢性肾衰的病理过程。

（二）病机

肺、脾、肾三脏的功能与人体的水液代谢密切相关。《素问·水热穴论》言："肾者，至阴也；至阴者，盛水也。肺者，太阴也；少阴者，冬脉也。故其本在肾，其末在肺，皆积水也。"慢性肾脏病之根源在于肺、脾、肾三脏俱损，导致人体水液代谢障碍，分清泌浊功能失常，浊邪尿毒壅塞体内，导致变证丛生。在肾脏疾病演变过程中，由于脾肾损伤及浊毒在体内蓄积程度的不同，因此不同时期其临床表现有所不同，可以脾肾虚衰为主，或以浊邪壅滞三焦为主，或虚实证候并见，而发展至终末阶段常虚实并见。病位主要在脾、肾，波及肝、心、肺、胃等诸脏腑。本病病机关键是肾之开阖功能失调，肾失开阖，不能及时疏导，转输、运化水液及毒物，而形成湿浊、湿热、瘀血、尿毒等邪毒，进而波及诸脏而产生临床诸证。如脾肾阴阳衰惫，尤其是肾阳亏损，肾关因阳微而不能开，故见尿少、小便不通；湿浊毒邪熏蒸，故口中臭秽或尿味；浊毒之邪外溢肌肤则症见皮肤瘙痒；内阻中焦，脾胃升降失司，湿浊阻格中焦脾胃则见呕吐、腹胀、倦怠；水湿外溢肌肤，故见面浮肢肿。

由于脏腑相关，病情进展，可以累及他脏而见变证。如水湿、浊毒之邪凌心射肺,则见胸闷、心悸、气促,甚则不能平卧;如肾病及肝,肝肾阴虚,虚风内动,则见手足搐搦,甚则抽搐;如肾病及心,邪陷心包,则昏睡或神志昏迷;若气不摄血或浊毒内蕴,化热迫血妄行则见皮下瘀斑,甚则呕血、便血;若正不胜邪,则可发生阴盛阳衰、阳气暴脱等危候。

二、中医各家学说

对于进入慢性肾脏病5期的病机认识,目前大多数医家均倾向于本虚标实,虚实夹杂,而本虚以脾肾两虚为主,标实则存在湿、毒、瘀、痰等不同。

(一) 本虚于内

章念伟等认为发展至慢性肾衰阶段,正气虚衰普遍而不同程度的存在。肾病日久,可损伤各脏功能,其虚多责之肺、脾、肾三脏,以脾、肾两虚多见。正气虚衰,卫外不固,易致六淫外感,加之情志、劳累等使正气更虚。补虚扶正重点应在脾、肾二脏,脾、肾双补,可达先天养后天,后天补先天之效。肖相如等认为用中医的理论对慢性肾衰竭进行分析,其所影响的生理功能主要是人体的气化功能,即水液代谢和分清泌浊的功能。慢性肾衰竭就是人体的气化功能逐渐减退乃至衰竭的过程。而气化功能不仅与肾有关,实则所有的脏腑都参与气化功能,慢性肾衰时不仅肾脏会对丧失的气化功能进行代偿,所有的脏腑都有可能对气化功能进行代偿。管竞环认为,本病的病位主要在肾脏,是以肾系为中心的多脏腑损伤疾病。随着病情的发展,常累及脾胃、三焦、肝、心、肺等脏腑,导致五脏六腑气血阴阳俱虚,其中脾肾虚弱是发病的关键。叶传惠教授认为慢性肾衰竭虽然可由多种病因所引起,但最终结果都是导致肾脏功能的丧失,病程较长,病久导致肾脏主水功能失常和肾的封藏失职,从而引起气化无权,水液运行失常,留滞机体,日久化湿生热,损伤正气,正气消耗,邪气渐盛为本病的主要病理变化过程。

(二) 标实为患

章念伟等结合肾小球硬化的病机,综合各医家观点,认为目前有虚、瘀、湿、浊、毒、痰等看法,但主要在于瘀、湿、痰。瘀是构成肾小球硬化的重要物质基础,临床及实验研究结果均证实了这一点,而活血祛瘀药物治疗肾小球硬化为中西医学者所接受。湿、痰为人体水液代谢失常的病理产物。现代研究认为造成肾小球硬化的重要物质,如水钠潴留、异常的糖类和糖复合物、异常沉积的脂类物质、异常增殖的细胞和组织等,均与湿、痰相关。肖相如等认为慢性肾衰竭时代谢废物的潴留,按照中医的理论分析,相当于湿浊毒邪。对于湿浊毒邪中医以化解为其主要治法。所谓"化毒"显然与排毒、祛毒有区别,其目的在于使之转化、分化,改变其性质,消除其毒性。郑平东认为慢性肾衰竭(CRF)的本因是"脾肾虚损",标因为"湿浊贮留体内,弥漫三焦,波及其他脏腑",诱因则主要为"猝感外邪、过度疲倦和饮食不节",病理机制为虚、实、瘀、毒四大因素,其中以肾虚为病机关键。管竞环教授认为慢性肾衰竭病变过程往往是因虚致实,实更伤正。实邪中的浊毒、瘀血既是慢性肾衰的病理产物,又是阻滞气机,导致病情恶化,脏腑衰败的重要病理因素。正虚邪实贯穿慢性肾衰的始终,"虚""瘀""浊""毒"相互间夹,弥漫三焦,又正气虚弱易感外邪使病情加剧,易于反复,从而形成慢性肾衰虚实并见、寒热错杂、缠绵难愈之痼疾。刘宝厚教授根据多年来对肾脏病的临床研究,提出慢性肾衰发病的一个主要中医学机制,即"瘀血不去,肾气难复"的理论,指出血瘀贯穿慢性肾衰竭始终,是肾衰竭发生发展的重要影响因素。瘀血内阻于肾,气化失司,水道不利,发为水肿。血瘀日久可生湿化浊,甚至聚而成毒,湿浊瘀毒阻于体内可进一步加重肾脏乃至全身损害。

(三)中医治则治法

肖相如等认为慢性肾衰竭的基本病机是本虚标实,本虚指的是脏腑虚损,特别是肾脾虚损,标实指的是脏腑虚损,气化功能障碍,浊邪内留。所以,CRF的治则应该是扶正与泄浊排毒并重。针对慢性肾衰虚瘀浊毒间夹、本虚标实的病机特点,管竞环教授四诊合参,提出治疗慢性肾衰六大法则,即健脾补气法、滋补肝肾法、补血和血法、活血化瘀法、解毒泄浊法、软坚散结法。分清标本缓急,急则治其标,缓则治其本。根据临床表现不同,六法或以补气血为先,或以解毒泄浊为急,主次虽有不同,然主要治疗法则不变。洪钦国教授强调慢性肾衰竭治疗第一祛邪以扶正,泄实为先,本病特点是久虚不复,虚实夹杂以肺、脾、肾三脏虚损为本,尤以脾肾衰败更为多见。标实为浊邪壅塞三焦,瘀血阻滞经络,本虚可致标实,标实进一步加重本虚,但其本虚非一时之治能收速效,应从缓治之,故应按急则治其标之原则,在浊邪壅盛阶段,可以泄浊法作为主要治法,兼以扶正,俟浊邪减轻,正虚突出,则标本同治,扶正祛邪。刘宝厚教授主张将活血化瘀贯穿于慢性肾衰竭治疗始末。活血化瘀源自于《素问·至真大要论》"结者散之",《素问·阴阳应象大论》"血实宜决之"。《素问·汤液醪醴论》提出"开鬼门、洁净府、去宛陈莝。"唐宗海《血证论》指出:"旧血不去,则新血断然不生。"可见活血化瘀法在慢性肾脏病血瘀证的治疗中有极其重要的作用。刘宝厚教授认为慢性肾衰竭病程绵延,病位广泛,血瘀存在于慢性肾衰发生发展的全过程中。尽管早期在症、舌、脉上可能没明显的"瘀"证表现,但已有瘀证倾向,后期血瘀则显得更加明显,因此治疗该病应全程使用活血化瘀以提高疗效,延缓病情的进展,改善肾脏微循环,恢复肾脏生理功能。恰当合理地使用活血化瘀法还可以延缓慢性肾衰竭进展,保护肾功能。叶传惠教授临床上施治在补益肾气的基础上,也重视湿毒与瘀血的治疗,每每获得良效。临症重视酒军、生首乌、丹参、川芎等祛除湿毒、活血化瘀药物的应用。其中对中药大黄的认识颇丰。认为本药性味苦寒,具有清热解毒、通腑泄浊及活血化瘀之功。但苦寒易伤脾胃,损伤正气,故而多用酒军即可缓解其峻下、苦寒败胃的特点,同时亦可增强活血祛瘀之功。并且处方多与黄芩配伍提高疗效。张琪教授针对慢性肾衰竭强调三期辨证,各有侧重。慢性肾衰竭的早期的治疗,健脾补肾是关键,所谓早期就是指肾功能不全的代偿期,这个时候机体的正气虽然受损,但邪气不盛,治疗以扶正为主,正气恢复邪气自然消失。中期是指肾功能不全失代偿期及肾功能不全衰竭期,此期体内毒素潴留增多,临床以脾肾两虚,湿浊瘀阻者居多,治疗以扶正祛邪,标本兼顾,治法以补益脾肾,活血泄浊,方用扶正化浊活血汤。慢性肾衰竭的晚期治疗重在泄浊解毒,顾护胃气,给药注重多途径。

三、西医学诊治

(一)慢性肾脏病5期肾脏替代治疗的时机和方式

对进入慢性肾脏病5期的患者,应该做好透析前准备,加强随访和监测。对于没有症状的进行性CKD患者,目前尚不清楚开始透析的时机,也尚未确定开始透析的具体eGFR阈值。为了避免发生可能危及生命的尿毒症并发症,对于eGFR极低[如eGFR为8~10ml/(min·1.73m^2)]的无症状患者,应考虑开始透析。然而,即使eGFR低于10ml/(min·1.73m^2),一些临床医生可能选择密切监测(一周1次)没有症状的进行性CKD患者,在出现尿毒症的症状/体征时才开始透析。2012版KDIGO指南建议,出现肾衰竭所致症状或体征(如浆膜炎、内科治疗不易纠正的酸碱失衡或电解质紊乱以及瘙痒)、无法控制容量状态或血压、饮食干预无效的营养状态进行性恶化或认知障碍时,应开始透析。2012版KDIGO指南指出,eGFR为5~10ml/(min·1.73m^2)时,上述症状体征通常会出现但非必定出现。对于进行性CKD患者,临床医生必须警惕是否存在尿毒症症状和(或)体征,还应让患者充分了解所有尿毒症症状,以使其能适时联系临床医生。应根据临床因素和eGFR综合考虑是否应进行透析。存在尿毒症所致症状和(或)体征的患者应开始透析。

当慢性肾脏病患者GFR 6~10ml/min(Scr>707μmol/L)并有明显尿毒症临床表现,经治疗不能缓解时,则应进行透析治疗。对糖尿病肾病,可适当提前（GFR 10~15ml/min）安排透析。据美国肾脏病数据系统（United States renal data system，USRDS）报告，一旦启动肾脏替代疗法，40~44 岁透析患者和 60~64 岁透析患者的预期剩余寿命分别约为 8 年（随种族而异）和 4.5 年。年龄较大透析患者的这些预期剩余寿命值仅略好于肺癌患者的预期剩余寿命，但比一般人群差得多（一般人群中 40~44 岁者和 60~64 岁者的预期剩余寿命分别是 30~40 年和 17~22 年）。患者通常应先做一个时期透析，待病情稳定并符合有关条件后，可考虑进行肾移植术。透析疗法仅可部分替代肾的排泄功能（对小分子溶质的清除仅相当于正常肾脏的 10%~15%），而不能代替其内分泌和代谢功能。尽管维持性透析可防止患者死于尿毒症，但患者的生存期仍然是一个重要的问题。

1. 血液透析　2008 版血管外科协会（Society for Vascular Surgery，SVS）指南，即推荐将 CKD 4 期晚期定义为 eGFR<25ml/(min·1.73m^2) 患者转诊至建立通路的外科医生处，应预先给患者做动静脉内瘘（位置一般在前臂），以形成血流通道、便于穿刺。维持性血液透析血管通路的 3 种主要形式为自体动静脉（arteriovenous，AV）瘘、动静脉移植血管以及隧道式血液透析导管。动静脉瘘的长期通畅率显著较高且并发症发病率较低，因此为首选的血管通路形式。动静脉瘘需要数月才能成熟且为首选通路，因此如果根据 eGFR 小于 25ml/(min·1.73m^2)、血浆肌酐浓度大于 4mg/ml（354μmol/L）或进展速度快而预计患者将在 1 年内需要透析，则应将其转诊进行手术以尝试建立血管通路。2006 版 KDOQI 指南推荐，应在预计开始血液透析前至少 6 个月建立动静脉瘘。对于血管解剖结构不足以支持动静脉瘘的患者，动静脉移植血管可提供良好的血管通路。2006 版 KDOQI 指南推荐，应在预计开始血液透析前至少 3~6 周建立人造血管动静脉瘘。血透治疗一般每周做 3 次，每次 4 小时。

2. 腹膜透析　持续性不卧床腹膜透析疗法（CAPD）设备简单，易于操作，安全有效，可在患者家中自行操作。每日将透析液输入腹腔，并交换 4 次（6 小时一次），每次约 2L。CAPD 是持续地进行透析，对尿毒症毒素持续地被清除，血容量不会出现明显波动。APD 的装置和操作近年已有很大的改进，并且随着培训意识的增强，腹膜炎等并发症已大为减少。CAPD 尤其适用于老人、心血管功能不稳定者、糖尿病患者、小儿患者或做动静脉内瘘有困难者。

3. 肾移植　肾移植为终末期肾脏病的首选治疗。对于大多数患者，成功的肾移植相对于维持性透析可改善生存质量，并降低患者死亡风险。然而，由于肾移植或随后所需药物有绝对和（或）相对禁忌证，所以并非所有患者都适合肾移植。如果认为患者在未来 1 年内需要肾脏替代治疗，则应转诊至肾移植中心。

（二）慢性肾脏病 5 期肾脏替代治疗的指征

对于 CKD 患者，存在多个开始透析的临床指征，包括：

1. 心包炎或胸膜炎（急诊指征）。

2. 进行性尿毒症性脑病或神经病，表现为如下体征：意识模糊、扑翼样震颤、肌阵挛、腕下垂或足下垂，严重病例还会出现癫痫发作（急诊指征）。

3. 尿毒症导致的有临床意义的出血素质（急诊指征）。

4. 利尿剂难治性液体过剩。

5. 抗高血压药疗效不佳的高血压。

6. 内科治疗无效的持续性代谢紊乱，包括高钾血症、低钠血症、代谢性酸中毒、高钙血症、低钙血症和高磷血症。

7. 持续性恶心和呕吐。

8. 营养不良的证据。

开始透析的相对指征包括注意力下降和认知任务能力下降、抑郁、持续性瘙痒或不宁腿综合征。

（三）慢性肾脏病 5 期的保守治疗

进入慢性肾脏病 5 期的患者可能选择拒绝透析。按照 2012 版 KDIGO 指南的意见，即对于所有决定不接受肾脏替代治疗的 ESRD 患者，应将保守治疗作为一种选择。保守治疗方案按照慢性肾脏病治疗方案执行。

四、杨霓芝教授学术思想

（一）认识病因病机

针对慢性肾脏病的不同分期，杨霓芝作为学术带头人带领专科进行了大样本的证候调查，对慢性肾炎证候调查发现，气虚血瘀型约占 56.3%。联合广东省内 8 家中医院收治的 410 例慢性肾衰竭患者进行证候分析，结果提示慢性肾衰竭各期以脾肾气虚证为多见，占 83.17%，瘀血占 356 例 86.83%，浊毒占47.32%，说明慢性肾衰竭全程均存在不同程度的气虚血瘀浊毒证，气虚血瘀浊毒证是慢性肾衰竭的主要病机。

杨霓芝教授总结多年临床经验，认为本病常由各种慢性肾脏疾病日久发展而来，以正虚为本，邪实为标，常虚实夹杂并存，其内因为肺、脾、肾三脏亏虚，尤以脾肾亏虚为主，加之外感风寒湿热，内伤情志，饮食劳倦，致脾虚运化无权，肾虚开阖失司，分清泌浊失司，导致湿浊瘀毒潴留，病情缠绵难愈。慢性肾衰竭会对机体多个脏腑造成累及，不过脾肾是中心病变部位，血瘀、水湿、湿热、湿浊、浊毒等就是由虚致实的病理产物,也是导致肾衰竭更加严重的病理因素。其中,杨霓芝教授尤其重视瘀血对机体的影响,认为在慢性肾衰竭进展过程中,常由多种病因相互影响而致久病入络,正如叶桂指出:"久病气血推行不利,血络中必有瘀凝"。同时,慢性肾衰竭存在水液代谢失调,所谓"血不利则为水",瘀血与水停互为因果。《血证论》认为:"血与水本不相离,病血者未尝不病水,病水者未尝不病血。"血瘀因素贯穿慢性肾衰竭的全程,也是导致病程缠绵的重要原因。而对进入慢性肾脏病 5 期的患者,有些进入透析,有些继续保守治疗。杨霓芝教授认为针对进入透析的慢性肾脏病 5 期患者,其病机特点为"气虚水湿浊毒瘀阻",透析治疗虽可清除患者的部分水液和毒素,使其水湿浊毒症状明显改善,但血透患者免疫功能紊乱、营养不良、心血管疾病等却不能很好地得到解决,也即中医的气虚血瘀的病机仍然存在。因此中医仍有其发挥的长处和切入点。

(二)中医辨证与辨病治疗

慢性肾脏病 5 期在辨证上仍按传统意义上的慢性肾衰竭进行分析,其病机多为本虚标实,寒热错杂,本虚包括气、血、阴、阳的虚损,分为脾肾气虚、脾肾气阴两虚、肝肾阴虚、阴阳两虚等;邪实有湿浊、水气、血瘀,可伴有湿浊化热,有时兼有外邪。临床上必须分清标本虚实,正虚邪实的轻重进行辨证治疗。

1. 脾肾气虚

证候特点:倦怠乏力,气短懒言,纳少腹胀,腰膝酸软,口淡不渴,大便不实,夜尿清长,舌淡,脉象沉弱。

治法:益气健脾补肾。

代表方剂:香砂六君子汤合二仙汤。

常用药物:益气健脾可用党参、白术、茯苓、怀山药、黄芪等;醒脾可用木香(后下)、砂仁、白豆蔻、草果等;补肾可用仙茅、淫羊藿、巴戟天、补骨脂、何首乌、菟丝子等。

基本处方:木香(后下)9g,砂仁(后下)6g,党参 18g,甘草 5g,茯苓 15g,白术 15g,仙茅 12g,淫羊藿 12g。每日 1 剂,水煎服。

加减法:如脾阳不足,便稀加炮姜、补骨脂以温阳止泻;如肾阳虚弱,畏寒肢冷加杜仲、肉桂以温补肾阳。

2. 脾肾阳虚

证候特点:少气乏力,畏寒肢冷,气短懒言,纳少腹胀,浮肿,腰膝酸软,腰部发冷,便溏,舌淡有齿痕,脉象沉弱。

治法:温肾健脾、行气利水。

代表方剂:实脾饮加减。

常用药物:温补脾肾可用干姜、制附子(先煎)、巴戟天、肉桂、益智仁、仙茅等;健脾渗湿用白术、茯苓、薏苡仁、赤小豆、山药、芡实等;芳香醒脾用木香、砂仁、草果、白豆蔻、佩兰等。

基本处方:干姜10g,制附子(先煎)10g,白术15g,茯苓15g,木瓜15g,草果10g,巴戟天15g,党参15g,木香(后下)10g。每日1剂,水煎服。

加减法:腹胀大,小便短少,加桂枝、猪苓以通阳化气行水;纳食减少,加砂仁、陈皮、紫苏梗以运脾利气。

3. 肝肾阴虚

证候特点:头痛头晕,五心烦热,腰膝酸软,大便干结,口干咽燥,舌红少苔,脉沉细。

治法:滋补肝肾。

代表方剂:六味地黄汤加味。

常用药物:滋补肾阴可用熟地黄、山茱萸、龟甲;健脾益气选用茯苓、山药、黄芪、党参;滋补肝肾可用何首乌、枸杞子、女贞子、旱莲草。

基本处方:熟地黄15g,山茱萸12g,泽泻15g,丹皮12g,丹参12g,茯苓15g,山药12g,何首乌12g,女贞子12g,旱莲草12g,太子参18g,大黄6g。每日1剂,水煎服。

加减法:如头晕明显可加天麻、钩藤、白蒺藜以平肝潜阳。大便干加锁阳、肉苁蓉、火麻仁、玉竹以润肠通便。

4. 阴阳两虚

证候特点:精神萎靡,极度乏力,头晕眼花,腰膝酸冷,大便稀溏,舌质胖,脉沉细。

治法:阴阳双补。

代表方剂:肾气丸合二至丸加减。

常用药物:滋补肾阴可用生地黄、山茱萸、龟甲;健脾益气选用茯苓、山药、黄芪;滋补肾阳可用肉桂、熟附子、淫羊藿、仙茅。

基本处方:生地黄15g,山茱萸12g,怀山药12g,泽泻12g,茯苓15g,牡丹皮10g,肉桂(焗)3g,熟附子(先煎)10g,淫羊藿15g,黄芪18g,龟甲(先煎)18g,仙茅12g。

加减法:如腰膝酸痛明显可加补骨脂等以补肾填髓。

上述各种证型中,如临床上湿浊明显,证见恶心呕吐、纳呆腹胀、身重困倦,可在本证中加入芳香和胃泄浊中药,如藿香、佩兰、木香(后下)、砂仁(后下)、陈皮、法半夏。如湿浊热毒明显,证见口中臭秽或尿味,加土茯苓、金银花、蒲公英等以利湿解毒;如水气见证明显,全身浮肿,可加用行气利水中药,如车前草、大腹皮、薏苡仁、泽泻、猪苓、石韦等药。如血瘀明显,证见腰痛、肌肤甲错、舌黯、瘀斑,可加用桃仁、红花、当归、三七、蒲黄等药。

对于慢性肾脏病 5 期患者,肾脏替代治疗是最主要的治疗方式。对于一些尿量仍正常,营养状态未受影响,体内内环境稳定的患者,可以采用中医保守治疗。因到这个阶段,单一的中医疗法常难以达到预期效果,因此主张在辨证的基础上加用这些药物,采用以保持机体的整体健康为目的的中医综合疗法,包括口服中药汤剂和中药制剂、中药结肠透析(保留灌肠)、皮肤透析(药浴疗法)及对症处理等。

慢性肾脏病 5 期如出现无尿、心衰、高血钾、严重代谢性酸中毒等严重并发症等情况下,主张紧急透析治疗,挽救患者的生命。可是有些患者由于种种原因未能进行透析等治疗,则主要应该从中医证候入手,以辨证为主,同时结合辨病的原则。如出现形寒肢冷,全身浮肿,舌淡胖、舌边齿印等,属于脾肾阳虚表现,这时应该使用温阳利水的方法,在密切观察下可以大胆地使用附子、肉桂等药,并在此基础上可考虑加用大黄等药以降浊,需要注意这类患者肾功能下降,附子类具有毒性药物避免大量长期使用;又如患者出现严重的胃肠道症状,如恶心、呕吐、腹泻等,这时应该采取降逆止呕或健脾止泻等治法。针对具体的病情,我们应充分地遵循"循证医学"的观点,从实际情况出发,拟定最佳的治疗措施,这些措施的原则应该是以最大限度提高患者的生存质量、减少患者的痛苦为最高追求目标。

(三) 中医切入点

1. 慢性肾脏病 5 期保守治疗 杨霓芝教授根据多年的临床经验,总结出以益气活血化浊泻毒为治则的中医药综合疗法来治疗慢性肾衰竭,提出内服及灌肠结合的"中医综合疗法"延缓慢性肾衰竭,克服单方单药单一途径的局限性,从多环节干预、多途径给药,扶正祛邪并举,从而提高延缓慢性肾衰竭的疗效。"中医综合疗法"由辨证口服中药汤剂、尿毒康、通脉口服液、大黄胶囊及中药辨证灌肠等组成,研制出一整套延缓慢性肾衰竭的系统中医综合疗法。杨霓芝教授强调在慢性肾脏病 5 期患者进行保守治疗时,必须密切观察消化道症状、尿量及血钾的变化,避免尿量减少、容量潴留出现心功能不全或严重高钾血症,甚则危及生命时仍然盲目保守治疗。杨霓芝教授也不主张患者毒素太高,已经明显影响患者食欲,甚至出现营养不良时仍然保守治疗。

2. 慢性肾脏病 5 期替代治疗 针对进入透析的慢性肾脏病 5 期患者,如血透患者的病机特点为"气虚水湿浊毒瘀阻",杨霓芝教授认为透析治疗虽可清除患者的部分水液和毒素,使其水湿浊毒症状明显改善,但血透患者免疫功能紊乱、营养不良、心血管疾病等却不能很好地得到解决,也即中医的气虚血瘀的病机仍然存在。也即中医的气虚血瘀的病机依然存在。故认为"气虚血瘀"仍是维持性血透患者的主要病机。因此,针对血透患者的治疗,提出仍应以扶正固本为原则,以"益气活血"为治疗大法。结合现代药理研究成果,从而研制了益气固肾液,即中药透析液的原药液,作为治疗维持性血透患者的专方。在给药途径上,本着安全、有效、方便的原则,将益气固肾液加入常规透析液中不失为一合理的给药方式。通过研究完成了中药透析液的配制方案研究、透析模拟试验、毒理研究及中药透析液的临床研究。临床研究证实中药透析液的使用可以缓解维持性血透患者的倦怠乏力、头晕头痛、食少纳呆、皮肤瘙痒等症状,防止透析过程中顽固性低血压的发生,减少感染的发生率,增加血清补体的含量,改善患者的营养状况,从而可达到提高患者的生存率和生活质量的目的。通过研究阐述了中药透析液的作用机制:其一,可直接跨膜进入体内起到治疗作用。避免了口服用药对胃肠道的刺激以及静脉用药易造成的容量负荷过重等问题。其二,促进了维持性血透患者血红蛋白、血清白蛋白质的合成以及补体的生成等。其三,中药透析液改善了透析膜和透析液所导致的生物不相容的问题,由此避免了补体的活化和炎性细胞因子的大量分泌,从而减轻了体内的炎症状态,改善了机体的营养状况。其四,中药透析液可能在透析膜的表面形成一层覆盖,并可能具有一定的吸附作用,从而可吸附体内的内毒素并中和它的毒性,或者能起到抗氧化应激的作用等。

(四) 中医入药思路特点

1. 应用中医的整体排毒疗法治疗尿毒症　　慢性肾脏病 5 期患者,单一的疗法难以取得很好的效果,我们主张采用以保持机体的整体健康为目的的中医综合疗法,包括口服中药汤剂和中药制剂、中药结肠透析(保留灌肠)、皮肤透析(药浴疗法)及对症处理等。

中医认为,人体是一个统一的有机整体,人体代谢产物的排出也是整体功能作用的结果,人体的毒素除了从尿排出外,还能通过皮肤、肠道、呼吸等排出。当肾衰竭时,从尿中排出的毒素减少,而其他途径仍能排出一定量的水分及毒素。从现代研究来看:尿毒症患者,肠道内每日含尿素氮、肌酐、尿酸、磷等明显多于尿液中每日的含量,应用以大黄为主的中药制剂治疗尿毒症,能明显降低血尿素氮、肌酐、血磷、血钾及水分等;传统的药浴、熏蒸疗法,通过发汗、超滤和弥散作用,进行皮肤两侧的物质交换,使体内多余水分及毒素随汗排出。因此,中医药在终末期肾衰患者治疗中仍有一定的地位和作用。我们采用中医整体排毒疗法治疗晚期尿毒症患者,在改善临床症状,特别是消化道症状、皮肤瘙痒等方面有较好的疗效,同时在降低血尿素氮、稳定血肌酐,提高血清白蛋白等方面均有一定的疗效。

2. 对于慢性透析患者,配合使用中药减少透析并发症,提高透析效果 由于透析的非生理性,在透析过程或透析后均可能产生各种并发症。使用中药及其制剂配合血液透析,在减少透析并发症、改善营养状态以及提高透析患者的生活质量等方面有较好的疗效。

一些患者平素慢性心功能不全伴血压偏低,长期低血压可致透析超滤不充分、心律失常,内瘘血栓形成及心脑血管事件增加,结合中医辨证属心阳不足可使用参附注射液滴注或平时炖服红参,能改善患者症状,提高血压。营养不良是透析患者不能长期存活的主要原因之一,营养不良导致机体免疫功能低下,频发感染,而感染亦是透析患者死亡的重要原因之一,杨霓芝教授强调可用八珍汤加减,结合高蛋白饮食(如鸡蛋、奶制品、鱼、家禽类、瘦肉等),高热量食品及新鲜水果、蔬菜等富含维生素的食物,配合磷结合剂的使用,在保证营养摄入的同时,避免高磷血症的发生。目前市场上有专门针对透析人群开发的高热量、高蛋白营养制剂,避免了高钾、高磷、高容量的摄入,对有经济条件的患者可以选择使用。对于消化道症状较重的透析患者多由于湿浊内阻,脾失健运而至腹胀纳差等,治疗上除了加强透析之外,调理脾胃至关重要,中药可用健脾、醒胃、消滞之品,处方可用香砂六君子汤加减。饮食方面可在煲汤时加入砂仁 5g,以醒胃化浊。对于便秘或透析不充分的患者则可以配合口服大黄及大黄制剂,务必使大便保持每天 1~2 次,以促进毒素从大便排出。透析患者多为高血钾,但也有部分患者透析后出现低血钾者,每每出现倦怠乏力,甚至心律紊乱者,则可以透析后当日多食些含钾高的食物,如冬菇、马铃薯、瘦牛肉、橘子、海带、紫菜等,并采用冬菇炖鸡等饮食疗法配合治疗。

慢性肾衰透析患者均有不同程度的贫血,主要是由于红细胞生成素缺乏或产生相对不足、红细胞生长抑制因子增加、红细胞寿命缩短以及失血、铁或叶酸的缺乏等。脾为气血生化之源,五脏六腑皆禀气于胃,肾主骨生髓化血,杨霓芝教授强调在规律调整促红素用量、补充铁剂前提下,可考虑使用健脾补肾中药(如处方黄芪 30g,党参、丹参、淫羊藿各 20g,何首乌、枸杞子各 15g,白术、大黄各 10g),对慢性肾衰血透患者的贫血状态有改善作用,并与促红细胞生成素有协同作用。

（五）预防调护

慢性肾脏病 5 期患者残余肾功能明显减少，临床上极易出现各种并发症，因此，应密切随诊，防止各种并发症的发生，保障生活质量及生命安全。

1. 预防 对慢性肾脏病 5 期患者应积极纠正脂质代谢紊乱、控制高血压等，避免加剧因素，如感染、劳累、饮食不节等，以延缓肾衰竭的进一步进展，保护残肾功能。并积极监测患者症状及各项指标，防治严重并发症的出现，如高钾血症、心衰、严重代谢性酸中毒等，避免危及生命的并发症发生。对进入慢性肾脏病 5 期患者仍拒绝透析的患者，应尽早完善透析前准备，如动静脉瘘的建立。

2. 调理

（1）生活调理：保持良好的卫生习惯，生活规律，防止感冒；保持皮肤干洁，防止皮肤感染等。养成自我管理的习惯，如监测尿量、血压、血糖、体重的变化。

（2）饮食调理：饮食疗法对于慢性肾脏病患者而言，可以起到延缓肾衰竭进展的目的。首先应该采取优质低蛋白饮食，慢性肾衰患者蛋白质每天摄入量宜限制在 0.5~0.8g/kg。同时联合必需氨基酸或 α - 酮酸，以保证机体合成足够的蛋白质。次要控制水盐的摄入，计算每天摄水量的一般原则是"量出为入"，即前一日尿量再加上 400~500ml，食盐的摄入一般在每天 5g 以下。慢性肾脏病 5 期患者，必须密切尿量的变化。第三强调要低磷饮食，饮食中有大量的磷，限制饮食中的磷摄入对血磷控制极为重要。因此，终末期慢性肾衰患者应制定低磷饮食方案，将食物中的磷控制在 0.6~1.0g/d。根据血磷情况及经济条件，选择磷结合剂的种类。

（3）精神调理：保持心情舒畅，对疾病的规律有充分的认识，对肾脏替代治疗有充分的了解和认知。

3. 常用食疗方

（1）黄芪山药粥：黄芪 30g、山药 50g、大米 100g 煮粥。功效：益气健脾利水消肿。对于腹膜透析低蛋白血症、水肿有较好效果。

（2）参元汤：人参 6g，桂圆肉 10 枚，共煮内服。功效：益气养血安神。人参益气健脾，桂圆肉功能养血安神，对慢性肾功能不全患者贫血、心悸怔忡者，有养血安神之功效。

（六）典型医案

案.初诊：容某，男，45 岁。以"发现蛋白尿 9 年，血肌酐升高伴神疲乏力 1 个月"为主诉于 2013 年 5 月 15 日初诊。患者 2004 年婚检时发现尿蛋白(++)，肾功能不详，未重视及进一步诊疗。2013 年 4 月初因"眼底出血"在外院查肾功能提示血肌酐702μmol/L,彩超提示双肾缩小,时建议患者血液透析治疗,患者拒绝,并于2013年4月以"发现蛋白尿9年,血肌酐升高2周"为主诉入住我院肾内科,寻求中医药治疗,住院期间查肾功能:尿素(Urea)20.15mmol/L,血肌酐(Cr)705.7μmol/L,尿酸(UA)847.1mmol/L;离子:钠(Na⁺)136.88mmol/L,磷(P)1.95mmol/L;血常规:血红蛋白(Hb)76g/L;甲状旁腺激素(PTH)188.0pg/ml;肝功:白蛋白(ALB)39.3g/L;尿常规:尿蛋白(++);泌尿系彩超:双肾缩小,实质回声增高,实质与集合系统分界不清,符合慢性肾脏病声像。排除继发性因素,诊断为"慢性肾脏病5期(慢性肾小球肾炎);高血压3级(很高危组)"。予西医予降压护肾、补钙、纠酸、改善贫血等综合治疗;中医予健脾益肾,利湿活血为法处方,经中西医治疗后患者病情稳定出院,继续门诊复诊治疗。现症见:神疲乏力,颜面轻度浮肿,偶有胸闷不适,伴腰酸痛,双下肢无凹陷性水肿,夜尿多,大便溏,一日1次,纳一般。舌质黯红,苔薄白,脉沉细。西医诊断:慢性肾脏病5期;高血压3级(很高危组);高血压性心脏病;前列腺增生。中医诊断:慢性肾衰(脾肾气虚,湿浊瘀阻)。治疗上,西医方面予特拉唑嗪(每次4mg,每晚1次)、美托洛尔(每次25mg,每日2次)、硝苯地平(每次30mg,每日2次)降压,碳酸氢钠片(每次1g,每日3次)纠酸,别嘌醇片(每次0.1g,每日1次)降尿酸,促红素(10 000IU皮下注射,每周1次)改善贫血等治疗。中医方面,以健脾益肾,活血降浊为法。成药以海昆肾喜胶囊(每次0.44g,每日3次)、尿毒清胶囊(每次5g,每日3次)降浊,三芪口服液(院内制剂,主药为黄芪、三七等,每次10ml,每日3次)益气活血。汤剂如下:黄芪30g,党参15g,茯苓20g,淫羊藿15g,杜仲15g,桑寄生15g,丹参15g,制何首乌15g,桂枝15g,益智仁15g,白芍15g,桃仁10g,炙甘草10g。14剂,水煎服,日一剂。嘱患者2周后复诊时复查肾功,上方服药后无不适,可继续简易门诊续方治疗。2013年5月29日患者在我院门诊查肾功:肾功能:Cr 702μmol/L,BUN 20.15mmol/L,尿常规:PRO(++),BLD(+++),在简易门诊原方14剂,2日一剂。

二诊:2013年6月10日,患者腰酸、疲倦缓解,颜面无水肿,查肾功能:肾功能:Cr 525μmol/L,BUN 17.63mmol/L,UA 646μmol/L;尿常规:PRO(++),BLD(+++);血常规:Hb 98g/L;效不更方,予原方去茯苓,继服14剂。2013年7月10日复查:肾功能:Cr 421μmol/L,BUN 15.48mmol/L,UA 503μmol/L。2013年12月4日:肾功能:Cr 322μmol/L,BUN 16.11mmol/L,UA 444μmol/L;血常规:Hb 104g/L。

按语:慢性肾衰是各种肾系疾病的终末期阶段,其核心在于由于肾之气化的功能减退,脾肾亏虚是慢性肾衰的基本病机,其中又有阴阳偏盛偏虚、寒热虚实之不同,肾藏精是肾之气化功能得以正常发挥的基础,脾之运化输布精微是肾精得以后天给养补充的关键,肾为人体气化之主,脾为气血精微生化之源,肾为生气之根,脾为生气之源,气能生血行血,脾肾亏虚与气血关系失调可以相互影响,互为因果。由于肾脏结构及功能的损伤,血肌酐、尿素氮等主要通过肾脏滤过从尿排泄的代谢废物在体内蓄积,从而引起全身的临床表现及相应的实验室指标异常,可归结为由于正气损伤所致的邪气内盛,并且停留体内,从而引起多种临床症候表现。杨霓芝教授认为该患者神疲乏力为气虚的一般表现,颜面浮肿为脾肾气虚,气的运化、气化功能不足所致的津液输布障碍,因水为阴,颜面为阳,下虚则上盛,脾肾气虚则水液上泛外溢以为肿;腰为肾之府,肾气虚则腰府失于濡养而为酸楚不适;又脾肾气虚则水湿、瘀血等内停,停于腰则经脉瘀滞不通,不通则不适;夜尿多为肾之气化及脾之升清、运化功能不足的表现;大便溏为脾气虚,脾失健运,水湿从大便而下注的表现;舌为心之外窍,气血阻滞与经脉,舌为最易观察,故血瘀多见舌质黯红;脉细为不足,沉为主里,张仲景言,"脉得诸沉,当责之有水",慢性肾衰患者多见沉细之脉也说明该病多为脾肾虚损内伤为主。方中以黄芪量大为君,党参、茯苓健脾,淫羊藿、杜仲、桑寄生补肾为臣,丹参活血养血,制何首乌补肾兼以养血,桂枝通阳化气兼能活血,益智仁补肾固精以缩尿,白芍入血分,兼有利水之功,桃仁活血化瘀兼能润肠,与白芍协同为用,可以促进瘀血、浊毒等从魄门而出,皆为佐药;佐炙甘草调和诸药以为使。全方共奏健脾补肾,活血降浊之用。方中皆为平常之药,补益之中无滋腻之嫌,活血之时无破血伤正之忧;降浊而不用将军等孟浪之物,药平性稳,适合长久服用,这也符合慢性肾衰病程日久,虚实夹杂的特点。盖慢性肾衰为肾系疾病的终末期,完全逆转绝非易事,既病则防变、防传,延缓疾病进展,防止并发症是目前治疗该病的首要目标,在脾肾不足这一基本病机的基础上进行辨证施治是重要的原则,该患者得效之关键也在于辨证准确、守法守方、坚持治疗。

(赵代鑫)

参考文献

[1] 章念伟,杨翠萍,周学萍.中医治疗慢性肾功能衰竭思路刍议[J].新中医,2007,39(1):4-5.

[2] 肖相如.中医治疗慢性肾衰的思考[J].中国医药学报,2002,17(12):750-751.

[3] 周文祥,胡刚明,聂祥,等.管竞环治疗慢性肾衰竭的临证思辨经验[J].湖北中医杂志,

2014,36(3):24-25.

［4］魏明刚,杨彦,何玉华.叶传蕙教授治疗慢性肾衰竭的经验［J］.中国中西医结合肾病杂志,2002,3(2):69-70.

［5］郑平东.慢性肾衰竭病因病机与临证辨治［J］.上海中医药大学学报,2008,22(2):1-3.

［6］赵敏,彭海平,刘宝厚.刘宝厚教授从血瘀论治慢性肾衰竭经验［J］.中国老年保健医学,2017,15(3):65-66.

［7］刘学耀.洪钦国教授对慢性肾衰竭的病机认识及辨治经验［J］.中国中西医结合肾病杂志,2002,3(5):254-255.

［8］林启展,徐大基.张琪教授治疗慢性肾衰竭的学术思想与临证经验［J］.中国中西医结合肾病杂志,2008,9(1):5-6.

［9］包昆,杨霓芝.慢性肾小球肾炎气虚证及其兼夹标证分析［J］.江苏中医,2000,21(5):10-11.

［10］杨霓芝,刘旭生.泌尿科专病中医临床诊治［M］.3版.北京:人民卫生出版社,2013.

［11］包崑,杨霓芝,陈孝银,等.益气固肾透析液对维持性血液透析患者血清补体功能的影响［J］.新中医,2001,33(7):16-17.

［12］包崑,杨霓芝,林启展,等.中药透析液对血液透析过程中低血压发生的干预作用［J］.时珍国医国药,2009,20(4):949-950.

［13］包崑,杨霓芝,林启展,等.中药透析液对维持性血透患者临床症状的影响［J］.辽宁中医杂志,2008,35(7):1005-1006.

［14］杨霓芝,王立新,毛炜,等.中医药综合疗法治疗慢性肾功能衰竭160例临床研究［J］.中医杂志,2004,45(2):118-121.